Mohammad Shenasa
Mark E. Josephson
N.A. Mark Estes III

ECG手册
临床应用与挑战

THE ECG HANDBOOK
OF CONTEMPORARY CHALLENGES

穆罕默德·谢纳萨

主　编　〔美〕马克·E.约瑟夫森

N.A.马克·埃斯蒂斯

主　审　刘兴鹏

主　译　田　颖

天津出版传媒集团

天津科技翻译出版有限公司

著作权合同登记号：图字：02-2018-326

图书在版编目(CIP)数据

ECG 手册：临床应用与挑战 / (美)穆罕默德·谢纳萨(Mohammad Shenasa)，(美)马克·E. 约瑟夫森(Mark E. Josephson)，(美)N.A.马克·埃斯蒂斯(N. A. Mark Estes Ⅲ)主编；田颖主译. —天津：天津科技翻译出版有限公司，2023.8

书名原文：The ECG Handbook of Contemporary Challenges

ISBN 978-7-5433-4351-1

Ⅰ.①E… Ⅱ.①穆… ②马… ③N… ④田… Ⅲ.①心电图-手册 Ⅳ.①R540.4-62

中国国家版本馆 CIP 数据核字(2023)第 079778 号

中文简体字版权属天津科技翻译出版有限公司。

授权单位：Cardiotext Publishing LLC
出　　版：天津科技翻译出版有限公司
出 版 人：刘子媛
地　　址：天津市南开区白堤路 244 号
邮政编码：300192
电　　话：(022)87894896
传　　真：(022)87893237
网　　址：www.tsttpc.com
印　　刷：天津新华印务有限公司
发　　行：全国新华书店
版本记录：889mm×1194mm　16 开本　13.75 印张　300 千字
　　　　　2023 年 8 月第 1 版　2023 年 8 月第 1 次印刷
　　　　　定价：98.00 元

(如发现印装问题，可与出版社调换)

译者名单

主　　审　刘兴鹏

主　　译　田　颖

副主译　曾莉钧　石　亮　王彦江

译者名单　(按姓氏汉语拼音排序)

白旭鹏　北京京煤集团总医院

陈　宇　北京大学国际医院

陈超峰　淮安市淮安医院

高　阳　天津市泰达医院

高明阳　首都医科大学附属北京安贞医院

胡雪红　河北燕达医院

胡奕然　首都医科大学附属北京天坛医院

黄丽洪　首都医科大学附属北京安贞医院

柯　辉　北京华生康复医院

刘英杰　北京王府中西医结合医院

石　亮　首都医科大学附属北京朝阳医院

史　展　北京医院

孙雪荣　首都医科大学附属北京朝阳医院

田　颖　首都医科大学附属北京天坛医院

王世聪　民航总医院

王彦江　首都医科大学附属北京朝阳医院

谢博洽　首都医科大学附属北京朝阳医院

曾莉钧　四川大学华西医院

赵楠楠　首都医科大学附属北京世纪坛医院

郑志涛　首都医科大学附属北京潞河医院

周　杨　首都医科大学附属北京朝阳医院

编者名单

主编

Mohammad Shenasa, MD, FACC, FHRS, FAHA, FESC
Attending Physician, Department of Cardiovascular
Services, O'Conner Hospital; Heart & Rhythm
Medical Group, San Jose, California

Mark E. Josephson, MD, FACC, FHRS, FAHA
Chief, Cardiovascular Medicine Division; Director,
Harvard-Thorndike Electrophysiology Institute and
Arrhythmia Service, Beth Israel Deaconess Medical
Center; Herman C. Dana Professor of Medicine,
Harvard Medical School, Boston, Massachusetts

N.A. Mark Estes III, MD, FACC, FHRS, FAHA, FESC
Professor of Medicine,
Tufts University School of Medicine;
Director, New England Cardiac Arrhythmia Center,
Tufts Medical Center, Boston, Massachusetts

编者

Dominic J. Abrams, MD, MRCP
Assistant Professor of Pediatrics, Harvard Medical
School; Director, Inherited Cardiac Arrhythmia
Program, Boston Children's Hospital, Boston,
Massachusetts

Arnon Adler, MD
Tel Aviv Medical Center, Tel Aviv University,
Tel Aviv, Israel

Konstantinos N. Aronis, MD
Senior Resident, Department of Medicine,
Boston University Medical Center,
Boston, Massachusetts

Yousef Bader, MD
Senior Fellow in Clinical Cardiac Electrophysiology,
Tufts Medical Center, Division of Cardiac
Electrophysiology; Instructor in Medicine,
Tufts University School of Medicine,
Boston, Massachusetts

Hiroko Beck, MD
Assistant Professor, Clinical Cardiac
Electrophysiology, University of Buffalo,
Buffalo, New York

Josep Brugada, MD, PhD
Chairman, Cardiovascular Center; Professor,
Fundacio Clinic; Medical Director, Hospital Clinic,
Barcelona, Spain

Pedro Brugada, MD, PhD
Heart Rhythm Management Center,
Cardiovascular Center, Free University of Brussels,
Brussels, Belgium

Ramon Brugada, MD, PhD
Dean of Faculty of Medicine, Reial Academia de
Medicinia de Catalunya, Barcelona, Spain

Alan Cheng, MD
Associate Professor of Medicine;
Director, Arrhythmia Device Service,
John Hopkins Hospital,
Baltimore, Maryland

Anne B. Curtis, MD, FACC, FHRS, FACP, FAHA
Charles and Mary Bauer Professor and Chair,
UB Distinguished Professor,
Department of Medicine,
School of Medicine and Biomedical Sciences,
University of Buffalo, Buffalo, New York

Victor Froelicher, MD, FACC, FAHA, FACSM
Professor of Medicine,
Department of Cardiovascular Medicine,
Stanford University, Stanford, California

Michel Haïssaguerre, MD
Hôpital Cardiologique du Haut-Lévêque and
the Université Victor Segalen Bordeaux II,
Bordeaux, France

Ofer Havakuk, MD
Tel Aviv Medical Center, Cardiology Department,
Tel Aviv, Israel

Mélèze Hocini, MD
Hôpital Cardiologique du Haut-Lévêque and
the Université Victor Segalen Bordeaux II,
Bordeaux, France

Stefan H. Hohnloser, MD
Professor of Medicine and Cardiology,
J.W. Goethe University,
Department of Cardiology,
Division of Clinical Electrophysiology,
Frankfurt, Germany

Henry D. Huang, MD
Clinical Electrophysiology Fellow,
Harvard-Thorndike Arrhythmia Institute,
Harvard Medical School; Beth Israel Deaconess
Medical Center, Boston, Massachusetts

Rahul Jain, MD, MPH
Assistant Professor, Indiana University School of
Medicine; Cardiac Electrophysiology Service, VA
Hospital, Indianapolis, Indiana

Pierre Jaïs, MD
Department of Rhythmologie,
Hôpital Cardiologique du Haut-Lévêque
and the Université Bordeaux II,
Bordeaux, France

Mohammad-Reza Jazayeri, MD, FACC, FAHA
Director of Electrophysiology,
Laboratory and Arrhythmia Service,
Heart and Vascular Center,
Bellin Health Systems, Inc.,
Green Bay, Wisconsin

Eyad Kanawati, MD
Cardiovascular Disease Fellow,
Department of Cardiology,
Lankenau Medical Center,
Wynnewood, Pennsylvania

Peter Kowey, MD, FACC, FAHA, FHRS
Professor of Medicine and Clinical Pharmacology,
Jefferson Medical College; William Wikoff
Smith Chair in Cardiovascular Research, Lankenau
Institute for Medical Research,
Wynnewood, Pennsylvania

Eric L. Krivitsky, MD
Electrophysiologist, Chattanooga Heart Institute,
Chattanooga, Tennessee

Hervé Le Marec, MD, PhD
Professor of Cardiology, Director of L'institut du
thorax, Nantes University Hospital, Nantes, France

Mark S. Link, MD
Professor of Medicine, Tufts University School of
Medicine; Co-Director, Cardiac Electrophysiology
and Pacemaker Laboratory; Director, Center for the
Evaluation of Heart Disease in Athletes,
Boston, Massachusetts

Jared W. Magnani, MD, MS
Assistant Professor, Department of Medicine,
Boston University School of Medicine,
Boston, Massachusetts

John M. Miller, MD
Professor of Medicine, Indiana University School of
Medicine; Director, Clinical Cardiac
Electrophysiology, Indianapolis, Indiana

Victor Nauffal, MD
Postdoctoral Fellow, Division of Cardiology,
Department of Medicine, Johns Hopkins Hospital,
Baltimore, Maryland

Chinmay Patel, MD, FACC
Clinical Cardiac Electrophysiologist,
Pinnacle Health Cardiovascular Institute,
Harrisburg, Pennsylvania

Vincent Probst, MD, PhD
Professor of Cardiology, Director of the Cardiologic
Department, L'institut du thorax
Nantes University Hospital, Nantes, France

Sergio Richter, MD
Associate Professor of Medicine and Cardiology,
Department of Electrophysiology,
Heart Center – University of Leipzig,
Leipzig, Germany

John Rickard, MD, MPH
Assistant Professor of Medicine Electrophysiology,
John Hopkins University, Baltimore, Maryland

Raphael Rosso, MD
Atrial Fibrillation Service, Director,'
Cardiology Department, Tel Aviv Medical Center,
Tel Aviv, Israel

Ashok J. Shah, MD
Hôpital Cardiologique du Haut-Lévêque and
the Université Victor Segalen Bordeaux II,
Bordeaux, France

Hossein Shenasa, MD
Attending Physician, Department of Cardiovascular
Services, O'Conner Hospital;
Heart & Rhythm Medical Group,
San Jose, California

Alexei Shvilkin, MD
Assistant Clinical Professor of Medicine,
Department of Medicine, Beth Israel Deaconess
Medical Center, Boston, Massachusetts

Cory M. Tschabrunn, CEPS
Principal Associate of Medicine,
Harvard Medical School; Technical Director,
Experimental Electrophysiology,
Harvard-Thorndike Electrophysiology Institute,
Beth Israel Deaconess Medical Center,
Boston, Massachusetts

Sami Viskin, MD
Associate Professor of Cardiology,
Sackler School of Medicine, Tel-Aviv University;
Director, Cardiac Hospitalization, Sourasky Tel-Aviv
Medical Center, Tel Aviv, Israel

Galen S. Wagner, MD
Associate Professor of Medicine, Department of
Cardiology, Division of Department of Medicine,
Duke University, Durham, North Carolina

Edward P. Walsh, MD, FHRS
Professor of Pediatrics, Harvard Medical School;
Chief, Cardiac Electrophysiology Service,
Boston Children's Hospital,
Boston, Massachusetts

中文版序言

心电图是临床检查中不可或缺的工具,问世 100 多年来,它不仅长盛不衰,而且新发现从未间断,不停地颠覆着人们的认知。举例来说,进入 21 世纪以后,先有 Haïssaguerre 等用无可辩驳的证据表明,部分心源性猝死与早期复极波有关;后有来自梅奥医学中心的研究者报道,应用人工智能(AI)技术的心电图可以在窦性心律下识别患者有无阵发性房颤。回顾心电图的发展历程,这样的发现不胜枚举。这不禁让人感慨:在那几个貌似简单的心电图波形背后,到底还隐藏着多少未知的心脏奥秘?

其实,我在 20 世纪 90 年代读研究生时,心中便一直有个疑问:为什么同样一份心电图,有人仅能描述异常波形的特征,而有人却能透过波形"看出"冠状动脉哪个位置狭窄?传导系统哪里阻滞?因此,我一直在努力寻找这样一本书:它不仅能简单地介绍各种心脏病都有哪些心电图表现,而且能启发读者如何透过心电图波形,见微知著,读出心电图背后的心脏病由什么原因引起。遗憾的是,虽然我曾无数次光顾国际心脏领域学术会议展厅中的图书站台,但是始终未能如愿。直到一次偶然的机会,我发现了 *The ECG handbook of contemporary challenges* 这本书,眼前突然一亮,因为它至少已经有了我理想中那本心电图图书的影子。阅读全书,我感到大有收获,特别是对于如何透过心电图波形识别心源性猝死高危患者的这一难题有了更深刻的理解。

我要感谢长期以来的最佳搭档田颖教授。她不仅喜欢这本书,而且不辞辛苦地组织我们的同事和学生翻译此书,从而让更多从事心电图相关领域工作的医生能够从本书中受益。

随着 AI 技术的进步,我坚信心电图将是一项"全息"的检查,其囊括了心脏从结构到功能的所有"密码"。但是,要破解它们,还需要所有心电图爱好者们的努力,特别是年轻一代。最后,我愿用美国作家 Westover 所写的一本书的名字与这些青年心电图爱好者们共勉:

你当像鸟飞往你的山!

中文版前言

　　心电图是临床医生,尤其是心内科医生必须掌握的一项技能,其在临床中发挥的作用和使用的广泛性一直没有被超越。心电图操作简单,价格低廉,容易识别,但其对复杂病例和一些精细变化做出识别仍具有挑战性。

　　本书可为临床医生及医学生提供实用资料,并非就图论图,而是通过临床案例,采用理论与实践相结合的模式,并结合现代技术(包括冠状动脉造影、超声、CT、MRI、电生理检查和心腔内标测等),从新视角对心电图进行识别,以诊断疾病,并且起到评估风险的作用。特别是,本书包含了一些新的心电图现象和标志,更具有与时俱进的意义。因此,我们产生翻译本书的想法,期待能够惠及国内更多的医生和医学生。

　　本书译者均是工作在心脏电生理一线的中青年医生和医学生,既具有读图能力,又具有较强的英文功底。尽管如此,本书内容仍会有不足之处,诚望读者不吝指正。

　　本书得以出版,首先要感谢天津科技翻译出版有限公司的大力支持,也要感谢参与本书翻译、校正的所有专家和同仁。

　　最后要特别感谢首都医科大学附属北京朝阳医院的刘兴鹏教授的大力协助。刘兴鹏教授在起搏电生理及心电图领域有较高的造诣。

　　谨以本书献给愿意为医学和教育而努力和奉献的人。本着爱心而行,甘心乐意而行,运用智慧而行,持之以恒而行。共勉。

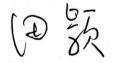

序 言

心电图(ECG)已有超过100年的发展历史,在全球范围内应用广泛,具有快速、便捷、无创、可重复、成本低、亲民等特点。

全球每天大约记录300万份心电图,这是一项不可或缺的技术,可迅速给出有关心肌缺血、心律失常及传导障碍、心房心室结构改变、药物作用、电解质及代谢异常、单基因遗传性心律失常疾病等的诊断、处理及治疗效果的即时信息。

在超过100年的时间里,得益于冠状动脉造影、电生理检查、心腔内标测、心脏超声、MRI和CT、心肌核素检查及基因检测的进展,ECG的价值也在不断地从再分析中得到提升。同时,长期随访的流行病学研究,也使其在风险评估方面的价值得以显现。

阐明基础机制、新信息的临床应用和医学技术的重要进展不仅是三个相互重叠的环节,而且相互影响,并促进重要且持续的发展。

对ECG做出最佳的解释就是对新信息的理解再应用,这也正是本书中所要应对的挑战。

选择在各自领域做出突出贡献的专家来编写其擅长并有深刻认识的篇章,可使其成功地将这些新的进展呈现给读者。因此,本书值得每一位将ECG作为日常工具应用的医生、医学生仔细研读。

Hein J. J. Wellens
荷兰马斯特里赫特心血管研究所心脏病学教授

前　言

　　距 Willem Einthoven 首次报道应用心电图(ECG)记录人类心脏电激动已超过了 100 年。此后,ECG 已成为临床实践中的常规操作,并应用于各种心脏及非心脏疾病的诊断和治疗。目前,仍然没有其他的诊断方式能像 ECG 一样被广泛使用。尽管 ECG 有可随时做、非侵入性和成本低的优势,但对 ECG 的解释仍具有挑战性。ECG 可以快速做出诊断,不仅对心脏情况,而且对其他病理异常有提示作用。更神奇的是,在 ECG 出现 100 多年后,新的 ECG 模式也在不断出现。现代的 ECG 不仅是获取心脏节律、QRS 间期、AV 传导速度等的手段,而且是许多疾病在临床前阶段指导和筛查的手段。

　　在最近的几十年中,出现了一些新的 ECG 现象及标志,对 ECG 的解释提出了挑战。例如,早期复极、运动员 ECG、Brugada 综合征、短 QT 及长 QT 综合征、各种离子通道病及心肌病。

　　尽管有若干 ECG 教程,以及来自各个学会的指南和专家共识,但是仍然有将 ECG 解释中新观察到的现象结集成册的需要,且目前此类书籍很少。

　　本书的编写目的正是在现代心电图领域及其具有挑战性的议题上,以提供最新发展水平的参考。本书既不会像经典教程模式那样希望覆盖全部内容,又不会讨论有关细胞学层面及影像学模式的问题。

　　我们确信本书对于医学生、运动医学领域的医生、心电图医生及儿科和成人心脏病/心脏电生理医生均会有所裨益。我们也尝试着使这本书更易于使用和理解,我们相信本书会成为 ECG 医生的解读工具。

　　我们要特别感谢各章节的编写者,为相关议题提供了最新具有证据支持的信息。

　　我们也要感谢 Cardiotext 员工的专业支持,他们是 Mike Crouchet、Caitlin Crouchet、Altobell 和 Carol Syverson。

Mohammad Shenasa

Mark E. Josephson

N.A. Mark Estes Ⅲ

目 录

本书配有实用资源
帮你轻松解决心电图难题！

丨⎍丨 扫描本书二维码，获取以下正版专属资源 丨⎍丨

本书配套彩图

查看本书配套彩图
更加直观、清晰。

医学书单推荐

精选医学书单，
多角度储备知识。

读者社群

共建沟通桥梁，
交流读书心得。

【操作步骤指南】

第一步　微信扫描右方二维码，选取所需资源。

第二步　如需重复使用，可再次扫码或将其添
　　　　加到微信"收藏"。

扫码添加
智能阅读向导

第 1 章

正常心电图

Galen Wagner

一份标准的 12 导联心电图有以下 9 个特征,应系统性地查看[1]:

1. 心率与规则性。
2. P 波形态。
3. PR 间期。
4. QRS 波群形态。
5. ST 段形态。
6. T 波形态。
7. U 波形态。
8. QT 间期。
9. 心脏节律。

看心电图时,应首先通过观察以上特征,才能判断一份心电图是否正常。但由于每个特征的正常变异范围都很大,所以判断一份心电图是否正常,往往并不容易。本章节旨在阐述心电图的判读基础及常见的"正常变异"。

心电图所能提供的诊断信息大部分来自下列主要波形的形态:P 波、QRS 波群、T 波,以及 QRS 波与 T 波之间的"ST 段"。对这些波形进行以下几部分评价:①大致形态;②时限;③正向振幅还是负向振幅;④额面及水平面电轴。

心率和规则性

一般心脏节律很少是绝对整齐的。即使当心脏的电激动来源于窦房结,心率也会受到交感/副交感神经平衡改变的影响。人在静息状态下,呼吸周期即可影响交感/副交感神经张力的平衡。观察心动周期各波段的顺序就可以判定心脏节律是否整齐。正常情况下,各 QRS 波群前 120~200ms 均有 P 波,可据此判断心率及规律性。在某些心律失常中,P 波和 QRS 波群数量可不等,此时应分别判断心房、心室的频率及是否规则。当心房率增快时,QRS 波群的形态可能会改变,这是因为室内传导尚未完全恢复,导致出现"差异性传导"。

当心率<100 次/分时,可以通过计数心电图纸上的大格初步预测心率。如果心率>100 次/分(心动过速),对心率的预测出现细微差别都会影响对心律失常类型的判断,因此,应根据小格精确测量心率。如果心率不规则,应该根据一段时间内的心搏数预测心率。

P 波形态

当心率偏慢或正常时,可在高尖的 QRS 波群前见到小而圆隆的 P 波。但当心率较快时,P 波可重叠于前 1 个 T 波上而难以辨识。可从以下几个方面观察 P 波形态。

(1)形态:P 波通常是光滑的,在除 V_1(有时还有 V_2)导联之外的其他导联完全直立或倒置。V_1 导联反映的心脏短轴切面可区分左心房与右心房的激动性,故而右心房–左心房的分别激活可产生双相 P 波。

(2)P 波时限:P 波时限通常<0.12s。

（3）正负向振幅：P 波最大振幅在额面（肢体导联）通常不超过 0.2mV，在水平面（胸前导联）不超过 0.1mV。

（4）额面及水平面电轴：P 波通常在向左和向下的导联中完全垂直（如 I、II、aVF、V₄~V₆ 导联）。额面 P 波电轴的正常范围为 0°~+75°[1]。

PR 间期

PR 间期代表一次电活动从窦房结附近的心房肌传导至浦肯野纤维网附近的心室肌所需要的时间。PR 间期通常为 0.10~0.21s。PR 间期中很大一部分反映的是激动通过房室结时的缓慢传导，而激动在房室结的传导速度取决于交感神经与副交感神经之间的平衡。因此，PR 间期的长短受心率影响。交感神经张力高时，心率快，PR 间期较短，副交感神经占优势时，心率慢，PR 间期较长。PR 间期随年龄增长而逐渐延长：儿童的 PR 间期为 0.10~0.12s，青少年为 0.12~0.16s，成人为 0.14~0.21s[1]。

QRS 波群形态

为了全面评价 QRS 波群形态，应从以下几个方面进行分析。

（1）形态：QRS 波群由高频电信号构成，因此，与 P 波和 T 波相比，其形态呈高尖而非圆隆状。在一些导联（V₁、V₂ 和 V₃），只要出现 Q 波就应考虑为异常表现，但在其他导联（除了指向右侧的 III、aVR 导联外），可能出现小的"正常的"Q 波。表 1.1[2]列出了各导联 Q 波正常的上限。V₅、V₆ 导联完全没有 Q 波也是异常的。III、aVR 导联正极指向右侧，所以在这 2 个导联出现任何振幅的 Q 波都是正常的。因胸前导联可以全面反映心脏在水平面上的电激动情况，在 V₁~V₄ 导联，R 波的振幅和时均均逐渐增加。如果 R 波递增的趋势延续至 V₅、V₆ 导联，即在 V₅、V₆ 导联出现高大 R 波，常见于左心室肥大，而如果出现 V₁~V₄ 导联 R 波逐渐降低，则可能提示右心室增大或因心肌梗死导致左心室前壁心肌电活动消失。

（2）时限：QRS 波群的时限称为 QRS 间期，通常为 0.07~0.11s。男性的 QRS 波群时限略长于女性[3]。QRS 波群时限是从最早出现的 Q 波或 R 波的起始

测量至最后出现的 R、S、R'或 S'波末端。为了准确测量 QRS 波群时限，需要进行多导联对比，因为单独测量 1 个导联的 QRS 波群时限时，可能会因为该导联的 QRS 波群起始部或终末部位于等电位线，而使测得的 QRS 波群时限偏短。当心室激动产生的综合向量与记录导联垂直时，就会使 QRS 波群位于等电位线。通常，各导联的 QRS 波群起始部均较锐利，但终末部与 ST 段连接处（称为 J 点）无明显划分，尤其是在胸前导联。J 点也可被 QRS 波群终末的顿挫或切迹完全掩盖。通常认为 J 波是早期复极的表现，但也可以由"后除极"引起（见图 1.1）[4]。J 波的存在通常是一种正常变异，但也有可能提示存在离子通道异常，并与恶性室性心律失常风险有关[5]。V₁ 导联出现明显 J 波，伴 ST 段抬高及 T 波倒置，称为"Brugada 图形"（图 1.2）。以上波形伴室性快速性心律失常称为"Brugada 综合征"，与心室颤动（简称室颤）及心源性猝死相关[6]。

（3）正负向振幅：QRS 波群总体振幅的正常范围很大，并因年龄而异。在 30 岁之前，QRS 波群振幅逐渐增加，之后则会逐渐降低。通常男性的 QRS 波群振幅高于女性，并且在不同种族之间也存在差异。QRS 波群振幅测量的是正向波最高点与负向波最低点之间的距离，其正常上限很难界定，在健康人群中，QRS 波群的总体振幅甚至可以高达 4mV。年轻、身体健康、身材偏瘦、室内传导异常、心室扩大等因素均会引起 QRS 波群振幅增加。而 QRS 波群振幅异常偏低（低电压）是指在所有肢体导联<0.5mV，所有

表 1.1　正常的 Q 波时限

肢体导联		胸前导联	
导联	上限（s）	导联	上限（s）
I	<0.03	V₁	任何 Q 波均为异常 ª
II	<0.03	V₂	任何 Q 波均为异常 ª
III	无	V₃	任何 Q 波均为异常 ª
aVR	无	V₄	<0.02
aVL	<0.03	V₅	<0.03
aVF	<0.03	V₆	<0.03

ª 在这些导联上出现任何 Q 波均为异常。(Modified from Wagner GS, Freye CJ, Palmeri ST, et al. Evaluation of a QRS scoring system for estimating myocardial infarct size. I. Specificity and observer agreement. *Circulation.* 1982;65:345, with permission.)

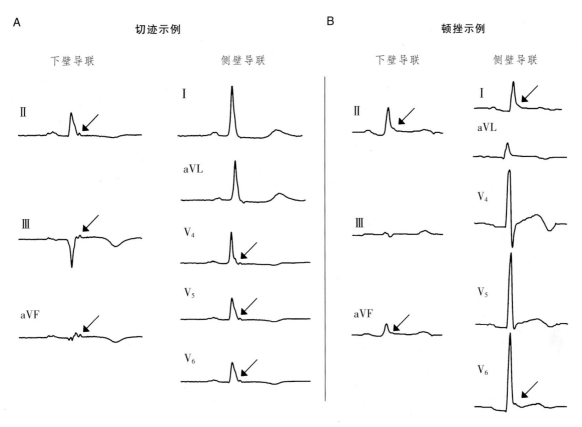

图 1.1 心电图上的 J 波。**(A)** 切迹波形（箭头所示）。**(B)** 顿挫波形（箭头所示）。（From Patel RB, Ng J, Reddy V, et al. Early repolarization associated with ventricular arrhythmias in patients with chronic coronary artery disease. Circ Arrhythm Electrophysiol. 2010;3:489 495, with permission.）

胸前导联<1.0mV。任何使心肌与记录电极之间距离增加的情况都会导致 QRS 波群振幅降低,如胸壁增

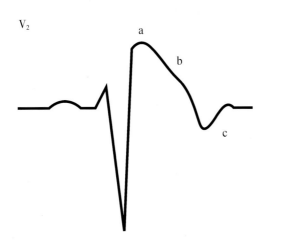

图 1.2 Ⅰ 型 Brugada 心电图特征:a. J 点抬高>2.0mm;b.穹窿样, 下斜型 ST 段;c. T 波倒置 （Modified from http://www. heartregistry. org.au/patients –families/genetic –heart –diseases/ brugada–syndrome/.）

厚及各种胸腔内疾病。

（4）额面及水平面电轴:QRS 波群电轴代表左、右心室除极产生的综合向量方向。除极波虽通过浦肯野纤维从心尖向心底部传导，但由于左心室壁较厚，其从心内膜向心外膜的除极过程反映在额面各导联(除 aVR 导联之外)均表现为正向波。在额面,6 个肢体导联的正负极构成了 360°的六轴系统，水平面则由 6 个胸前导联的正负极构成(图 1.3)。应注意，在额面及水平面上，各导联并不是按相隔 30°平均分布的。在额面,不等边的 Burger 三角比等边的 Einthoven 三角更具有实用性[7]。体形与导联放置的位置也会影响相邻导联间的距离。按位置顺序排列肢体导联比按传统顺序排列更有助于判断额面 QRS 波群电轴(图 1.4)。

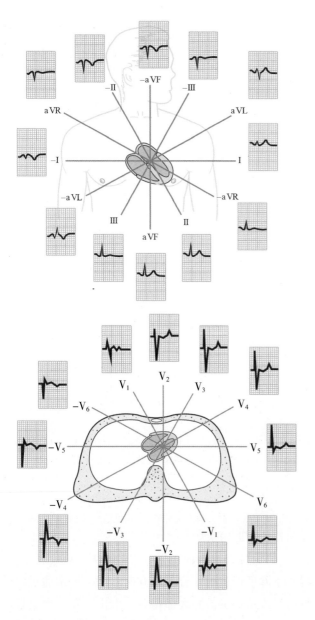

图 1.3　心电图导联的钟面排列。上,额面(从前面看);下,水平面(从下方看)。

ST 段形态

ST 段代表心室肌复极过程的最初两个时期,即 0 相除极后的 1 相和 2 相,也称"早期复极"。在其与 QRS 波群交界处 (J 点),ST 段通常会与 R 波下降支或 S 波上升支形成一个明显的夹角, 之后几乎呈水平直线,直至逐渐融入 T 波。影响心室激动时间的因素,也会影响 ST 段长度。ST 段上的点可以位于 J 波

后的毫秒数进行标记,如"J+20""J+40""J+60"。ST 段的第一部分通常与每个心脏电活动周期之间的 TP 段位于同一基线水平,轻微的上斜型、下斜型、水平 ST 段压低均属于正常变异。在心室后除极或早期复极时出现的 ST 段改变也是正常的,这些都可以使 ST 段出现与随后的 T 波同向的偏移, 最高可达 0.1mV。有时青年男性的 ST 段甚至可以抬高更多,特别是在 V_2、V_3 导联[8]。当 QRS 波群异常增宽时,也可出现 ST 段形态改变。

T 波形态

可从以下几个方面观察 T 波形态。

(1)形态:T 波的形态和电轴均与 P 波相似。二者均光滑、圆隆,在除 aVR、V_1 导联之外的所有导联均直立,在 aVR 导联为负向,而在 V_1 导联为正负双向(先正后负)。可以出现 T 波略高耸的正常变异。

(2)时限:通常不单独测量 T 波本身的时限,而是包含在 QT 间期中。

(3)正负向振幅:T 波振幅与 QRS 波群振幅一样,有很大的正常范围。随着年龄增加,T 波振幅逐渐降低, 且男性的 T 波振幅高于女性。T 波振幅随 QRS 波群振幅变化,且高于伴随的 U 波。肢体导联的 T 波通常不超过 0.5mV, 胸前导联的 T 波振幅不超过 1.5mV。女性的 T 波振幅上限约为以上值的 2/3。在额面和水平面最远端的导联上 T 波振幅较低,如 aVL、Ⅲ 导联 T 波振幅不超过 0.3mV,在 V_1、V_6 导联不超过 0.5mV(见表 1.2)[9]。

(4)额面及水平面电轴:T 波的电轴与对应的 QRS 波群电轴相关。虽然 QRS 波群与 T 波分别代表除极与复极两个相反的心肌电活动过程, 但二者的波形同向,这其中的原因尚不完全清楚。额面与水平面 T 波电轴的判断方法与 QRS 波群电轴判定方法相同。"QRS-T 夹角"是指额面上 QRS 波群与 T 波电轴之间的角度。T 波电轴在一生中基本不改变,而 QRS 波群电轴则会由垂直面逐渐转向水平面。因此在童年时期,T 波电轴比 QRS 波群电轴水平,而在成年时期,T 波电轴比 QRS 波群电轴垂直。QRS-T 波电轴夹角通常不超过 45°[10]。

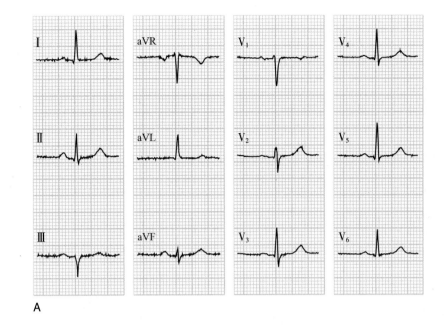

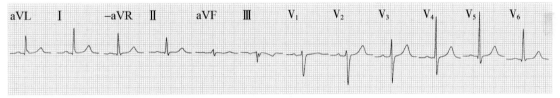

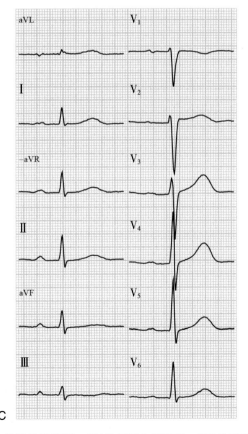

图 1.4　(A)传统导联排列。(B)单导联水平排列。(C)并列垂直排列。

表 1.2　T 波振幅正常上限(mV)

导联 [a]	男性 40~49 岁	女性 40~49 岁	男性 ≥50 岁	女性 ≥50 岁
aVL	0.30	0.30	0.30	0.30
I	0.55	0.45	0.45	0.45
-aVR	0.55	0.45	0.45	0.45
II	0.65	0.55	0.55	0.45
aVF	0.50	0.40	0.45	0.35
III	0.35	0.30	0.35	0.30
V_1	0.65	0.20	0.50	0.35
V_2	1.45	0.85	1.40	0.70
V_3	1.35	0.85	1.35	0.85
V_4	1.15	0.85	1.10	0.75
V_5	0.90	0.70	0.95	0.70
V_6	0.65	0.55	0.65	0.50

[a] 按 Cabrera 顺序排列。

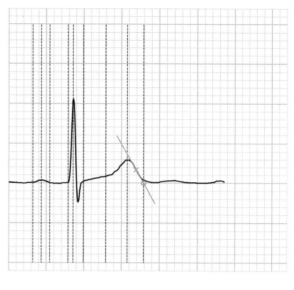

图 1.5　切线法测定 T 波终点。

U 波形态

U 波通常不可见,或表现为 T 波后一个小的、圆隆形态的波形。通常与 T 波同向,振幅约为 T 波的 1/10,在 V_2、V_3 导联最明显。心率慢时,U 波明显;而当心率增快时,U 波、T 波振幅均会变小,并与之后的 P 波融合。U 波与 T 波通常是分开的,TU 交界点位于等电位线水平。但有时 T 波与 U 波融合,导致 QT 间期测量困难。U 波的产生机制尚不清楚[11]。

QT 间期

QT 间期测量的是心室肌从除极到复极的时间。目前用"切线法"确定 T 波终点,即 QT 间期终点。具体方法为:沿 T 波斜率最大处做切线,其与等电位线交点即为 QT 间期终点(图 1.5)[12]。QT 间期与心率变化成反比。当心室率增快时,为保证在下一个心动周期前心室充分复极,心脏复极化时间缩短。因此,判断 QT 间期是否正常需要根据心率进行校正。所以常规心电图分析的是校正的 QT 间期(QTc),而非直接测得的 QT 间期。Bazett 提出用 RR 间期来校正 QT 间期:连续 2 个 R 波之间的时间定义为 RR 间期(以 s 为单位)[13]。Hodges 及其同事提出了改良的 Bazett

方法,改良后的方法是全面对较快和较慢的心率进行了校正:QTc=QT+0.00 175(心室率-60)[14]。QT 间期的上限约为 0.46s(460ms)。女性的 QT 间期略长于男性,并随着年龄增加而轻度延长。当心率改变时,心脏恢复激动能力的时间不会马上随之改变,需要经过几个心动周期才能调整过来。因此,需要经过几个稳定、规律的心动周期后,才能精确测量 QT 间期[15,16]。

心脏节律

评估心脏节律需要考虑以下几个方面的心电图特征。某些不规则的心率和节律、P 波形态、PR 间期改变可以提示心脏节律异常,而其他几个特征发生异常则可能发展为心律失常。

(1)心率和规则性:正常的心脏节律称为窦性心律,这是因为正常的心脏电活动起源于窦房结。窦性心律通常为 60~100 次/分。当心率低于 60 次/分时,称为窦性心动过缓,而心率高于 100 次/分时,则称为窦性心动过速。但正常心率范围的制订需要考虑个体的体力活动水平:在正常的睡眠中,心率可以低至 40 次/分,而在运动时出现 200 次/分的窦性心动过速也是正常的。事实上,睡眠或高强度活动时出现 90 次/分的心率都可能是不正常的。在清醒状态下,也可以出现窦性心动过缓范围的心率,尤其是在训练有素的运动员中,他们的心率在静息状态下可能在 30 次/分左右，轻度体力活动时也不超过 60 次/分。正常的窦性心律基本上是规则的，但由于交感神经与副交感神经张力的平衡会时刻发生变化，窦性心律也并非绝对规律。如果失去正常的心率变异性，有可能提示存在显著的自主神经系统或心脏功能病变[17]。"窦性心律失常"一词指心动周期随呼吸相发生的正常改变。吸气时窦性心动过速，呼气时窦性心动过缓。有时窦性心律失常极其明显，甚至会与一些有临床意义的心律失常相混淆。

(2) P 波电轴：正常的额面 P 波电轴在"P 波形态"的内容中已讨论过。P 波电轴<+30°或>+75°可能提示心脏节律起源于低位右心房、房室结或左心房[18]。45 岁后，P 波电轴在垂直面的偏移与肺气肿有关[19]。

(3) PR 间期：P 波电轴异常往往伴随短 PR 间期，因为此时激动起源点从窦房结移向离房室结更近的部位。因此，如果 P 波电轴正常，PR 间期缩短，提示房室结内存在异常的快速传导通路，或心房与希氏束之间有异常的心肌肌束连接。

这种异常的肌束也可连接心房与心室肌（图 1.6），导致 QRS 波群起始部出现切迹或顿挫，称为"δ波"。这种现象本身并非心脏节律异常，但因房室结内或跨越房室结的通路不仅可以导致"心室预激"，还可能引起激动折返心房，从而导致心动过速。P 波

电轴正常的情况下，PR 间期延长提示心房与心室肌之间的传导通路上存在某一点的传导延迟。若 PR 间期延长伴 P 波形态异常，应考虑该 P 波其实是前一个 QRS 波群逆传心房产生的，与下一个 QRS 波群无关。当心脏激动起源于心室而非心房时，就会出现这种室房逆传现象。此时，P 波或许只能通过 T 波形态发生变化而被识别。如果没有明显 P 波，则无法测量 PR 间期，心律失常的存在就是显而易见的。

(4) QRS 波群形态：心室内激动传导阻滞是导致 QRS 波群形态异常的常见原因。当传导异常局限于左、右束支时，心脏节律不会发生改变。但是如果传导阻滞从一侧束支发展到另一侧束支，就有可能突然发生部分（二度）或完全（三度）房室传导阻滞。QRS 波群时限异常延长，且之前没有 P 波，提示心脏激动起源于心室而非心房。

(5) ST 段、T 波、U 波及 QT 间期：ST 段显著抬高，T 波振幅增高或降低，QT 间期延长或 U 波振幅增加，均提示存在潜在的可导致严重心律失常的情况[20]。

常见的"正常变异"

许多情况会导致标准 12 导联心电图记录到的波形发生改变，包括：①影响记录基线的技术伪差；②特异性及非特异性室内传导延迟导致的 QRS 波群形态改变；③左、右心房和心室的大小或张力改变，通常称为"心肌肥大"；④非特异性 ST 段、T 波改变；⑤电解质紊乱。

(1) 影响记录基线的技术伪差：心电图波形之间失去等电位线会增加判断心电图是否正常的困难，甚至无法做出判断。心电图上的基线包括每个心动周期内的 PR 间期、ST 段及每个心动周期之间的 TP 段。伪差包括完全没有水平基线（称为基线波动），以及骨骼肌或其他外界电流导致的非特异性波形。前者通常是皮肤与记录电极之间接触不良导致的，而后者是非心源性的神经肌肉活动及心电图机接地不良导致的[21]。

(2) 特异性及非特异性室内传导延迟导致的 QRS 波群形态改变：某些非特异性原因可以使心电图波形发生轻微改变，而如果通过特殊传导系统进行的心脏电活动传导完全或部分中断，或心脏腔室扩大，

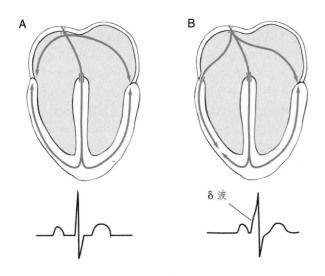

图 1.6 预激的解剖基础。(A) 正常传导。(B) 先天变异。X 所示为窦房结；线路为电激动传导方向；开放的通道显示心房与心室之间的传导通路。(Modified from Wagner GS, Waugh RA, Ramo BW. Cardiac Arrhythmias. New York, NY: Churchill Livingstone; 1983:13, with permission.)

则会导致心电图波形发生明显改变。接下来我们将讨论心室腔扩大带来的心电图改变。近年来，随着一些可降低左右心室的张力、增加左心室收缩协调性的临床治疗手段的出现，对以上心电图波形异常的定义发生了改变[22,23]。既往被广泛接受的"不完全性"或"完全性"左、右束支传导阻滞不一定真正提示传导系统存在病变。左、右束支发生正常范围内的轻度传导延迟，左、右心室肌的传导异常，均可导致 QRS 波群形态发生改变。左束支由左前分支和左后分支这两个相对确切的分支构成，"不完全性左束支传导阻滞"应该被更准确地称为左前分支传导阻滞或左后分支传导阻滞。通常，QRS 波群时限≥120ms 是诊断束支传导阻滞的唯一标准，并通过 V₁ 导联 QRS 波群终末端方向区分左、右束支传导阻滞。近年来的研究显示左束支传导阻滞可产生严重的心室收缩不同步，进而导致左心室射血分数下降及左心衰竭。通过双室起搏进行的"再同步化治疗"可以纠正上述情况。而左心室心肌内的传导延迟引起相似的 QRS 波群时限延长，则不会导致心室收缩不同步[24]。由于临床上需要一个特定的方法判断是否由左束支传导阻滞导致左心室传导的异常，Strauss 等提出了一个新的更严格的诊断标准（图 1.7）[23]。这些标准反映了与性别相关的 QRS 波群时限延长，以及与激动时间相对应的 QRS 波群形态顿挫和切迹。

　　（3）左、右心房和心室的大小或张力改变：舒张期容量负荷过重会使左、右心室扩张，而收缩期压力负荷过重会导致左、右心室肥大。通常，这两种心电图改变统称为"心室肥大"[25]。但是人们早就认识到，心室扩张和心室肥大引起的心电图波形改变是不同的[26]。通过药物或机械治疗手段使左心室或右心室的收缩期负荷过重得到快速改善后，在心电图上也会迅速出现变化，此时，心肌肥大的情况还未得到逆转[27]。这种现象促使人们重新审视既往被广泛接受的左心室肥大、右心室肥大的诊断标准[28,29]。除了 QRS 波群振幅之外，左心室肥大的诊断标准也开始纳入心电图的其他特征中，比如既往一直被忽略的 Romhilt-Estes 标准中纳入的 QRS 波群时限和电轴、P 波形态及 ST 段、T 波方向[30]。右心室肥大的诊断标准也考虑了心电图波形在各个空间方向上的比例及除极/复极的关系[31]。

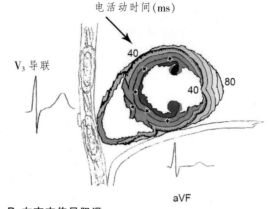

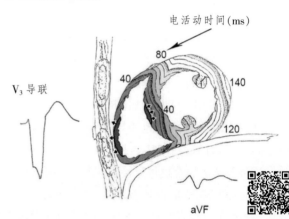

图 1.7　正常传导（A）与完全性左束支传导阻滞（B）心脏激动顺序。两幅图各展示了在 V₃、aVF 导联的 QRS-T 波形和对应的解剖位置。电活动起始于箭头所指处，以波阵面形式传播，每一条线都是彩色的，代表连续的 0.01s。对比（A）和（B）可以显示正常和左束支传导阻滞的激动顺序差异。正常传导时，激动始于左、右心室的心内膜面。在完全性左束支传导阻滞的情况下，激动只起源于右心室，之后需要 0.04~0.05s 通过室间隔到达左心室内膜面。经 0.05s 抵达左心室的浦肯野纤维，传导至侧壁心内膜，再过 0.05s 后才能激动左心室侧壁。QRS 波群整体时限延长至 0.14~0.15s。室间隔或左心室游离壁增厚、左心室心内膜表面积增大，都会进一步延长 QRS 波群时限。激动延心肌进行传导的速度为 30~40mm/s，左心室壁厚度均匀增加 3mm 可使左束支传导阻滞时的 QRS 波群时限增加 0.2s（室间隔传导延迟增加 0.1s，侧壁传导延迟增加 0.1s）。（Reprinted with permission from Strauss DG, Selvester RH, Lima JAC, et al. ECG quantification of myocardial scar in cardiomyopathy patients with or without conduction defects: Correlation with cardiac magnetic resonance and arrhythmogensesis. Circ Arrhythm Electrophysiol. 2008;1:327–336.）

　　（4）非特异性 ST 段、T 波改变：连续的心电图监测得到的观察结果显示，既往认为是"非特异性"的

ST 段、T 波改变,其实存在某些特定的病因[32]。

(5)电解质紊乱:钾离子或钙离子水平过高或过低均会使心电图出现明显改变。有时,典型的心电图改变可为发现以上电解质异常提供第一手的临床证据。

钾离子

高钾血症和低钾血症是血清中钾离子水平异常的两种常用描述,过高或过低的血钾水平均会危及生命,所以识别钾离子异常时的心电图表现十分重要。低钾血症可同时伴有其他的电解质紊乱(如镁离子水平降低),并且在接受地高辛治疗的过程中出现的低钾血症尤为危险。即使在血钾水平处于正常范围时,也可以出现低钾血症的典型心电图表现,而当血钾水平升高时,心电图反而可能没有异常。低钾血症的典型心电图表现包括以下几点[33]。

- T 波低平、倒置。
- U 波明显。
- ST 段轻度压低。
- P 波振幅、宽度增加。
- PR 间期延长。
- 期前收缩或持续性心动过速。
- QT 间期延长。

低钾血症时最明显的波形变化是 T 波和 U 波的振幅关系逆转。U 波明显的原因是心脏动作电位的复极相延长。QT 间期延长可以导致致命性的尖端扭转型心动过速[34]。

和低钾血症一样,高钾血症时的血钾水平与典型心电图表现可能并不完全符合[33]。高钾血症最早的心电图表现通常出现在 T 波,随着高钾血症逐渐严重,可能会出现以下几种表现。

- T 波振幅和峰值增加。
- QRS 波群时限延长。
- PR 间期延长。
- P 波低平。
- P 波消失。
- 正弦波形。

钙离子

心室复极时间,即心电图上的 QT 间期,在血钙水平严重异常时会发生改变。低钙血症时,在某些导联可以出现 QT 间期延长伴 T 波终末端倒置。高钙血症时,T 波上升支陡峭,ST 段可能不明显[35]。

体温

低体温定义为直肠温度<36℃。在低体温情况下会产生特征性心电图变化。心电图所有间期(包括 RR 间期、PR 间期、QRS 时限及 QT 间期)均会延长,并会出现特征性的 Osborn 波,表现为 J 点处出现与 QRS 波群同向的波形[36]。

参考文献

1. Wagner GS, Strauss DG. *Marriott's Practical Electrocardiography*. 12th ed. Philadelphia, PA: Wolters Kluwer/ Lippincott Williams & Wilkins; 2013.
2. Wagner GS, Freye CJ, Palmeri ST, et al. Evaluation of a QRS scoring system for estimating myocardial infarct size. I. Specificity and observer agreement. *Circulation*. 1982;65:342–347.
3. Macfarlane PW, Lawrie TDV, eds. *Comprehensive Electrocardiology. Vol. 3*. New York, NY: Pergamon Press; 1989:1442.
4. Froelicher V, Perez M. From bedside to bench. *J Electrocardiol*. 2013;46:114–115.
5. Gussak I, Antzelevitch CJ. Early repolarization syndrome: A decade of progress. *Electrocardiology*. 2013;46:110–113.
6. Brugada P, Brugada J. Right bundle branch block, persistent ST segment elevation, and sudden cardiac death: A distinct clinical and electrocardiographic syndrome. A multicenter report. *J Am Coll Card*. 1992;20:1391–1396.
7. Macfarlane PW, Lawrie TDV, eds. *Comprehensive Electrocardiology. Vol. 1*. New York, NY: Pergamon Press; 1989:296–305.
8. Macfarlane PW, Lawrie TDV, eds. *Comprehensive Electrocardiology. Vol. III*. New York, NY: Pergamon Press; 1989:1459.
9. Gambill CL, Wilkins ML, Haisty WK Jr, et al. T wave amplitudes in normal populations: Variation with electrocardiographic lead, gender, and age. *J Electrocardiol*. 1995;28:191–197.
10. Surawicz B. STT abnormalities. In: Macfarlane PW, Lawrie TDV, eds. *Comprehensive Electrocardiology. Vol. 1*. New York, NY: Pergamon Press; 1989:515.
11. Ritsema van Eck HJ, Kors JA, van Herpen G. The U wave in the electrocardiogram: a solution for a 100-year-old riddle. *Cardiovasc Res*. 2005;67:256–262.
12. Castellanos A, Inerian A Jr, Myerburg RJ. The resting electrocardiogram. In: Fuster V, Alexander RW, O'Rourke RA, eds. *Hurst's the Heart*. 11th ed. New York, NY: McGraw-Hill; 2004:99–300.
13. Bazett HC. An analysis of the time relations of electrocardiograms. *Heart*. 1920;7:353–370.
14. Hodges M, Salerno D, Erlien D. Bazett's QT correction reviewed. Evidence that a linear QT correction for

heart is better. *J Am Coll Cardiol.* 1983;1:69.

15. Haarmark C, Graff C, Andersen MP, et al. Reference values of electrocardiogram repolarization variables in a healthy population. *J Electrocardiol.* 2010;43:31–39.

16. Rowlands D. Graphical representation of QT rate correction formulae: An aid facilitating the use of a given formula and providing a visual comparison of the impact of different formulae. *J Electrocardiol.* 2012;45:288–293.

17. Kleiger RE, Miller JP, Bigger JT, et al. The MultiCenter PostInfarction Research Group. Decreased heart rate variability and its association with increased mortality after acute myocardial infarction. *Am J Cardiol.* 1987;59:256–262.

18. Dilaveris P, Stefanadis C. Current morphologic and vectorial aspects of P-wave analysis. *J Electrocardiol.* 2007;42:395–399.

19. Chhabra L, Sareen P, Gandagule A, Spodick DH. Visual computed tomographic scoring of emphysema and its correlation with its diagnostic electrocardiographic sign: the frontal P vector. *J Electrocardiol.* 2012;45:136–140.

20. Rautaharju PM, Surawicz B, Gettes LS, et al. AHA/ACCF/ HRS recommendations for the standardization and interpretation of the electrocardiogram. Part IV: The ST segment, T and U waves, and the QT interval: a scientific statement from the American Heart Association Electrocardiography and Arrhythmias Committee, Council on Clinical Cardiology; the American College of Cardiology Foundation; and the Heart Rhythm Society. *J Am Coll Cardiol.* 2009;53:982–991.

21. Kligfield P, Gettes LS, Bailey JJ, et al. Recommendations for the standardization and interpretation of the electrocardiogram. Part I: The electrocardiogram and its technology. *J Am Coll Cardiol.* 2007;49:1109–1127.

22. Bacharova L, Estes EH, Hill JA, et al. Changing role of ECG in the evaluation left ventricular hypertrophy. *J Electrocard.* 2012;45:609–611.

23. Strauss DG, Selvester RH, Wagner GS. Defining left bundle branch block in the era of cardiac resynchronization therapy. *Am J Cardiol.* 2011;107:927–934.

24. Risum N, Strauss DG, Sogaard P, et al. Left bundle-branch block: The relationship between electrocardiogram electrical activation and echocardiography mechanical contraction. *Am Heart J.* 2013;166:340–348.

25. Hancock EW, Deal BJ, Mirvis DM, et al. AHA/ ACCF/ HRS recommendations for the standardization and interpretation of the electrocardiogram. Part V: electrocardiogram changes associated with cardiac chamber hypertrophy: a scientific statement from the American Heart Association Electrocardiography and Arrhythmias Committee, Council on Clinical Cardiology; the American College of Cardiology Foundation; and the Heart Rhythm Society. *J Am Coll Cardiol.* 2009;53:992–1002.

26. Cabrera E, Monroy JR. Systolic and diastolic loading of the heart II: Electrocardiographic data. *Am Heart J.* 1952;43:669–686.

27. Estes EH, Kerivan L. An archeological dig: A rice-fruit diet reverses ECG changes in hypertension. *J Electrocardiol.* 2014;47:599–607.

28. Bacharova L. Left ventricular hypertrophy: Disagreements between increased left ventricular mass and ECG-LVH criteria: The effect of impaired electrical properties of myocardium. *J Electrocardiol.* 2014;47:625–629.

29. Bacharova L. What is recommended and what remains open in the American Heart Association recommendations for the standardization and interpretation of the electrocardiogram. Part V: electrocardiogram changes associated with cardiac chamber hypertrophy. *J Electrocardiol.* 2009;42:388–391.

30. Romhilt DW, Estes EH. A point score system for the ECG diagnosis of left ventricular hypertrophy. *Am Heart J.* 1968;75:792–799.

31. Butler PM, Leggett SI, Howe CM, et al. Identification of electrocardiographic criteria for diagnosis of right ventricular hypertrophy due to mitral stenosis. *Am J Cardiol.* 1986;57:639–643.

32. Wagner GS, Macfarlane P, Wellens H, et al. AHA/ACCF/ HRS recommendations for the standardization and interpretation of the electrocardiogram. Part VI: Acute ischemia/ infarction: A scientific statement from the American Heart Association Electrocardiography and Arrhythmias Committee, Council on Clinical Cardiology; the American College of Cardiology Foundation; and the Heart Rhythm Society. *J Am Coll Cardiol.* 2009;53:1003–1011.

33. Surawitz B. The interrelationships between electrolyte abnormalities and arrhythmias. *Cardiac Arrhythmias: Their Mechanisms, Diagnosis and Management.* Philadelphia, PA: JB Lippincott; 1980:83.

34. Krikler DM, Curry PVL. Torsades de pointes, an atypical ventricular tachycardia. *Br Heart J.* 1976;38:117–120.

35. Douglas PS, Carmichael KA, Palevsky PM. Extreme hypercalcemia and electrocardiographic changes. *Am J Cardiol.* 1984;53:674–679.

36. Okada M, Nishamura F, Yoshina H. The J wave in accidental hypothermia. *J Electrocardiol.* 1983;16:23–28.

第 2 章

隐匿性传导的心电图表现

Mohammad–Reza Jazayeri

概述

隐匿性传导(CC)是数十年来令心电图学家和电生理学家极为感兴趣的一种现象。这种现象发生在冲动只激动了一部分传导系统的情况下。传导系统的部分激动在体表心电图上难以记录,识别取决于其对下一个冲动的影响。隐匿性传导的心电图表现可能是一个简单的传导延迟(阻滞)或一个复杂的心电事件。从概念上讲,在体表心电图上不能直接检测到任何的心脏电活动都可以认为是"隐匿的"。有时可能需要腔内心电图和(或)复杂的电生理检查来验证这种现象的发生或阐明其机制。

历史背景

Willem Einthoven[1,2]在 20 世纪初引领了心电图的发展,其开创性的工作使所有医生、科学家,特别是使患者受益。Langendorf[3]在 1948 年首次将隐匿性传导引入心电图领域。然而,早在 1894 年,甚至心电图出现之前的几年,已经有[4-7]在动物试验中对这一概念的某些方面进行了观察。随着腔内标测和刺激技术的出现,相关的动物研究和临床研究陆续开展,使隐匿性传导在简单和复杂的心律失常[8-14]中成为一种极富挑战性的概念。在过去的 65 年中,隐匿性传导在心电图学家和电生理学家分析、解释心律失常中使用得越来越普遍。

心电图的表现

正向或逆向传导均可以发生隐匿性传导,表现为传导延迟或传导阻滞。应该记住,传导阻滞与其随后(而非先前)传导之间的偶联间期为隐匿性传导是否会发生及如何发生的关键决定因素[15]。

前传的隐匿性传导

房性期前收缩(PAC)

(1)在绝大多数阻滞的 PAC 中,隐匿性传导的部位位于房室结[11]。

(2)阻滞的 PAC 的隐匿性传导影响后续的心房冲动,表现为传导延迟或阻滞。两个或多个连续阻滞的 PAC 被称为重复性隐匿性传导[10]。

(3)隐匿性传导引起的 PR 间期延长主要取决于被阻滞的冲动与后续冲动之间的偶联间期,而不是 PAC 本身[15]。

(4)如果冲动完全下传而不是发生隐匿性传导,会导致下一个冲动产生更显著的传导延迟[15]。

高速室上性冲动

(1)通常,随着频率的增加,房室结传导时间(如 AH 间期)逐渐变长。

（2）当频率进一步加快时，房室结达到 1:1 下传的最大限度，然后发生周期性阻滞，也称为"文氏阻滞"[16]。

（3）随着频率更进一步加快，当隐匿性传导起作用时，将会出现更稳定的高度房室传导阻滞（2:1、3:1等）（图 2.1）。

（4）值得注意的是以下 2 种不稳定的 2:1 传导模式：

• AV（PR）间期进行性延长，直到文氏周期结束，出现高度房室传导阻滞。这种现象被称为"交替性文氏周期（AWP）"（图 2.2）[18]。

• AV（PR）间期进行性缩短，直到该阶段结束，出现更低程度的房室传导阻滞。这种现象被称为"反向 AWP（RAWP）"（见图 2.2）[19,20]。

（5）当心率突然加快时，可能暂时性或持续发生希氏束–浦肯野系统（HPS）功能性 2:1 阻滞[21,22]、功能性束支阻滞[22,23]或功能性分支阻滞[22]。如果快速起搏的发作超过长周长或长至短的周期，则通常会出现上述情况。

（6）随着心率增加，束支前传的不应期缩短[24]。

（7）心房颤动（简称房颤）时，心室的典型特征是 RR 间期不规则。其不规则的确切原因尚未完全阐明，可能涉及单一或多种机制。

• 隐匿性传导。动物和人类中的试验研究已经证实隐匿性传导是房颤时心室频率的主要决定因素[25-28]。

• 自主神经系统[25,29]。自主神经张力的变化可能会显著影响房颤时的心室频率。

• 房室结不应期和传导性。房室结内在的特性被认为是房颤时平均心室频率的关键决定因素之一[30]。

• 心房冲动到达房室结的特征。房室结的隐匿性传导程度取决于电活动的强度、形式、数量、方向和顺序[31]。

• 双条或多条房室结通路（传入）之间的功能性互动。支持这一假设的间接证据来自房室结折返性患者导管消融房室结慢径的结果。这些数据清楚地表明，对于房室结折返性患者，行选择性的慢径消融（特别是双径路）在生理上完全消除或房室结有效不应期（ERP）延长后，诱发房颤时心室频率会降低[32,33]。

与房性快速性心律失常相关的心电图

（1）快速心房冲动的房室结传导可分为 4 种模式，即 1:1 传导、文氏传导、稳定 2:1（及少见的 3:1或 4:1）传导，以及不稳定的（AWB 或 RAWB）传导阻滞。

（2）2:1 传导时扑动波（F 波）和 QRS 波群的关系：首先，接近两个连续 QRS 波群之间中线的 F 波是能够下传的冲动；其次，FR 间期通常等于或长于窦性心律时的 PR 间期。由于重复性隐匿性传导是房室结对连续快速心房冲动的反应，因此，房颤时心室不规则主要由房室结隐匿性传导引起，而不是希氏束–浦肯野系统。

（3）房性心动过速或房扑转为房颤时，心室频率明显下降，这主要是房颤期间房室结隐匿性传导增强的表现（图 2.3）。

（4）以相对较慢的频率起搏心室可抑制房颤时的自发性心室反应。这很可能与心室起搏时房室结

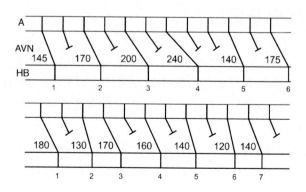

图 2.2　不同类型的文氏周期 2:1 传导。上方图：AV 间期进行性延长（1~4），直到出现一个高度传导阻滞。下方图：反向交替性文氏周期，房室间期进行性缩短（3~6），直到一个较低程度的房室传导阻滞出现。A，心房；AVN，房室结；HB，希氏束。（Reproduced with permission.[70]）

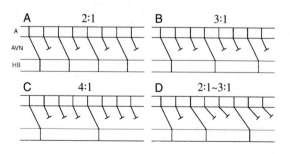

图 2.1　快速心房冲动时的各种典型房室比例。梯形图表示房室结对不同心房冲动的反应。A，心房；AVN，房室结；HB，希氏束。（Reproduced with permission.[70]）

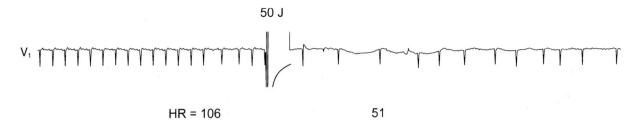

图 2.3　不同的房性心律失常下不同程度的隐匿性传导。一个 50J 同步胸外电击将房颤转复为房扑。注意：心室频率明显延缓（50 次/分比 106 次/分），提示房颤时房室结存在显著的隐匿性传导。

隐匿性传导增强有关。

　　（5）房室结传出（H–H 间隔）的周长长短的变化为房颤期间功能性束支传导阻滞的发生奠定了基础（阿什曼现象）。

　　（6）房颤时出现几次连续的功能性束支传导阻滞并不少见，称其为蝉联现象。

逆传的隐匿性传导

期前收缩

　　（1）孤立性异位交界性或室性搏动有 3 种类型[34-37]：①逸搏；②期前收缩（又称期外收缩）；③并行收缩。窦性（或室上性）冲动未在恒定间期时到达房室结或心室，即发生逸搏。期前收缩是以恒定的偶联

间期发生的期前收缩；而并行收缩是持续发放冲动，与基础节律无关并与其不同步。如果这些节律不能完全经传导系统传导，都可能导致隐匿性传导。

　　（2）如果期前收缩没有影响下一个窦性冲动，它将夹在两个窦性冲动之间，称为"插入性期前收缩"[36]（图 2.4）。很明显，交界性或室性期前收缩（JEI 和 VEI）没有逆向传导，才会被称为插入性期前收缩。换句话说，其可能阻滞在房室结中，并为隐匿性传导的发生奠定了基础。

　　（3）在隐匿性传导的情况下，JEI 和 VEI 的作用大部分是可以互换的。希氏束的不应期比其邻近的结构（房室结和束支）更短。因此，如果 JEI 在顺行和逆行方向上阻滞（隐匿性 JEI），在体表心电图上检测不到 JEI（图 2.5）[38]。

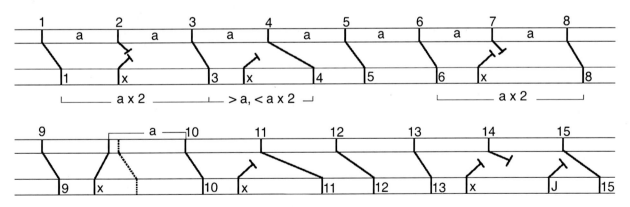

图 2.4　室性期前收缩对窦性心搏传导的潜在影响。梯形图代表在一些既定的情况下，单个的（孤立）室性期前收缩（X）发生在正常窦性心律"a"与正常传导（1、3、5、6、8~10、13）过程中。除了第 4 个 X，所有其他的 X 均为插入性，没有逆传至心室。第 1 个 X 与窦性冲动（2）同时发生。X 的隐匿性逆传完全阻滞了窦性心搏传至心室。X 很可能会掩盖 P 波，然后出现一个完全代偿间期。第 2 个和第 3 个 X 冲动发生在心脏舒张末期，在房室结内逆向阻滞，引起隐匿性传导，使随后的窦性心搏（4、7）出现 PR 间期延长或（假性）二度房室传导阻滞（7）。第 4 个 X 逆传至心房，可能会或不会重整窦性心搏。（10）虚线表示如果没有 X，预期的窦性心搏出现时间。第 5 个 X 在房室结发生逆向阻滞，其后 2 个窦性心搏均出现 PR 延长（11、12）。随后会解释这种情况。第 6 个 X 在房室结内逆向阻滞，其后的窦性心搏（14）下传发生阻滞。紧随其后的是一个交界性逸搏（J），再次在房室结内逆向阻滞，其后的窦性心搏出现 PR 间期延长（15）。（Reproduced with permission.[70]）

（4）在 HPS 正常的患者中,在窦性心律下单次期前收缩不太可能在 HPS 中逆向传导阻滞。

（5）2 个、3 个或更多冲动更可能在 HPS 中逆向延迟或阻滞。

高速心室激动

（1）心室频率逐渐递增(即递增起搏)至 200 次/分,通常不会在 HPS 传导中出现明显的延迟。

（2）在静息状态和不用药状态下,至少有 20% 的房室传导正常的个体没有室房逆向传导,基本上是因为逆向房室结传导阻滞。

（3）当起搏频率低于 200 次/分时,心室递增起搏时几乎总是在房室结传导阻滞。

（4）当起搏频率为 90~150 次/分时,绝大多数具有完整室房传导的成年人表现为文氏传导阻滞。这些个体中有 1/3 存在不典型房室结折返,其文氏周期被心室回波中断,几乎所有的不典型房室结折返都只能维持一跳。

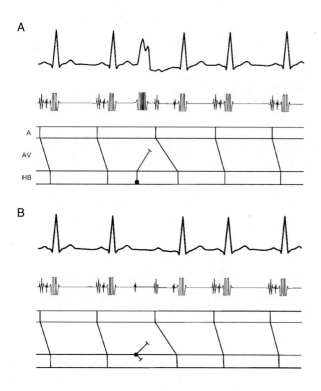

图 2.5 室性和交界性期前收缩对窦性心搏的影响。图中分别为体表心电图、希氏束电位和梯形图。(A)室性期前收缩房室结逆向传导阻滞(隐匿性传导),导致后一个窦性心搏 PR 间期延长。(B)交界性期前收缩引起双向传导阻滞。A,心房;AV,房室;HB,希氏束。(Reproduced with permission.[70])

逆行隐匿性传导对后续前传冲动影响的心电图表现

针对恰当及时的 JEI 或 VEI 的隐匿性传导的表现如下[39-57]。

（1）PR 间期延长(图 2.4 至图 2.6)。

（2）假性一度房室传导阻滞(由于隐匿性 JEI)(见图 2.4 和图 2.5)。

（3）假性二度房室传导阻滞(由于隐匿性 JEI)(见图 2.4)。

（4）束支来源中的期前收缩,导致假性束支传导阻滞。

（5）存在一度、二度或高度房室传导阻滞时,出

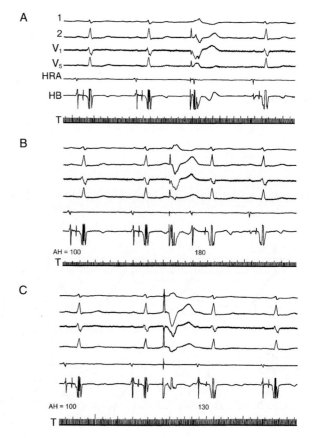

图 2.6 插入性心室起搏。在窦性心律的不同时间起搏心室(PVB)。注意这些 PVB 没有逆传。(A)PVB 发生在心脏舒张末期并掩盖了窦性节律。(B)PVB 在舒张早期,在房室结发生隐匿性传导,其后窦性心搏的 AH 间期延长(180ms,正常传导间期为 100ms)。(C)类似图 B,但 PVB 更早。隐匿性传导对后续 AH 间期影响较小(130ms)。显然,PVB 其后窦性心搏的间期与该窦性心律的 AH 间期成反比关系。HRA,高右心房心电图;HB,希氏束;T,时间线。(Reproduced with permission.[70])

现一过性传导增强或恢复。

（6）在双条或多条房室结通路存在的情况下，PR间期突然由长变短或由短变长（图 2.7）。

（7）存在双条或多条房室结前传通路时，窦性冲动可通过快径和慢径下传，即心室双重激动（图 2.8 和图 2.9）。

（8）房室折返时的旁路交替性隐匿性传导。

隐匿性传导在前传和逆传冲动碰撞中的作用

（1）前传和逆传冲动可能同时或顺序地经过传导通路。根据其到达时间的不同，这些方向相反的冲动可能在房室结–HPS 的不同部位发生碰撞[58-61]。

（2）这种现象有助于传导，并缩短相应组织在前传和逆传方向的不应期[58,59,62]。

（3）在没有室房传导的基础情况下，这种碰撞有助于逆向传导，使随后的心室冲动传导至心房[61]。

（4）同样的道理，在二度或高度房室传导阻滞时，适当的（自发或诱发）JEI 或 VEI 可以促进下一个心房冲动的前传，从而使其下传[50]。

经间隔隐匿性传导

（1）下文将概述在某些情况下冲动穿过室间隔

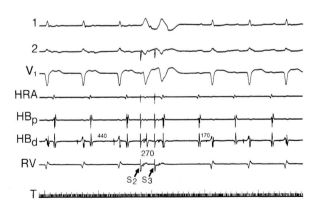

图 2.7　隐匿性传导对房室结双通路的影响。在窦性心律下连续起搏两次心室，偶联间期为 270ms，注意这两个 PVB 没有逆传。窦性心律下该患者存在房室结双通路（慢径及快径）。左起两个窦性心律的 PR 间期较长（AH 间期为 440ms），PVB 后的窦性心律 PR 间期变短（AH 间期为 170ms）。这是由于 PVB 导致房室结隐匿性传导，抑制慢径传导，促进快径传导。在同样的情况下，由短至长 PR 的转换也是可行的（见 Fischr[54]的图 86-26）。HRA，高右心房心电图；HBp 和 HBd，希氏束近端和希氏束远端；RV，右心室；T，时间线。（Reproduced with permission.[70]）

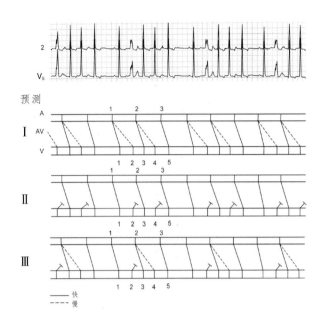

图 2.8　心电图诊断心室双重激动。上图：II 和 V5 导联的同步心电图。下图：梯形图表示 3 种可能的机制。仔细看 II 导联可见规律的窦性 P 波。每组心搏的 QRS 波群的数目超过 P 波 3~5 个。每组心搏的第 2 个 QRS 波群比其他 QRS 波群宽。因为每组模式都是相同的，所以接下来讲解编号的组。机制 I：第 1 个和第 2 个窦性心律通过快径和慢径顺序下传，这种现象也称为心室双重激动。第 2 个 QRS 波群由于其周长由长变短，出现功能性束支传导阻滞。第 3 个窦性冲动正常传导。机制 II：第 1、3 和 5 个 QRS 波群是窦性心律正常下传。第 2 和第 4 个 QRS 波群是来自房室交界区的期前收缩，因周长由长变短而出现功能性束支传导阻滞。或者，第 2 个 QRS 波群是室性期前收缩，第 4 个是交界性期前收缩（JEI）。机制 III：第 1 个和第 3 个窦性心律正常下传，第 2 个 QRS 波群是（交界性或室性）期前收缩，在房室结中逆向传导阻滞，促进心室双重激动发生。图 2.9 通过希氏束电图，揭示这种心律失常的确切机制。（Reproduced with permission.[70]）

的传导（即经间隔传导）。这种现象被认为是"隐匿性的"，因为在体表心电图上没有直接证据可以证实。

（2）若一侧束支发生前传阻滞，对侧束支可通过间隔激动该阻滞的束支（也称逆行侵入）[63-65]。

（3）经间隔传导在以下心律失常中是折返环的必要组成部分，起着至关重要的作用：

• 顺向型折返性心动过速时，前传阻滞的束支与旁路为同侧。

• 逆向型折返性心动过速时，逆传阻滞的束支与旁路为同侧。

• 束支折返性室性心动过速。

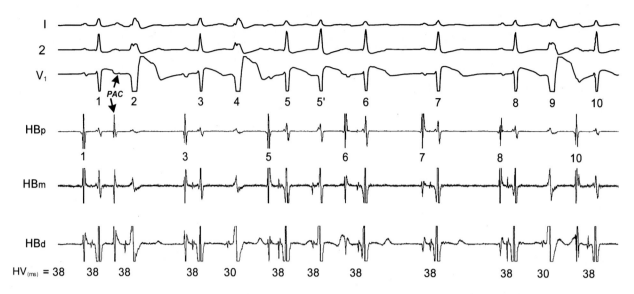

图 2.9 用于准确诊断心室双重激动的希氏束电图。这与图 2.8 是同一位患者。在电生理检查期间,患者有自发的非持续性心动过速,与先前的心电图相同,但频率较慢。QRS 波群(1、3、7、8)为窦性心律正常下传。第 2 个 QRS 波群是 PAC 下传伴功能性左束支传导阻滞(LBBB)。QRS 波群(4、8)是 JEI 伴功能性 LBBB 传导。请注意,这 2 个 QRS 波群的 HV 间期略短于正常窦性心律时的 HV 间期(30ms 比 38ms),表明它们可能起源于记录位置下方的希氏束主干。在第 1 个 JEI 之后的窦性心律(5)通过房室结两条通路依次下传,产生心室双重激动。因此,图 2.8 中的机制Ⅲ阐述正确。如果没有希氏束电图,就不能确定这个传导的确切机制。HBp、HBm 和 HBd,希氏束近端、希氏束中端和希氏束远端。(Reproduced with permission.[70])

室内差异性传导(VAb)[22]

发展

(1)HPS 处于不应期时,室上性冲动到达时即发生 VAb[22]。这种现象可能发生在室内传导系统的任何部分,包括希氏束、右束支(RB)和左束支(LB)或其分支。

(2)VAb 的类型取决于 HPS 各部位的不应期,这些组成部分均依赖于心动周期的周长。

(3)VAb 可能由于以下原因而发生:①生理(功能)特性;②与心动过速相关的(也称为心动过速依赖或频率依赖的)阻滞(图 2.10);③病变状态。

(4)束支内传导延迟导致的 VAb 具有与完全性束支传导阻滞相似的心电图表现,导致心电图甚至电生理检查不易鉴别。因此,在这种情况下,传导延迟和传导阻滞两个术语可以互换使用。

(5)由于右束支的不应期较长,功能性右束支传导阻滞(RBBB)比功能性左束支传导阻滞(LBBB)更常见。

(6)VAb 之前出现周长"由长变短"的情况,称为

阿什曼现象[66]。由于房颤时到达 HPS 的冲动的周长变化率较高,所以在房颤时阿什曼现象(图 2.11)比其他室上性心律失常更常见。

(7)房性二联律时可出现交替的 VAb[67-69](即连续的长–短–长周长)。这些模式是:RBBB 与无 VAb 交替,RBBB 与 RBBB 交替,RBBB 与 LBBB 交替,双侧束支传导阻滞与双侧束支传导阻滞交替。对侧束支经间隔隐匿性激动已阻滞的束支,是以上这些情况的主要机制。例如,在 RBBB 与 LBBB 交替的最典型的模式中(图 2.12),最先出现阻滞的束支被对侧束支逆向激动。此时,已阻滞的束支(阻滞部位的远端)不应期比对侧束支短。在随后的传导过程中,对侧束支成为功能性传导阻滞的部位,结束下一个短周长。其他一些因素也可促成这种现象的发生,包括结束短周期的期前收缩、长周长的时长、束支的不应期之差及房室结功能性不应期。

维持

一旦出现功能性束支传导阻滞,它可能会持续数个周期。阻滞的束支远端被对侧束支反复逆向激动(经间隔传导),这是功能性束支传导阻滞得以维

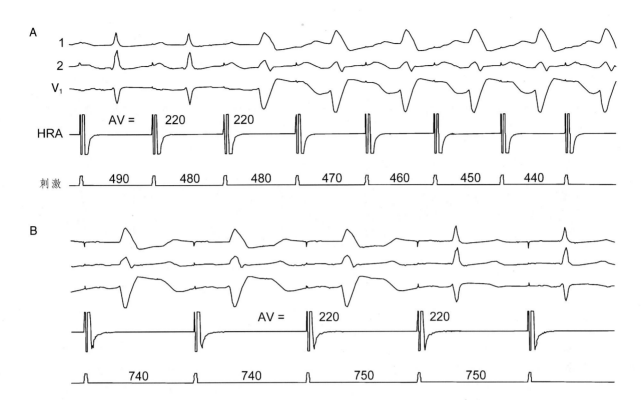

图 2.10 频率依赖的束支传导阻滞。(A)周长 490~440ms 的心房递增起搏。注意从第 3 个波起呈左束支传导阻滞,直至该条记录终末端。(B)周长 740~750ms 心房递减起搏,左束支传导阻滞消失。在左束传导支阻滞出现后,改为递增起搏。在左束支传导阻滞的出现和好转之间长达 270ms,提示束支传导阻滞维持的机制为蝉联现象。

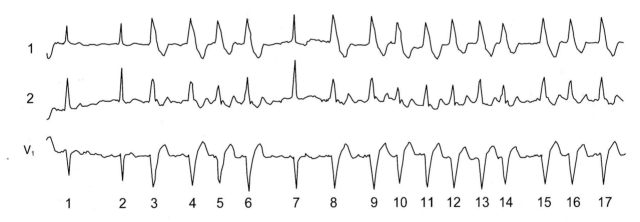

图 2.11 房颤时的阿什曼现象。心电图导联显示窄 QRS 波群(1、2、7)及宽 QRS 波群(3~6、8~17)。宽 QRS 波群归因于功能性左束支传导阻滞,其发生是由于周长由长变短,也称为阿什曼现象。功能性束支传导阻滞持续则是由于蝉联现象。

持的机制[70]。同样,分支之间逆向的隐匿性传导也可以维持功能性分支传导阻滞(只有分支传导阻滞或合并功能性右束支传导阻滞)[71]。

缓解

功能性束支传导阻滞可以自行缓解,也可以因期前收缩而缓解[22,43]。功能性束支传导阻滞的两个主要机制为:阻滞部位移向远端,不应期缩短[72];适应现象造成的不应期逐渐缩短[73-76]。不应期回退[77]是期前收缩介导的功能性束支传导阻滞缓解的可能机制。

心室双重激动及隐匿性传导

心室双重激动也称为 1 拖 2 现象。心室双重激动的特点是单个心房冲动引起两组心室激动。这可

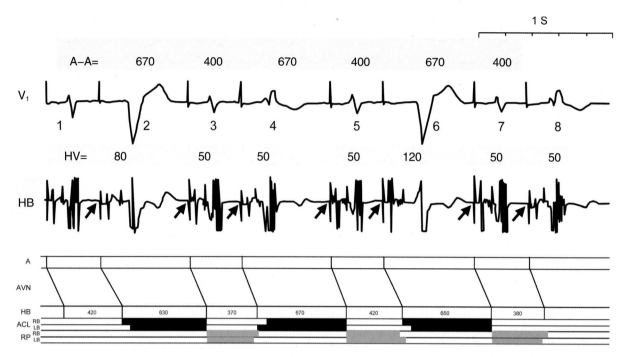

图 2.12 房性二联律时的交替性功能性束支传导阻滞。从上到下分别为体表心电图 V₁ 导联、希氏束电图。梯形图描绘了心房(A)，房室结(AVN)和希氏束(HB)的激动时间、右束支(RB)和左束支(LB)的激动周长(ACL)及不应期(RP)。这是一段起搏的房性二联律，周长为长-短周期性交替。出于实际目的，短周长结尾的心房激动表现为房性期前收缩(A2)。A2 以交替的功能性 LB 和 RB 阻滞进行下传。阻滞的束支受对侧束支逆向隐匿性传导，在后续 A2 下传时，将使对侧束支发生功能性传导阻滞。还要注意，功能性 LB 阻滞的 HV 间期(80ms 和 120ms)比其他波的 HV 间期(50ms)明显延长，表明 HB-RB 轴有明显的传导延迟。(Adapted with permission.[22])

能是一种自发的或由实验室诱发的现象。心室双重激动在两条或多条(房室结)通路时发生，这些通路能够顺向传导[22,78-81]，并具有不同的传导特性。通常，慢径的逆向激动不能完全隐匿性传导至快径，从而导致心室双重激动。因此，要发生心室双重激动，隐匿性传导至少部分消退[70]。

隐匿性传导对不同类型的心动过速的影响

折返性心动过速

任何解剖学折返均需要一个折返环[82]，其条件是：①单向阻滞，使冲动只向一个方向传导；②在空间或时间上，传导通路需要足够长或慢，使激动前传而不会遇到组织不应期。显然，最初的(单向)传导阻滞对于折返性心动过速的发生是最关键的。另外，单向传导阻滞的位置对于折返性心动过速的发生和折返方向也很重要。例如，当存在旁路时，PAC 在旁路中发生前传阻滞，于是沿正常的通路传导，将诱发顺向型折返性心动过速；相反，PAC 在正常传导通路中

发生前传阻滞，冲动沿旁路传导，将导致逆向型折返性心动过速。室性期前收缩在正常传导通路中发生逆传阻滞，冲动沿旁路传导，易发生顺向型折返性心动过速；相反则可能发生逆向型折返性心动过速。更具体地说，在顺向型和逆向型折返性心动过速中，房室结通常是折返发生和维持的最薄弱环节[22,83]。因此，在室性期前收缩诱发顺向型心动过速的过程中，在 HPS 发生逆传阻滞比起在房室结发生隐匿性传导更容易诱发[84,85]。另一方面，心房早诱发逆向型折返性心动过速通常需要在房室结近端发生传导阻滞。因此，当冲动经旁路、心室、HPS 和房室结远端传导完毕时，房室结近端将有足够的时间来恢复激动性。通过隐匿性传导终止折返也是一种常见的现象，主要是期前收缩使部分折返回路不应所致[86-89]。

心室>心房的心动过速

这类心动过速的主要特征是房室分离，但实际上房室分离不适合描述这种情况。这类情况也称假性心动过速，心室频率突然加倍[91]或 1:2 心动过

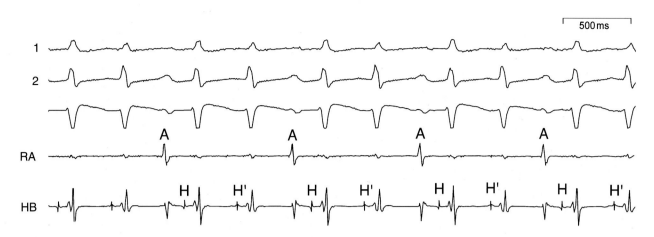

图 2.13 非折返性室上性心动过速(SVT)。房室结双通路患者的一段 SVT。QRS 波群的数量是窦性 P 波的 2 倍。每个心房冲动(A)通过快径(H)和慢径(H')顺序传导至希氏束。RA,右心房心电图。(Reproduced with permission.[70])

速[92]。有时,房室比例是不固定的,不一定是恒定的1:2。可有以下两种类型:

(1)非折返性室上性(房室结或交界性)心动

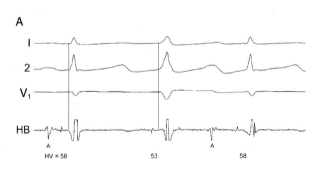

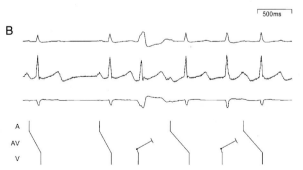

图 2.14 因插入性期前收缩引起的心室频率增加。(A)夹在两个窦性心搏之间的插入性 JEI。HV 间期为 53ms(窦性心搏HV 间期为 58ms)支持为 JEI,而不是另外的室上性冲动,例如心室双重激动的第二跳。(B)由 JEI 与窦性心搏交替产生的一段心动过速。JEI 在房室结中逆向传导阻滞(即隐匿性传导),这在此类心动过速的形成中起至关重要的作用。应指出的是,若存在室房逆传时,JEI 不会呈插入性,也就不会发生这种心动过速。(Reproduced with permission.[70])

过速。这种心动过速是一种持续性的心室双重激动现象,连续的房室结双重激动引发心动过速(图2.13)[91,93–98]。这种心动过速的发生取决于传导特性和激动恢复之间非常微妙的平衡。心房基础节律可以是窦性心律、异位心房节律或房性心动过速。

(2)窦性心搏与插入性期前收缩交替[91,99]。插入性期前收缩(VEI 或 JEI)夹在两个窦性心搏之间(图2.14)。这些期前收缩没有室房逆传激动心房,才能发生插入性期前收缩。插入性期前收缩通过逆向隐匿性传导至房室结,使下一个窦性心搏的 PR 间期延长。如果窦性频率为 50 次/分或以上,则以二联律方式连续出现并表现为心动过速。

参考文献

1. Moukabary T. Willem Einthoven (1860–1927): Father of electrocardiography. *Cardiol J.* 2007;14:316–317.
2. Rosen M. The electrocardiogram 100 years later: Electrical insights into molecular messages. *Circulation.* 2002;106:2173–2179.
3. Langendorf R. Concealed A-V conduction; the effect of blocked impulses on the formation and conduction of subsequent impulses. *Am Heart J.* 1948;35:542–552.
4. Englemann TW. Beobachtungen und Versuche am suspendieren Herzen. *Pfluegers Arch.* 1894;56:149–202.
5. Ashman R. Conductivity in compressed cardiac muscle. *Am J Physiol.* 1925;74:121–139.
6. Drury AN. Further observations upon intraauricular block produced by pressure or cooling. *Heart.* 1925;12:143–169.
7. Lewis T, Master AM. Observations upon conduction in the mammalian heart. A-V conduction. *Heart.* 1925;12:209–269.

8. Langendorf R, Pick A. Concealed conduction further evaluation of a fundamental aspect of propagation of the cardiac impulse. *Circulation*. 1956;13:381–399.

9. Moe GK, Abildskov JA, Mendez C. An experimental study of concealed conduction. *Am Heart J*. 1964;67:338–356.

10. Langendorf R, Pick A, Edelist A, et al. Experimental demonstration of concealed AV conduction in the human heart. *Circulation*. 1965;32:386–393.

11. Moore EN. Microelectrode studies on concealment of multiple premature atrial responses. *Circ Res*. 1966;18:660–672.

12. Moore EN. Microelectrode studies on retrograde concealment of multiple premature ventricular responses. *Circ Res*. 1967;20:88–98.

13. Moore EN, Knoebel SB, Spear JF. Concealed conduction. *Am J Cardiol*. 1971;28:406–413.

14. Damato AN, Lau SH. Concealed and supernormal atrioventricular conduction. *Circulation*. 1971;43:967–970.

15. Wu D, Denes P, Dhingra RC, et al. Quantification of human atrioventricular nodal concealed conduction utilizing S1S2S3 stimulation. *Circ Res*. 1976;39:659–665.

16. Denes P, Levy L, Pick A, et al. The incidence of typical and atypical A-V Wenckebach periodicity. *Am Heart J*. 1975;89:26–31.

17. McKinnie J, Avitall B, Caceres J, et al. Electrophysiologic spectrum of concealed intranodal conduction during atrial rate acceleration in a model of 2:1 atrioventricular block. *Circulation*. 1989;80:43–50.

18. Castellanos A, Interian A Jr, Cox MM, et al. Alternating Wenckebach periods and allied arrhythmias. *Pacing Clin Electrophysiol*. 1993;16:2285–2300.

19. Young M, Gelband H, Castellanos A, et al. Reverse alternating Wenckebach periodicity. *Am J Cardiol*. 1987;80:90–94.

20. Castellanos A, Fuenmayor AJ, Huikuri H, et al. Dynamics of atrioventricular nodal conduction ratios of reverse alternating Wenckebach periods. *Am J Cardiol*. 1989;64:1047–1049.

21. Damato AN, Varghese J, Caracta AR, et al. Functional 2:1 A-V Block within the His-Purkinje system. Simulation of type II second-degree A-V block. *Circulation*. 1973;47:534–542.

22. Jazayeri MR, Sra JJ, Akhtar M. Wide QRS complexes. Electrophysiologic basis of a common electrocardiographic diagnosis. *J Cardiovasc Electrophysiol*. 1992;3:365–393.

23. Denker S, Shenasa M, Gilbert CJ, et al. Effects of abrupt changes in cycle length on refractoriness of the His-Purkinje system in man. *Circulation*. 1983;67:60–68.

24. Chiale PA, Sanchez RA, Franco DA, et al. Overdrive prolongation of refractoriness and fatigue in the early stages of human bundle branch disease. *J Am Coll Cardiol*. 1994;23:724–732.

25. Moe GK, Abildskov JA. Observations on the ventricular dysrhythmia associated with atrial fibrillation in the dog. *Circ Res*. 1964;14:447–460.

26. Moore EN. Observations on concealed conduction in atrial fibrillation. *Circ Res*. 1967;21:201–208.

27. Moore EN, Spear JF. Electrophysiological studies on atrial fibrillation. *Heart Vessels Suppl*. 1987;2:32–39.

28. Cohen SI, Lau SH, Berkowitz WD, et al. Concealed conduction during atrial fibrillation. *Am J Cardiol*. 1970;25:416–419.

29. van den Berg MP, Haaksma J, Brouwer J, et al. Heart rate variability in patients with atrial fibrillation is related to vagal tone. *Circulation*. 1997;96:1209–1216.

30. Toivonen L, Kadish A, Kou W, et al. Determinants of the ventricular rate during atrial fibrillation. *J Am Coll Cardiol*. 1990;16:1194–1200.

31. Bootsma BK, Hoelsen AJ, Strackee J, et al. Analysis of R-R Intervals in patients with atrial fibrillation at rest and during exercise. *Circulation*. 1970;41:783–794.

32. Blanck Z, Dhala AA, Sra J, et al. Characterization of atrioventricular nodal behavior and ventricular response during atrial fibrillation before and after a selective slow-pathway ablation. *Circulation*. 1995;91:1086–1094.

33. Markowitz SM, Stein KM, Lerman BB. Mechanism of ventricular rate control after radiofrequency modification of atrioventricular conduction in patients with atrial fibrillation. *Circulation*. 1996;94:2856–2864.

34. Schamroth L, Marriott HJ. Concealed ventricular extrasystoles. *Circulation*. 1963;27:1043–1049.

35. Schamroth L. Genesis and evolution of ectopic ventricular rhythm. *Br Heart J*. 1966;28:244–257.

36. Schamroth L. Interpolated extrasystoles. *S Afr Med J*. 1967;41:919–922.

37. Schamroth L, Surawicz B. Concealed interpolated A-V junctional extrasystoles and A-V junctional parasystole. *Am J Cardiol*. 1971;27:703–707.

38. Rosen KM, Ehsani AA, Sinno MZ, et al. Simultaneous block proximal and distal to His bundle. An example of concealed "concealed conduction." *Arch Intern Med*. 1973;131:588–590.

39. Katz LN, Langendorff R, Cole SL: An unusual effect of interpolated ventricular premature systoles. *Am Heart J*. 1944;28:167–176.

40. Langendorf R, Mehlman JS. Blocked (nonconducted) A-V nodal premature systoles imitating first and second degree A-V block. *Am Heart J*. 1947;34:500–506.

41. Marriott HJL, Bradley SM. Main-stem extrasystoles. *Circulation*. 1957;16:544–547.

42. Rosen KM, Rahimtoola SH, Gunnar RM. Pseudo A-V block secondary to premature nonpropagated His bundle depolarizations. documentation by His bundle electrocardiography. *Circulation*. 1970;42:367–373.

43. Chung EK. A reappraisal of concealed atrioventricular conduction. *Am Heart J*. 1971;82:408–416.

44. Massumi RA, Ertem GE, Vera Z. Aberrancy of junctional escape beats. Evidence for origin in the fascicles of the left bundle branch. *Am J Cardiol*. 1972;29:351–359.

45. Massumi RA, Hilliard G, DeMaria A, et al. Paradoxic phenomenon of premature beats with narrow QRS in the presence of bundle-branch block. *Circulation*. 1973;47:543–553.

46. Cannom DS, Gallagher JJ, Goldreyer BN, et al. Concealed bundle of His extrasystoles simulating nonconducted atrial premature beats. *Am Heart J*. 1972;83:777–779.

47. Lindsay AE, Schamroth L. Atrioventricular junctional parasystole with concealed conduction simulating second degree atrioventricular block. *Am J Cardiol*. 1973;31:397–399.

48. Castellanos A, Befeler B, Myerburg RJ. Pseudo AV block produced by concealed extrasystoles arising below the bifurcation of the His bundle. *Br Heart J*.

1974;36:457–461.

49. Fisch C, Zipes DP, McHenry PL. Electrocardiographic manifestations of concealed junctional ectopic impulses. *Circulation*. 1976;53:217–223.

50. Pick A, Langendorf R. Specific mechanisms of various disorders of impulse formation, conduction, and their combinations. In: Pick A, Langendorf R, eds. *Interpretations of Complex Arrhythmias*. Philadelphia, PA: Lea and Febiger; 1979:367–578.

51. Camous JP, Baudouy M, Guarino L, et al. Effects of an interpolated premature ventricular contraction on the AV conduction of the subsequent premature atrial depolarization. An apparent facilitation. *J Electrocardiol*. 1980;13:353–357.

52. Fisch C. Concealed conduction. *Cardiol Clin*. 1983;1:63–74.

53. Fisch C. Concealed conduction at the AV nodal level. In: Mazgalev T, Dreifus LS, Michelson EL, eds. *Electrophysiology of Sinoatrial and Atrioventricular Nodes*. New York, NY: Alan R. Liss, Inc; 1988:287–300.

54. Fisch C. Concealed conduction. In: Jalife J, Zipes DP, eds. *Cardiac Electrophysiology: From Cell to Bedside*. Philadelphia, PA: WB Saunders; 1995:961–969.

55. Damato AN, Varghese PJ, Lau SH, et al. Manifest and concealed reentry. A mechanism of AV nodal Wenckebach phenomenon. *Circ Res*. 1972;30:283–292.

56. Gallagher JJ, Damato AN, Varghese PJ, et al. Manifest and concealed reentry: A mechanism of A-V nodal Wenckebach in man. *Circulation*. 1973;47:752–757.

57. Langendorf R, Pick A. Manifestations of concealed reentry in the atrioventricular junction. *Eur J Cardiol*. 1973;1:11–21.

58. Shenasa M, Denker S, Mahmud R, et al. Atrioventricular nodal conduction and refractoriness after intranodal collision from antegrade and retrograde impulses. *Circulation*. 1983;67:651–660.

59. Lehmann MH, Mahmud R, Denker S, et al. Retrograde concealed conduction in the atrioventricular node: Differential manifestations related to level of intranodal penetration. *Circulation*. 1984;70:392–401.

60. Mahmud R, Lehmann M, Denker S, et al. Atrioventricular sequential pacing: Differential effect on retrograde conduction related to level of impulse collision. *Circulation*. 1983;68:23–32.

61. Mahmud R, Denker S, Lehmann MH, et al. Effect of atrioventricular sequential pacing in patients with no ventriculoatrial conduction. *J Am Coll Cardiol*. 1984;4:273–4277.

62. Li H, Yee R, Thakur RK, et al. The effect of variable retrograde penetration on dual AV nodal pathways: Observations before and after slow pathway ablation LDD. *Pacing Clin Electrophysiol*. 1997;20:2146–2153. C2

63. Moe GK, Mendez C, Han J. Aberrant A-V impulse propagation in the dog heart. A study of functional bundle branch block. *Circ Res*. 1965;16:261–286.

64. Moe GK, Mendez C. Functional block in the intraventricular conduction system. *Circulation*. 1971;43:949–954.

65. Wellens HJJ, Durrer D. Supraventricular tachycardia with left aberrant conduction due to retrograde invasion into the left bundle branch. *Circulation*. 1968;38:474–479.

66. Gouaux JL, Ashman R. Auricular fibrillation with aberration simulating ventricular paroxysmal tachycardia. *Am Heart J*. 1947;34:366–373.

67. Cohen SI, Lau SH, Scherlag BJ, Damato AN. Alternate patterns of premature ventricular excitation during induced atrial bigeminy. *Circulation*. 1969;39:819–829.

68. Denker S, Lehmann M, Mahmud R, et al. Effects of alternating cycle lengths on refractoriness of the His-Purkinje system. *J Clin Invest*. 1984;74:559–570.

69. Stark S, Farshidi A. Mechanism of alternating bundle branch aberrancy with atrial bigeminy. Electrocardiographic-electrophysiologic correlate. *J Am Coll Cardiol*. 1985;5:1491–1495.

70. Jazayeri MR. Concealed conduction and allied concepts. *Card Electrophysiol Clin*. 2014;6:377–418.

71. Jazayeri MR, Caceres J, Tchou P, et al. Electrophysiologic characteristics of sudden QRS axis deviation during orthodromic tachycardia. Role of functional fascicular block in localization of accessory pathway. *J Clin Invest*. 1989;83:952–959.

72. Myerburg RJ. The gating mechanism in the distal atrioventricular conducting system. *Circulation*. 1971;43:955–960.

73. Akhtar M, Gilbert C, Al-Nouri M, et al. Site of conduction delay during functional block in the His-Purkinje system in man. *Circulation*. 1980;61:1239–1248.

74. Lehmann MH, Denker S, Mahmud R, et al. Postextrasystolic alterations in refractoriness of the His-Purkinje system and ventricular myocardium in man. *Circulation*. 1984;69:1096–1102.

75. Lehmann MH, Denker S, Mahmud R, et al. Functional His-Purkinje system behavior during sudden ventricular rate acceleration in man. *Circulation*. 1983;68:767–775.

76. Miles WM, Prystowsky EN. Alteration of human right bundle branch refractoriness by changes in duration of the atrial drive train. *Circulation*. 1986;73:244–248.

77. Moe GK, Childers RW, Merideth J. Appraisal of "supernormal" A-V conduction. *Circulation*. 1968;38:5–28.

78. Wu D, Denes P, Dhingra R, et al. New manifestations of dual A-V nodal pathways. *Eur J Cardiol*. 1975;2:459–466.

79. Akhtar M, Damato AN, Lau SH, et al. Clinical uses of His bundle electrocardiography. Part III. *Am Heart J*. 1976;91:805–809.

80. Josephson ME, Seides SF, Damato AN. Wolff-Parkinson-White syndrome with 1:2 atrioventricular conduction. *Am J Cardiol*. 1976;37:1094–1096.

81. Jazayeri MR, Keelan ET, Jazayeri MA. Atrioventricular nodal reentrant tachycardia: Current understanding and controversies. In: Shenasa M, Hindricks G, Borggrefe M, et al., eds. *Cardiac Mapping*. 4th ed. New York, NY: Wiley-Blackwell Publishing Ltd; 2012.

82. Mines GR. On circulating excitations in heart muscles and their possible relation to tachycardia and fibrillation. *Trans R Soc Can*. 1914;8:43–52.

83. Lehmann MH, Tchou P, Mahmud R, et al. Electrophysiological determinants of antidromic reentry induced during atrial extrastimulation. Insights from a pacing model of Wolff-Parkinson-White syndrome. *Circ Res*. 1989;65:295–306.

84. Akhtar, M, Shenasa M, Schmidt DH. Role of retrograde His Purkinje block in the initiation of supraventricular

tachycardia by ventricular premature stimulation in the Wolff-Parkinson-White syndrome. *J Clin Invest.* 1981;67:1047–1055.

85. Akhtar M, Lehmann MH, Denker ST, et al. Electrophysiologic mechanisms of orthodromic tachycardia initiation during ventricular pacing in the Wolff-Parkinson-White syndrome. *J Am Coll Cardiol.* 1987;9:89–100.

86. Moe GK, et al. Experimentally induced paroxysmal A-V nodal tachycardia in the dog. *Am Heart J.* 1963;65:87–92.

87. Massumi RA, Kistin AD, Tawakkol AA. Termination of reciprocating tachycardia by atrial stimulation. *Circulation.* 1967;36:637–643.

88. Barold SS, Linhart JW, Samet P, Lister JW. Supraventricular tachycardia initiated and terminated by a single electrical stimulus. *Am J Cardiol.* 1969;24:37–41.

89. Ross, DL, Farre J, Bar FW, et al. Spontaneous termination of circus movement tachycardia using an accessory pathway. Incidence, site of block and mechanisms. *Circulation.* 1981;63:1129–1139.

90. Massumi RA. Atrioventricular junctional rhythms. In: Mandel WJ, ed. *Cardiac Arrhythmias. Their Mechanisms, Diagnosis, and Management.* Philadelphia, PA: JB Lippincott; 1987:235–260.

91. Massumi R, Shehata M. Doubling of the ventricular rate by interpolated junctional extrasystoles resembling supraventricular tachycardia. *Pacing Clin Electrophysiol.* 2010;33:945–949.

92. Germano JJ, Essebag V, Papageorgiou P, et al. Concealed and manifest 1:2 tachycardia and atrioventricular nodal reentrant tachycardia: Manifestations of dual atrioventricular nodal physiology. *Heart Rhythm.* 2005;2:536–539.

93. Csapo G. Paroxysmal nonreentrant tachycardias due to simultaneous conduction in dual atrioventricular nodal pathways. *Am J Cardiol.* 1979;43:1033–1045.

94. Buss J, Kraatz J, Stegaru B, et al. Unusual mechanism of PR interval variation and nonreentrant supraventricular tachycardia as manifestation of simultaneous anterograde fast and slow conduction through dual atrioventricular nodal pathways. *Pacing Clin Electrophysiol.* 1985;8:235–241.

95. Kim SS, Lal R, Ruffy R. et al. Paroxysmal nonreentrant supraventricular tachycardia due to simultaneous fast and slow pathway conduction in dual atrioventricular node pathways. *J Am Coll Cardiol.* 1987;10:456–461.

96. Li HG, Klein GJ, Natale A, et al. Nonreentrant supraventricular tachycardia due to simultaneous conduction over fast and slow AV node pathways: Successful treatment with radiofrequency ablation. *Pacing Clin Electrophysiol.* 1994;17:1186–1193.

97. Arena G, Bongiorni MG, Soldati E, et al. Incessant nonreentrant atrioventricular nodal tachycardia due to multiple nodal pathways treated by radiofrequency ablation of the slow pathways. *J Cardiovasc Electrophysiol.* 1999;10:1636–1642.

98. Yokoshiki H, Sasaki K, Shimokawa J, et al. Nonreentrant atrioventricular nodal tachycardia due to triple nodal pathways manifested by radiofrequency ablation at coronary sinus ostium. *J Electrocardiol.* 2006;39:395–399.

99. Massumi RA. Interpolated His bundle extrasystoles. An unusual cause of tachycardia. *Am J Med.* 1970;49:265–270.

第 **3** 章

P 波指数和 PR 间期——与房颤和死亡率的关系

Konstantinos N. Aronis，Jared W. Magnani

概述

房颤临床常见，其发病率和死亡率均增加。随着对房颤风险评估和预防的关注，房颤的流行病学和基因学得到进一步发展。同时，房颤的心电图也重新获得关注，特别是心电图的花费较低，可以广泛获取，并且通过计算机软件算法分析可以量化心房传导功能。社区和人群研究显示，PR 间期和房颤相关。通过 12 导联心电图测量的心房电传导，即 P 波指数（PWI），被认为是房颤的中间指标。同样一批文献阐述了 PWI 与脑卒中、死亡率等不良结果的关系。本章拟对 PWI 的起源、量化和临床意义做一综述，阐述 PWI 目前的流行病学及其与不良结果的关系。由于 PWI 是房颤风险的中间表型，所以我们首要关注房颤。拟通过识别 PWI 未来的研究方向和临床应用做一总结。

背景

P 波的电解剖意义及 PWI 的定义

心电图描记的 P 波代表了心房的传导。大量的心电图既往研究通过心电图解释 P 波的特点。Ⅱ 导联 P 波振幅 ≥0.25mV 是右心房扩大的指标（肺性 P 波）。Ⅱ 导联 P 波时限 ≥120ms 伴切迹，以及 P 波切迹间期 0.4ms 提示左心房扩大（二尖瓣型 P 波）。P 波电轴左偏（−45°~−30°）及 P 波终末端向量 ≥4μV·ms（Morris 指标）提示左心房扩大[1]。

P 波分析的根本前提是 P 波与心房电生理活动相关。心内电生理研究表明心房电学功能的改变，证实了 P 波测量的电生理意义。个体的窦房结功能不良改变了心房电生理，增加了心房传导时间、心房不应期及 P 波时限[2]。随着年龄增加心房不应期也增加[3]，心内电生理研究证实随着年龄相关的心房电学功能改变，P 波时限显著增加[4,5]。高血压、睡眠呼吸暂停、心力衰竭患者的心房传导会进一步改变[6-8]。其他多种不良情况，例如压力负荷或容量负荷、心肌缺血及炎症促进了心房的纤维化和退化。这些不良情况可引起心房超微结构、细胞偶联、组织纤维化等一系列改变，进而导致了心房电生理特性的改变及发展为心房传导疾病[9-12]。这些变化被称为心房电重构[13]。总之，心房电重构是复杂的异质性过程，包括适应性和进展性心房电重构及解剖重构。PWI 作为非侵入性替代方法，可以分析心房电学的完整性。在社区和人群研究中心不易进行电生理检查，所以 PWI 作为替代的方法可被广泛应用。

PWI 是通过体表心电图直接测量确定的。P 波时限一般容易测量，与 PWI 相比应用得更加广泛。P 波时限(ms)定义：从 T–P 段等电位线终末端到 PR 间期等电位线的起始端(图 3.1)。P 波面积(μV·ms)：P 波正向或负向偏转下的面积(图 3.2)。作为连续测量的数据，P 波时限和 P 波面积以某些特殊导联的中位数、最大值表示。P 波终末电势(μV·ms)主要测量右胸前 V$_1$ 导联(图 3.3)，V$_1$ 导联负向成分的振幅(μV)乘以时间(ms)。P 波离散定义：12 导联所有 P 波时限最大值和最小值的差。然而，我们坚持认为 P 波离散仅仅是心电图测量的指标，与生理学的相关性有限。因为，P 波振幅低、时限短，可能与心电图向量有关，而并非真实的心房电活动。本章中也会阐述 PR 间期，因为 PR 间期与 PWI 相关，并且 P 波包含很大部分的 PR 间期。

测量及重复性

　　一些研究应用多种方法测量 PWI 的重复性。测量方法有打印心电图后使用卡尺测量或数字格式的心电图测量。通过打印心电图测量的方法(包括增加心电图的扫描速度和电压)，从而使 P 波清晰可见，即由标准的 25mm/s 和 1mV/cm 调整到 50mm/s 和 2mV/cm。一些研究报道了采用数字放大的方法来测量[16]。总之，对于 PWI 的测量，无论是手工测量还是采用数字卡尺在高分辨计算机屏幕测量，均被证实为良好的方法，因其可以改进测量结果的多变性[16]。文献进一步讨论了需要多少心电图导联数量才可靠、同步记录与连续记录的比较、P 波信号的分辨率阈值[19]。利用自动计算机算法进行 PWI 测量(例如，通用电气公司的 12SL 软件)，不仅可以减轻工作负担，而且可以减少手工测量方法和量化的局限性[20]。大量研究中使用软件算法可以提高 PWI 测量的准

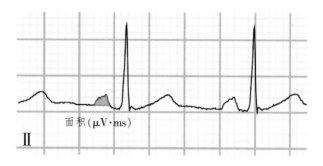

图 3.2　P 波下阴影代表了 P 波面积。总 P 波面积包括等电位线下面的导联成分，具有导联特异性。P 波面积单位：μV·ms。使用同期、自动、量化的数字心电图可以便于获得数据，更加实用。

确性。

　　评估测量的重复性是非常必要的，其对于确认测量方法的完整性及确定测量结果的多变性很重要。使用数字卡尺测量的 P 波时限，同一个测量者的重复性为 80%，不同测量者的重复性为 54%[21]。PR 间期、P 波面积、P 波终末电势的重复性为中度至优秀(46%~97%)[22]。使用数字心电图替代纸张心电图可以改进 PWI 的测量，所有同一测量者及不同测量者测量 PWI 的重复性接近 50%[16]。使用数字心电图自动测量的优势明显，包括软件算法的一致性和重复性基本为 100%[20]。

流行病学及危险因素

流行病学：规范性分布及与性别、年龄、种族的关系

　　表 3.1 总结了 PWI 在不同队列中的分布。荟萃

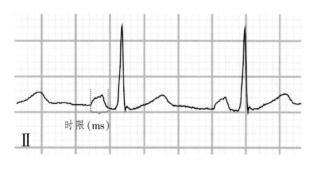

图 3.1　P 波时限测量：从 P 起点到终点。单位：ms。

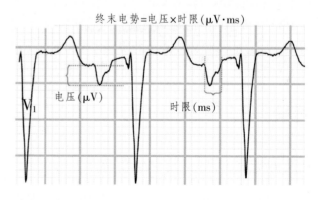

图 3.3　量化 P 波终末电势的两个组成成分：V$_1$ 导联负向成分的电压以及时限。单位：μV·ms。

表 3.1　相关研究中 PWI 的分布(仅包括样本量≥100 的研究)

作者	设计	N	P 波时限最大值(ms)		P 波面积(μV·ms)	V₁ 导联 P 波终末电势(μV·ms)
Nussinovitch 等[23]	Meta 分析	总计:6827	99.3±11.5 (64±9.4~125±15)		N/A	N/A
Gialafos 等[24]	队列	总计:1353	96±11 (62~142)		N/A	N/A
Magn ani 等[29]	队列 (Framingham)	总计:295 男性:152 女性:143	103(94~110)* 105(96~112)* 100(91~107)*		N/A	N/A
Soliman 等[30]	队列(MESA)	WM:231 WW:357 AAM:95 AAW:112	Middle 104±14 Senior 111±13 Middle 98±13 Senior 105±13 Middle 108±13 Senior 112±14 Middle 103±10 Senior 106±9		N/A	1507±1519 1932±1810 1350±1510 2143±1849 1954±1900 2766±1604 2049±1424 2431±1964
Yildiz 等[32]	横断面	总计:984 男性:810;女性:174	112.8±16.4 109.9±12.7		N/A	N/A
Dilaveris 等[117]	横断面	总计:40	101.0±10.0		N/A	N/A
Aytemir 等[14]	横断面	总计:70	101.0±11.0		N/A	N/A
Guray 等[73]	横断面	总计:47	102.0±13.0		N/A	N/A
Dagli 等[41]	横断面	总计:60	64.0±10.2		N/A	N/A

结果以均数±标准差表示。* 表示(25th~75th 四分位数范围)。N,研究中入选的例数;MESA,动脉粥样硬化多中心研究;WM,白人男性;WW,白人女性;AAM,非洲裔美国男性;AAW,非洲裔美国女性;Middle,中年人(45~65 岁);Senior,老年人(>65 岁)。

(Meta)分析对照组入选 80 项研究,6827 例患者,无糖尿病、高血压、冠心病或其他心血管疾病、肺部疾病、结缔组织或甲状腺疾病,平均 P 波时限为(99.3±11.5)ms[(64±9.4)ms~(125±2)ms][23]。健康男性的大型社区研究显示 P 波平均时限为 96ms[24]。目前尚无 P 波面积和终末电势的正常分布数据。

目前无 PWI 异常标准的正式定义。P 波时限的临界值定义为≥110ms,也有的文献定义为≥120ms。使用这个临界值评估健康青年,异常 P 波时限的比例分别为 9.1% 和 1.2%[25];评估住院患者,异常 P 波时限比例增加至 41% 和 47%,冠状动脉旁路移植术(CABG)术前的患者比例为 56%。59% 的 65 岁以上老年人的 P 波时限≥110ms[28]。

Framingham 研究显示,健康人群中 P 波时限、PR 间期与年龄呈线性正相关。线性回归分析显示,年龄每增加 10 岁,P 波时限平均增加 2.6ms,PR 间期增加 2.3ms[29]。MESA 多中心研究也显示类似的结果。与年轻人群相比,65 岁以上人群 P 波时限增加 5.8ms,P 波终末电势增加 682.4μV·ms,PR 间期增加 5.1ms[30]。

女性所有的 PWI 数值均较低。Framingham 研究显示,与男性相比,女性的平均 P 波时限缩短 3.7ms,PR 间期缩短 5.7ms[29]。MESA 研究中,女性的平均 P 波时限缩短 6.1ms,P 波终末电势减少 99.9μV·ms,PR 间期缩短 9.6ms[30]。其他健康年轻人群(平均年龄 19 岁)的研究也报道了相似的结果。

有限的研究报道了 PWI 的种族差异。与白种人相比,非洲裔美国人的 PWI 更长,西班牙裔的 PR 间期更短[30]。种族差异的可能机制目前尚不清楚,发展为房颤的重要性需要进一步阐述。

房颤的危险因素

房颤的危险因素包括高血压、2 型糖尿病[35] 和代谢综合征、肥胖[36]、睡眠呼吸暂停[37]、缺血性心脏病[38]、二尖瓣疾病[39]和先天性心脏病[40]。本节我们将会阐述这些危险因素与 PWI 关系的重要证据及 PWI 作为房颤风险中间指标的作用。表 3.2 总结了一些评估不同房颤危险因素与 PWI 关系的研究。

高血压

高血压可以导致左心室肥大、舒张功能异常、压力增加、左心房血流动力学和心脏结构的改变,并且最终导致心房传导异质性[6]。PWI 可以发现心房传导异质性。高血压患者的 P 波时限和心房容积存在强烈的相关性[41]。与血压正常的人相比,高血压前期患者的 P 波时限增加,房颤风险中度增加[42]。前一天夜间血压持续升高人群的 P 波时限更长[43]。血压持续升高可能相应地影响心房的电学功能,是房颤风险进一步升高的潜在因素。与血压正常的人相比,高血压患者的 P 波面积显著增大[44]。MESA 研究显示,P 波终末电势与收缩压、舒张压、脉压呈正相关,而血压与 PR 间期或 P 波时限无相关性[45]。需要进一步研究 PWI 对高血压患者房颤分层的附加作用。

应用降压药物进行血压控制,可以减小 P 波时限[46-51]和 P 波面积[44]。大多数研究使用血管紧张素转化酶抑制剂,而使用 β 受体阻滞剂也得出相似的结果。高血压的急症治疗使用硝普钠也可以减少 P 波时限[48]。这些研究的随访时间从数天(高血压急症)至 1 年[49]。尚不清楚 PWI 的改善是否与高血压治疗后心房负荷降低相关,或者与这些药物对心房的直接作用相关,又或者与逆转高血压导致的心房重构相关。

缺血性心脏病

缺血性心脏病是房颤的确定危险因素。缺血性心脏病导致房颤的机制包括:①心房缺血导致心房纤维化,增加心房不应期的异质性[54];②冠状动脉粥样硬化产生的炎症扩散至心房组织[38]。心肌缺血导致心肌僵硬、左心室充盈压升高、心房张力增加、血流动力学改变,产生房颤发生的基质。一项小规模研究(90 例患者)显示,前壁心肌梗死后 P 波时限增加,而 P 波时限的增加与左心室舒张功能严重受损独立相关[55]。146 例急性前壁心肌梗死患者的研究显示,发生房颤患者的 P 波时限显著增加[56]。然而,这些小规模研究显示校正多因素后 P 波时限与房颤独立相关[56]。冠心病患者中尚无 P 波面积和 P 波终末电势方面的研究。据我们所知,尚无冠心病患者异常的 PWI 研究。急性心肌梗死患者静脉应用 β 受体阻滞剂或再血管化治疗,可以减少 P 波时限。尚需要进一步探索在短期和长期预后中,减少 P 波时限与房颤风险的意义。

左心室功能不全和心力衰竭

心力衰竭患者中房颤多见,一般为 13%~27%,与心脏病严重程度呈平行增加[60]。心力衰竭与房颤的关系复杂,尚未完全阐明。房颤和心力衰竭有共同的危险因素,例如年龄、高血压、糖尿病、肥胖、瓣膜病、心肌缺血、非缺血性结构性心脏病。从病理生理学方面看,房颤与心力衰竭呈恶性循环,导致彼此发生、发展和恶化[60]。病例报道显示失代偿心力衰竭患者的 P 波时限增加[61]。一项小规模研究(72 例患者)显示,充血性心力衰竭患者的 P 波时限增加[62]。美托洛尔治疗 6 个月后,心力衰竭患者(42 例)的 P 波时限明显缩短[63]。2722 名老年患者的研究显示,10 年心力衰竭风险增加与 PR 间期独立相关。PR 间期>200ms 患者的 10 年心力衰竭风险增加 46%[64]。PWI 异常对心力衰竭患者死亡率增加的预后意义需要进一步确定。

二尖瓣疾病

二尖瓣疾病,特别是二尖瓣狭窄患者容易发生房颤[39]。二尖瓣口狭窄导致左心房压升高,引起不良性左心房重构,最终发展为房颤。二尖瓣狭窄患者 P 波时限延长,已经作为房颤的一个亚型被提出[65]。P 波时限延长与二尖瓣狭窄呈平行相关,P 波时限与二尖瓣口面积呈负相关(r=-0.61),与左心房大小呈正相关(r=0.57),与二尖瓣梯度呈正相关(r=0.57,n=30)[66]。二尖瓣狭窄患者中 P 波面积与左心房直径呈强相关性(r=0.74,n=136)[67],P 波面积≥4mV·ms 识别左心房扩大的敏感性为 85.8%,特异性为 93.7%[67]。

表 3.2　PWI 和房颤危险因素的关系

危险因素	作者	设计	例数	结果
高血压	Cagirci 等[42]	病例对照	156	与血压正常人相比,高血压前期患者的 P-dur 增加
	Fodor 等[44]	病例对照	104	与血压正常人相比,高血压患者的 P 波面积明显增加
		单臂研究 介入(不受控)	84	与治疗前相比,高血压治疗 5 年后 P 波面积减少
	Alonso 等[45]	横断面	3180	PWTF 与收缩压、舒张压和脉压呈正相关
	Karaca 等[48]	单臂研究 介入(不受控)	102	高血压急症应用硝普钠快速降压后 P-dur 缩短
	Celik 等[50]	双臂研究 介入(不受控)	100	高血压经替米沙坦和雷米普利治疗后 P-dur 缩短 替米沙坦较雷米普利缩短 P-dur 明显
	Baykan 等[56]	队列	147	急性前壁心肌梗死发展为房颤患者的 P-dur 显著延长 校正多因素后 P-dur 与房颤无关
	Turgut 等[57]	队列	100	静脉注射后 2 小时 P-dur 改善 美托洛尔在急性冠脉综合征患者中的应用
	Celik 等[58]	队列	125	急性心肌梗死患者较介入前,PCI 后 P-dur 缩短 PCI 后冠脉血流恢复较好的患者 P-dur 缩短更明显
左心室功能不全	Tsai 等[109]	横断面	270	P-dur 和 P 波面积与心脏超声左心室容积指数(β 为 0.22~0.34)及左心室舒张功能不全(OR 为 1.01~1.03)呈轻度相关
	Magnani 等[64]	队列	2722	PR 间期与 10 年心力衰竭事件独立相关(HR:1.13,95%CI:1.02~1.25,PR 增加的每个 SD) PR 间期>200ms,10 年心力衰竭风险增加 46%
	Zeng 等[67]	横断面	136	P 波面积与 MS 的左心房扩大相关 P 波面积≥4 mV·ms 提示左心房扩大的敏感性为 85.8%,特异性为 93.7% P 波面积比 P 波时限(43.3%)诊断左心房扩大的敏感性高
	Guray 等[73]	病例对照	109	ASD 患者的 P-dur 更长 ASD 患者中 P-dur 与平均 Qp:Qs 强烈相关
	Yavuz 等[75]	病例对照	101	ASD 儿童的 P-dur 更长
		队列	50	与健康人相比,ASD 术后第一年 P-dur 缩短
肥胖、糖尿病和代谢综合征	Mangani 等[78]	横断面	14 433	与正常体重人群相比,高 BMI 人群的 PR 间期、P-dur 和 PWTF 均增加 代谢综合征患者的 PWI 延长 HTN 患者的 PWI 延长 P-dur 与腰围呈正相关
	Mangani 等[64]	队列	2722	随着 BMI 增加,PR 间期延长 多因素校正 PR>200 ms 的 OR 值为 1.22(95%CI:1.07~1.39)
	Yazici 等[82]	病例对照	116	DM 患者的 P-dur 延长
睡眠呼吸暂停	Cagirci 等[87]	横断面	126	与轻度 OSA 相比,严重 OSA 患者的 P-dur 延长
甲状腺功能亢进症	Gen 等[94]	病例对照	140	与甲状腺功能正常人相比,亚临床甲状腺功能亢进症患者的 P-dur 延长 外源性和内源性亚临床甲状腺功能亢进症患者的 P-dur 无差异

(待续)

表 3.2(续)

危险因素	作者	设计	例数	结果
	Aras 等[95]	病例对照	190	与甲状腺功能亢进症无房颤患者相比,甲状腺功能亢进症伴房颤患者的 P-dur 明显延长
				与甲状腺功能正常者相比,亚临床甲状腺功能亢进症患者的 P-dur 延长
				P-dur 与房颤相关
多种炎症性疾病	Yavuzkir 等[103]	病例对照	123	与健康人群相比,风湿性关节炎患者的 P-dur 明显延长
				风湿性关节炎患者 P-dur 与 C 反应蛋白呈正相关
	Bacaksiz 等[107]	病例对照	119	银屑病患者的 P-dur 延长

仅入选样本量 ≥ 100 的研究。P-dur,P 波时限;PWTF,P 波终末电势;AF,房颤;PCI,经皮冠脉介入治疗;IV,静脉注射;NYHA,纽约心脏病学会;LV,左心室;HR,风险比;95%CI,95%可信区间;SD,标准差;MS,二尖瓣狭窄;ASD,房间隔缺损;BMI,体重指数;DM,糖尿病;OSA,睡眠呼吸暂停;HTN,高血压;AMI,急性心肌梗死;OR,优势比。

经皮二尖瓣球囊成形术在最初的 72 小时和随后的 6 个月中,P 波时限有显著改善[65,68]。风湿性二尖瓣狭窄患者应用 β 受体阻滞剂治疗 1 个月,可以缩短 P 波时限[69]。是否可以演变成减少房颤风险,需要进一步确定。其他不同的二尖瓣疾病中 PWI 也会增加,如二尖瓣钙化[70]和二尖瓣严重反流[71]。

房间隔缺损(ASD)

成人先天性心脏病中 ASD 位于第三位。ASD 患者的房颤发病率为 13.8%~15.6%[40]。ASD 患者的 P 波时限显著延长[72-74]。右心房扩大的患者随着房间隔缺损范围的增加,P 波时限呈线性增加[74]。外科手术或经皮 ASD 封堵术后 6 个月可以使 P 波时限和 PR 间期变正常[76]。这提示 ASD 导致的心房电活动改变可以逆转。一些小规模研究评价了 P 波时限延长与术后房颤的关系[72]。

肥胖、糖尿病和代谢综合征

肥胖是一种疾病,能快速增加房颤的发病率,是房颤的危险因素[36]。体重指数(BMI)是新发房颤的两个主要预测模型之一。ARIC 研究的数据显示 BMI 数值高的患者 PR 间期、P 波时限、P 波终末电势增加。在 BMI 类别中所有性别的 PWI 和 PR 间期增加值是相同的。与西班牙裔相比,非洲裔美国人的 PR 间期和 P 波时限更长,但是 P 波终末电势无增加[78]。研究表明,混血老年人种的 PR 间期与 BMI 也呈正相关[64]。不同种族人群的 PWI 和 BMI 相关性研究数据有限[79]。

无论是改变生活方式、药物治疗或通过减重手术减轻体重,均会导致 P 波时限缩短 8~10ms(n=30~40)。尚未确定 PWI 的改善能否进一步降低房颤的发病率。

ARIC 研究表明,与健康人相比,代谢综合征会增加 PR 间期、P 波时限及 P 波终末电势[78]。与非糖尿病人群相比,糖尿病患者的 P 波时限更长[82]。糖尿病前期患者和多囊卵巢患者的 P 波时限也会延长[83,84],这与胰岛素抵抗和代谢异常的临床特点不同。与无自主神经病变的患者相比,糖尿病自主神经病变患者的 P 波时限延长 11ms(n=100)[85]。尚无已发表的研究评价异常 PWI 是否会增加肥胖、糖尿病、代谢综合征患者的房颤风险。

阻塞性睡眠呼吸暂停

阻塞性睡眠呼吸暂停是常见的睡眠异常,发病率高达 15%,与房颤相关,使房颤风险增加 2.8 倍[37]。阻塞性睡眠呼吸暂停人群的 P 波时限延长[86-88]。疾病延长程度与 P 波时限延长呈正相关,呼吸暂停指数可以量化疾病的严重程度。目前尚无研究评价阻塞性睡眠呼吸暂停对 P 波面积、P 波终末电势的影响。尚不清楚异常的 PWI 是否会增加阻塞性睡眠呼吸暂停患者的房颤风险。计算机研究显示,整合 P 波时限和从 P 波顶点到 R 波起始的人工神经网络可能会精确地探查阻塞性睡眠呼吸暂停[89]。

其他疾病

临床和亚临床甲状腺功能亢进症与房颤的发病

相关。一项小规模研究表明甲状腺功能亢进症及亚临床甲状腺功能亢进症患者[90-92]的 P 波时限延长 $(n=50\sim190)$ [93-95]。甲状腺功能亢进症合并阵发性房颤患者的 P 波时限也延长[95]。丙硫氧嘧啶[90-92]或甲巯咪唑治疗后甲状腺功能正常的患者，P 波时限缩短 $7.5\sim13.2ms(n=50\sim62)$ [91]。甲状腺功能亢进症患者双心房传导延迟的机制目前尚不清楚。

肾脏病晚期透析患者的房颤发病率高达 27%[96]。透析患者的 P 波时限数据有限并存在争议性结果。4 项研究报道了透析过程中或结束时 P 波时限增加[97-100]，两项研究未观察到这种改变 $(n=17\sim47)$。

系统性炎症疾病可能直接影响心房，导致局部炎症、电解剖重构并有潜在的易发房颤。一些疾病与系统性炎症疾病相关。虽然尚未建立房颤与这些疾病的关系，但是一些证据表明系统性炎症疾病与 PWI 延长呈正相关。风湿性关节炎是最常见的系统性炎症疾病，P 波时限显著增加。Behçet 疾病是慢性系统性疾病，口腔反复发作、生殖器溃疡和复发性葡萄膜炎，其 P 波时限也会增加。成年银屑病患者的 P 波时限也会延长[107]。这些疾病的分子病理生理学与 PWI 的纵向改变之间关系的研究，可能会提供关于心房重构和房颤炎症机制的新视角。

与房颤的关系

PWI 是房颤的中间表型

心房的结构及电学改变是发展为房颤的中间阶段。体表心电图测量的 PWI 可以发现这些变化[108]。P 波时限和 P 波面积与左心房扩大相关（β=0.34 和 0.30，$n=270$）[109]，并且 P 波面积≥24mV·ms 是左心房扩大的心电图诊断标准[67]。本节将描述 PWI 与房颤的关系，检测 PWI 是否可以作为房颤的危险因素或传统房颤的危险因素替代标志的证据。几项研究评价了 PWI 和房颤、脑卒中和死亡率的关系，总结见表 3.3。

房颤事件

Framingham 和 ARIC 研究作为最大的连续流行病学数据，前瞻性地评价了 PWI 和房颤事件的关系。Framingham 研究的参与者随访 15.8 年，P 波时限的第 5 个最高百分位数发展成房颤的风险更高，是房颤风险的独立因素（HR=2.51，95%CI：1.13~5.57，$n=1555$）[111]。ARIC 研究数据显示，随访 7 年，P 波时限、P 波平均面积、P 波终末电势和 PR 间期与房颤的发病率增加独立相关（HR=1.23~2.00，$n=15\,429$）[20]。一项前瞻性研究随访 43 个月，发现基线 P 波终末电势≥60ms×0.2mV，V_1 导联 P 波面积、时限和初始成分的振幅与房颤发生独立相关（HR=4.02，95%CI 1.25~17.8，$n=78$）[111]。

老年人群中的健康、年龄和身体组成（Health ABC）研究表明，PR 间期与房颤发生增加独立相关。PR 间期每增加 29ms，10 年房颤风险增加 13%[64]。Framingham 研究中，PR 间期延长超过 200ms 的房颤风险增加 2 倍[112]。PR 间期延长是 Framingham 研究中房颤 10 年风险的预测分数[33]。在非洲裔美国人中这个预测分数得到了验证[34]。PR 间期相关的房颤风险中，P 波时限的作用程度需要进一步确定。

一些研究分析了起搏器植入术患者中 PWI 和房颤事件的关系。小到中等规模的起搏器植入后患者，P 波时限延长与房颤事件增加、房颤相关的住院及心脏复律独立相关（$n=140\sim660$，见表 3.3）[115]。双腔起搏器植入患者中，延长的感知或起搏 P 波时限与电生理检查中诱发的房颤事件增加相关（23.5%比 13.6%）（$n=485$）。需要注意的是，心房其他的电生理特点，例如窦房结恢复时间、心房有效不应期和频率相关性心房不应期缩短在病例组和对照组相似[116]。

所有的社区数据和起搏器研究显示，延长的 PWI 与房颤事件高发独立相关，提示 PWI 是房颤风险预测的直接指标，而非简单地反映传统房颤危险因素的累积风险。在新的或目前的房颤预测模型中，合并 PWI 是否会改变这些模型，仍需要进一步确定。

房颤的流行

阵发性房颤患者的 P 波时限明显增加。P 波时限临界值≥106ms，也有研究认为临界值≥110ms，被用来识别阵发性房颤的敏感性分别是 83% 和 88%，特异性分别是 72% 和 75%。房颤合并脑卒中[118]、结构性心脏病[119]、高血压性心肌病[120]、旁路消融术后 WPW 综合征[121]与 P 波时限延长相关（见表 3.3）。比利时大学营养和健康调查研究中的病例对照部分表

表 3.3 PWI 与房颤、脑卒中和死亡率的关系

结局	作者	设计	例数	结果
房颤事件	Magnani 等[110]	队列 (Framingham)	1550 平均随访： 15.8 年	P-dur 第 5 个百分位数多因素校正的房颤事件 HR 为 2.51（95%CI：1.13~5.57），死亡率 HR 为 1.11（95%CI：0.87~1.40） P-dur 每增加 1 个 SD，多因素校正的房颤时间 HR 为 1.15（95%CI：0.90~1.47），死亡率 HR 为 1.02（95%CI：0.96~1.08）
	Soliman 等[20]	队列 (ARIC)	15 429 随访： 7.0±1.5 年	P-dur 每增加 1 个 SD，多因素校正的房颤风险 HR 为 1.79（95%CI：1.51~2.14） P 波面积每增加 1 个 SD，多因素校正的房颤风险 HR 为 1.17（95%CI：1.01~1.41） PWTF 每增加 1 个 SD，多因素校正的房颤风险 HR 为 1.23（95%CI：1.04~1.46） PR 间期每增加 1 个 SD，多因素校正的房颤风险 HR 是 1.41（95%CI：1.20~1.65）
	Magnani 等[64]	队列 (HealthABC)	2722 随访： 10 年	PR 间期与房颤事件独立相关 PR 间期每增加 1 个 SD（29ms）房颤风险增加 13%（95%CI：1.04~1.23） 无种族影响
	Cheng 等[112]	队列 (Framingham)	7575 随访： 20 年	PR 间期是房颤的独立危险因素 PR 间期>200ms 房颤风险增加 2 倍（HR=2.06,95%CI：1.36~3.12） PR 间期每增加 20ms，房颤风险增加 HR =1.11（95%CI：1.02~1.22）
	De Sisti 等[113]	队列	140 随访： 27.6±17.8 个月	窦房结功能不全的患者在接受 PPM 时，P-dur≥120ms 与房颤发生独立相关 P-dur ≥120ms 患者 30 个月无房颤率为 13%，P-dur<120ms 患者 30 个月无房颤率为 56% 异常 P 波形态 30 个月无房颤率为 28%，正常 P 波形态 30 个月无房颤率为 74%
	Padeletti 等[115]	队列	660 平均随访： 19 个月	双腔起搏器植入术患者 P-dur >100ms（该队列的中位数）与房颤相关住院率和频繁复律相关
	Snoeck 等[114]	队列	320 随访： 5 年	窦房结功能不全或房室传导阻滞患者接受 PPM 时，V₁ 导联的 P-dur 与 5 年房颤发生增加相关
	Healey 等[116]	队列	485 随访： 2 年	双腔起搏器植入术患者感知或起搏的 P-dur 延长与电生理试验中诱发的房颤相关（23.5%比 13.6%）
	Kristensen 等[160]	队列	109 随访： 1.5 年	PPM 术前及术中测量的 P-dur 与随后的房颤无关

（待续）

表 3.3(续)

结局	作者	设计	例数	结果
房颤的流行	Aytemir 等[14]	病例对照	160	阵发性房颤患者的 P-dur 更长
				P-dur≥106ms 鉴别阵发性房颤的敏感性为 83%,特异性为 72%,阳性预测值为 79%
	Dilaveris 等[117]	病例对照	100	特发性房颤的 P-dur 更长
				P-dur≥110ms 鉴别房颤的敏感性为 88%,特异性为 75%
	Dogan 等[118]	横断面	400	与无房颤患者相比,阵发性房颤患者的 P-dur 更长
	De Bacquer 等[122]	病例对照	160	P-dur 是房颤风险的独立预测因素
				10 年房颤风险与更长的 P-dur 及 P 波形态改变相关,校正的 OR=13.4(95%CI:3.3~46.6)
房颤的复发	Salah 等[132]	队列	198	PVI 后房颤复发患者的 P-dur 延长
			平均随访: 9±3 个月	PVI 后房颤复发 P-dur >125ms 诊断的敏感性为 60%,特异性为 90%,PPV 为 72%,NPV 为 83.7%
				PVI 后房颤复发与 PWTF 增加相关
				多因素模型中 P-dur 和 PWTF 与房颤复发不相关
	Caldwell[134]	队列	100	房颤复发率高与 P-dur 延长相关
				多变量分析房颤复发与 P-dur 不相关

仅入选样本量≥100 的研究。P-dur,P 波时限;PWTF,P 波终末电势;AF,房颤;HR,风险比;95%CI,95%可信区间;ARIC,动脉粥样硬化风险社区研究;Health ABC,健康、年龄、身体组成研究;PPM,永久起搏器;PPV,阳性预测值;NPV,阴性预测值;OR,优势比;pAF,阵发性房颤;DCCV,直接电复律;PVI,肺静脉隔离。

明,P 波时限是房颤强的独立预测因素(OR=13.4,95% CI:3.3~46.6)[122]。房颤超过 48 小时,P 波时限延长 11ms(n=96)[123]。校正多因素后,P 波时限和房颤持续时间、左心房大小呈正相关[123]。P 波时限延长与运动试验中所诱发的房颤也存在高度的相关性[124]。

肺静脉隔离

肺静脉隔离是通过经皮射频消融、冷冻消融或外科手术隔离肺静脉和左心房之间的电传导。肺静脉隔离是药物治疗无效房颤的有效治疗方法[125]。一项小规模研究(n=29~50)显示,肺静脉隔离后的 7 天至 6 个月,P 波时限和终末电势增加[126-128]。肺静脉隔离后心房间的阻滞从 93.3%减少到 68.9%,但是在 3 个月时未观察到进一步减少。

复律后或肺静脉隔离后房颤的复发

一些研究分析了直接电复律或肺静脉隔离后 PWI 和房颤复发的关系。外部复律后即刻 P 波时限延长≥142ms,与 1 个月时房颤复发增加相关(OR=0.33,

95%CI:0.13~0.87)[129]。PWI 预测复律后房颤复发的敏感性、特异性分别是 64.6%和 62.1%[129]。房颤外部复律后 PWI 研究显示,成功外部复律后 Ⅱ 导联的 P 波时限延长及心电图 P 波振幅衰减与 48 小时房颤再发呈高度相关[130]。一项小规模病例研究(n=58)表明,与无房颤患者相比,持续性室速复律后房颤患者的 P 波时限较长[131]。复律后 PWI 的差异提示恢复窦性心律后,心房可能进入心房间传导延迟的状态,使得房颤易于复发,但确切机制尚不清楚。需要进一步研究评估 PWI 是否与房颤复发存在独立相关。

成功肺静脉隔离后心电图的 P 波时限和终末电势延长与房颤复发高度相关(n=31~198)[132]。平均随访时间为 9~16 个月[133]。房颤进展 PWI 延长的阳性预测值范围为 72%[132]~85.7%[134]。在多因素模型中,PWI 并不是肺静脉隔离后房颤复发的独立预测因素,但是这些研究的样本量较小(100~198 例)。肺静脉隔离后 PWI 和房颤复发的关系需要大量样本的研究。肺静脉隔离后获得 PWI 的时间也很重要,因为肺静脉隔离导管消融导致的局部炎症可能影响左心房激动传导。

术后房颤

CABG 术后房颤的发病率为 7%~40%[135]。1981 年首次研究了 PWI 和术后房颤、房扑的关系。通过同步记录的 Ⅰ、Ⅱ、Ⅲ 导联测量全部 P 波时限。与全部 P 波时限≤110ms 相比，全部 P 波时限>110ms 的患者中房颤或房扑发病率较高(37.5% 比 14.3%，n=99)[136]。小样本研究中，开胸心脏术后(n=16)即刻 P 波时限缩短，随后开始延长，术后 3 天增加到最大值(n=20)。术后 3 天是术后房颤发作的最大风险时间[137]。与无术后房颤患者相比，术后发作房颤患者的 P 波时限显著降低(降低的数值相差 2.9ms)[138]。术后心电图 Ⅱ 导联 P 波时限≥100ms 与术后房颤发作独立相关，与 P 波时限≤100ms 的患者相比，房颤风险增加 2.9 倍[139]。术后房颤发作的高发病率和发生时间短，对进一步研究从术前房颤风险到 PWI 的变化与房颤的发生有一定的实用价值。

阵发性房颤到持续性房颤的进展

房颤是进展性疾病，从阵发性房颤到持续性房颤，最终进展为永久性房颤。房颤引起的长期、紊乱的心房电活动，可能进一步导致心房电重构，进而引起恶性循环直至成为永久性房颤。PWI 可能潜在地反映这些变化，并且可能被用来对房颤的进展进行房颤风险分层。阵发性房颤患者的小规模研究表明，P 波时限与进展为持续性房颤独立相关(HR=5.49，95%CI：2.38~12.7，n=71)[140]。

与其他结果的关系：脑卒中和死亡率

脑卒中

由于房颤与脑卒中强烈相关，研究房颤与脑卒中的关系是符合逻辑的。阵发性房颤可能挑战流行病学研究或临床诊断。作为房颤的中间表型，PWI 的作用可能有利于识别患者的脑卒中风险。ARIC 研究的数据表明，随访 7 年，PWI 延长与脑卒中发病相关，然而，仅平均 P 波面积(HR=1.11，95%CI：1.02~1.20)和最大 P 波面积(HR=1.13，95%CI：1.05~1.23)、P 波终末电势(HR=1.22，95%CI：1.14~1.31)与脑卒中存在独立相关性[20]。与房颤相比，PWI 和脑卒中的关联

程度较低[20]，与房颤危险因素导致的心房电重构的理论模型一致，异常 PWI 和随后的房颤发作一致。一些研究探索了隐源性脑卒中和卵圆孔未闭(PFO)患者的 PWI。与对照组相比，发生脑卒中的 PFO 患者的 P 波时限增加，提示房性心律失常可能参与脑卒中的病理生理学过程[141]。需要进一步研究以评价脑卒中患者的 PWI 延长是否是阵发性房颤的标志。需要评估隐源性脑卒中和异常 PWI(未发现阵发性房颤的替代指标)开始口服抗凝药治疗是否能改变临床结果。

死亡率

年龄相关的 PWI 延长，组成了房颤的中间表型，并与脑卒中相关。多种与死亡率增加的疾病会影响 PWI。探索 PWI 和死亡率增加的研究日渐增多，大多数证据来自 Framingham 研究及第 3 次国家健康与营养调查研究(NHANES Ⅲ)。在 Framingham 研究中，PR 间期≥200ms 与死亡率增加的绝对风险相关(HR=1.08，95%CI：1.02~1.13，PR 间期每增加 200ms)，每年增加 2.05%[121]。在 NHANES Ⅲ 研究中，随访 8.6 年，虽然 Ⅱ 导联的 P 波振幅和 P 波时限与全因死亡率增加相关，但是仅 P 波时限与全因死亡率和心血管死亡率独立相关[HR 分别为 1.06 和 1.13，95%CI 分别为(1.00~1.12)和(1.04~1.23)][142]。NHANES Ⅲ 研究未涉及 P 波面积和 P 波终末电势，PR 间期与死亡率无相关性[142]。Health ABC 研究[64]和芬兰社保机构冠心病研究[143]也显示，PR 间期延长与全因死亡率无关。

不同研究所观察到的 PR 间期与死亡率的关系并不一致，尚难以解释清楚。建议通过 P 波时限对 PR 间期的影响了解 PR 间期与死亡率的关系[144]。目前，缺乏 P 波时限对 PR 间期影响与房颤关系的研究。一项小规模对心力衰竭患者的研究显示，随访 6.5 年，P 波终末电势≥40mm·ms 与心源性死亡或住院率存在独立相关(HR=2.72，95%CI：1.24~5.99，n=185)[145]。NHANES Ⅲ 研究表明，随访 8.6 年，P 波电轴异常(正常 P 波电轴为 0°~75°)与全因死亡率和心血管死亡率存在独立相关[HR 分别为 1.24 和 1.19，95%CI 分别为(1.13~1.36)和(1.03~1.38)][146]。

基因的作用

房颤风险研究目前已达到基因水平。与房颤风

险增加相关的遗传位点包括靠近 *PITX2* 基因的染色体 4q25 变异,靠近 *ZFHX3*(*ATBF1*)基因的染色体 16q22.3 变异,*KCNN3* 基因的染色体 1q21 变异,以及 *KCNH2* 基因的染色体 7q36.1 变异[147–152]。PR 间期也存在显著的遗传性成分,为 30%~50%[153–156]。由于 PR 间期与房颤、脑卒中、死亡率关系密切,所以越来越多的研究关注于识别可能解释 PR 间期变化的基因遗传位点,以及这些基因遗传位点是否能够解释房颤的风险。在欧洲人群中,已确定染色体 3q22.2 基因座是与 PR 相关的基因, 特别是钠离子通道的 *SCN10A* 及 *SCN5A* 基因[157]。*SCN10A* 基因编码在周围神经系统中表达的钠离子通道 NaV1.8,但是在心脏中的作用尚未确定[158]。*SCN5A* 基因编码电压门控钠离子通道 NaV1.5,*SCN5A* 基因突变也与房颤、QT 间期延长、Brugada 综合征等相关[159]。其他 6 个基因位点虽然关系较弱,但也很重要:*CAV1~CAV2*、*NKX2–5*(*CSX1*)、*SOX5*、*WNT11*(*ARHGAP24*)、*MEIS1* 和 *TBX5~TBX3*。与 PR 间期和房颤风险增加相关的共同基因具有共同的通道,通过这些共同通道的作用,PR 间期变异

可能会调节房颤风险。

流行病学和临床研究的未来方向

虽然科学研究兴趣增加,PWI 和房颤方面取得较大的进展,但是仍然有一些重要问题需要解决(见表 3.4)。本节中,将会讨论我们认为值得进一步考虑的未来研究方向。

第一,越来越多的重要研究涉及 PWI 和检测心房电学功能的侵入性电生理检查。PWI 是非侵入性检查,简单易行,改变我们对 PWI 和心内电生理检查关系的研究,其将会提供观察 PWI 生理学的新视角。

第二,需要评价 PWI 和影像学获取的心房结构、功能参数关系的研究。心脏磁共振检查可以量化心房纤维化。不同的心脏超声技术可以量化心房张力。PWI 和心房纤维化、心房张力等参数的关系,可能会提供如何改变心电图所反映心房基质的新视角。

第三,需要对 PWI 的规范分类进行更多的研究。虽然, 既往已经开展了许多关于 P 波时限标准的研究,但是缺乏关于 P 波面积和 P 波终末电势的研究。

表 3.4　PWI未来的研究方向

范围	特殊方向
方法	1.获取 PWI 的标准方法
	2.PWI 的确定不需要侵入性电生理检查
	3.PWI 与其他非侵入性电生理检查比较,例如信号平均心电图
	4.PWI 与影像学技术获得的心房结构和功能特点的相关性
流行病学	1.更好地描述 P 波面积和终末电势的分布
	2.为了规划和比较不同研究,需要不同人种和种族的异常值及临界值标准
	3.评估随着年龄 PWI 的纵向改变,描述 P 波的“生命历程”
	4.评估基因和环境因素对 PWI 纵向改变的影响
	5.确定基因在不同种族和人群中 PWI 分布差异的作用
房颤危险因素	1.大规模前瞻性研究确认 PWI 和房颤危险因素的关系
	2.评估不同情况下 P 波的纵向适应性
	3.确定危险因素与适应性的关系及研究预后的意义
	4.确定 P 波适应性是否由基因组成
	5.评估面对房颤危险因素时,异常 PWI 是否会增加房颤的风险或仅是心房电解剖重构的替代标志
	6.评估经皮介入治疗是否能改善 PWI,进而减少房颤的风险
房颤和其他结果	1.确定不同形式 P 波改变的潜在作用
	2.评估在新发房颤或目前房颤模型中,PWI 是否会改进房颤的分类及是否有鉴别模型的能力
	3.评估 PWI 是否可以作为无症状患者的筛查指标
	4.研究房颤和 PR 间期延长关系多态性的功能意义

尚无人种和种族分布在 PWI 方面差异的研究。确定正常数值进行各项研究之间的比较是必要的。仅有一些研究分析了少数的种族和族裔,并未确定跨人种和种族 PWI 的相关性。

第四,评价纵向变化或 PWI 也是必要的。PWI 的流行病学显示 PWI 和年龄呈正相关。但是,并未纵向分析 PWI。随着个体逐渐变老,PWI 发生哪些改变以及是什么决定了 P 波"生命历程"的不同轨迹,这些问题尚无答案。随着时间推移,P 波改变的不同形式可能提供关于房颤风险和临床结果的额外信息。基因的作用、外周环境因素的影响对 P 波的改变值得进一步研究。

第五,PWI 与房颤风险的大多数证据来自小规模横断面研究或病例对照研究。这些研究不能评价混杂因素或修饰效应,需要大规模的前瞻性研究。需要评价在其他暴露因素下 PWI 对房颤风险的附加作用。P 波对房颤风险的纵向适应尚不清楚。随着与房颤风险相关的不同疾病的治疗,PWI 也随之改进。但是,尚不清楚这些改进是否会降低房颤风险。最后,虽然 PR 间期是房颤风险模型的主要部分,但是,当这些模型合并 PWI 后,新发房颤或房颤趋势预测模型是否会进一步改进模型分类及鉴别能力尚不知晓。鉴于获得 PWI 的相关成本较低,需要开展研究,评估其在无症状人群中作为筛查工具的使用情况。

总结

在过去的 10 年中,在 P 波使用和研究方面发生了巨大的变化。曾经认为一度房室传导阻滞是良性的,P 波形态主要用于诊断心房扩大。在目前的心血管治疗领域,人们越来越深入地理解了 PR 间期和 P 波形态的重要性,以及非侵入性检查在心房的电学功能方面的作用。目前围绕 PR 间期和 PWI 的文献标准涉及异常PWI,可以发现导致心房电解剖适应性的基因基质和获得性房颤的危险因素。异常 PWI 构成房颤的中间表型,这些房颤的中间表型提前出现于临床房颤,最终导致脑卒中发生率和死亡率增加。未来的研究需要进一步理解,在不同的暴露因素下,心房适应的确切机制及这些适应性如何转变为临床结果的风险。为了达到以上目的,需要深入理解与心房电学功能相关的 PWI。

参考文献

1. Robert O, Bonow DLM, Zipes DP, Libby P. Electrocardiography. In: *Braunwald's Heart Disease—A Textbook of Cardiovascular Medicine*. 9th ed. Philadelphia, PA: Elsevier, Inc.; 2011.
2. Sanders P, Morton JB, Kistler PM, et al. Electrophysiological and electroanatomic characterization of the atria in sinus node disease: Evidence of diffuse atrial remodeling. *Circulation*. 2004;109:1514–1522.
3. Roberts-Thomson KC, Kistler PM, Sanders P, et al. Fractionated atrial electrograms during sinus rhythm: Relationship to age, voltage, and conduction velocity. *Heart Rhythm*. 2009;6:587–591.
4. Kojodjojo P, Kanagaratnam P, Markides V, Davies DW, Peters N. Age-related changes in human left and right atrial conduction. *J Cardiovasc Electrophysiol*. 2006;17:120–127.
5. Kistler PM, Sanders P, Fynn SP, et al. Electrophysiologic and electroanatomic changes in the human atrium associated with age. *J Am Coll Cardiol*. 2004;44:109–116.
6. Medi C, Kalman JM, Spence SJ, et al. Atrial electrical and structural changes associated with longstanding hypertension in humans: Implications for the substrate for atrial fibrillation. *J Cardiovasc Electrophysiol*. 2011;22:1317–1324.
7. Stevenson IH, Roberts-Thomson KC, Kistler PM, et al. Atrial electrophysiology is altered by acute hypercapnia but not hypoxemia: implications for promotion of atrial fibrillation in pulmonary disease and sleep apnea. *Heart Rhythm*. 2010;7:1263–1270.
8. Sanders P, Morton JB, Davidson NC, et al. Electrical remodeling of the atria in congestive heart failure: Electrophysiological and electroanatomic mapping in humans. *Circulation*. 2003;108:1461–1468.
9. Anyukhovsky EP, Sosunov EA, Plotnikov A, et al. Cellular electrophysiologic properties of old canine atria provide a substrate for arrhythmogenesis. *Cardiovasc Res*. 2002;54:462–469.
10. Everett THT, Wilson EE, Verheule S, et al. Structural atrial remodeling alters the substrate and spatiotemporal organization of atrial fibrillation: A comparison in canine models of structural and electrical atrial remodeling. *Am J Physiol Heart Circ Physiol*. 2006;291:H2911–H2923.
11. Ohtani K, Yutani C, Nagata S, et al. High prevalence of atrial fibrosis in patients with dilated cardiomyopathy. *J Am Coll Cardiol*. 1995;25:1162–1169.
12. Sinno H, Derakhchan K, Libersan D, et al. Atrial ischemia promotes atrial fibrillation in dogs. *Circulation*. 2003;107:1930–1936.
13. Kumar S, Teh AW, Medi C, et al. Atrial remodeling in varying clinical substrates within beating human hearts: relevance to atrial fibrillation. *Prog Biophys Mol Biol*. 2012;110:278–294.
14. Aytemir K, Ozer N, Atalar E, et al. P wave dispersion on 12-lead electrocardiography in patients with paroxysmal atrial fibrillation. *Pacing Clin Electrophysiol*. 2000;23:1109–1112.

15. Kose S, Aytemir K, Can I, et al. Seasonal variation of P-wave dispersion in healthy subjects. *J Electrocardiol*. 2002;35:307–311.

16. Dilaveris P, Batchvarov V, Gialafos J, Malik M. Comparison of different methods for manual P wave duration measurement in 12-lead electrocardiograms. *Pacing Clin Electrophysiol*. 1999;22:1532–1538.

17. Agarwal YK, Aronow WS, Levy JA, Spodick DH. Association of interatrial block with development of atrial fibrillation. *Am J Cardiol*. 2003;91:882.

18. Dilaveris PE, Gialafos JE. P-wave duration and dispersion analysis: methodological considerations. *Circulation*. 2001;103:E111.

19. Censi F, Calcagnini G, Corazza I, et al. On the resolution of ECG acquisition systems for the reliable analysis of the P-wave. *Physiol Meas*. 2012;33:N11–N17.

20. Soliman EZ, Prineas RJ, Case LD, Zhang ZM, Goff DC Jr. Ethnic distribution of ECG predictors of atrial fibrillation and its impact on understanding the ethnic distribution of ischemic stroke in the atherosclerosis risk in communities (ARIC) study. *Stroke*. 2009;40:1204–1211.

21. Magnani JW, Mazzini MJ, Sullivan LM, et al. P-wave indices, distribution and quality control assessment (from the Framingham heart study). *Ann Noninvasive Electrocardiol*. 2010;15:77–84.

22. Snyder ML, Soliman EZ, Whitsel EA, Gellert KS, Heiss G. Short-term repeatability of electrocardiographic P wave indices and PR interval. *J Electrocardiol*. 2014;47:257-263.

23. Nussinovitch U. Meta-analysis of P-wave dispersion values in healthy individuals: the influence of clinical characteristics. *Ann Noninvasive Electrocardiol*. 2012;17:28–35.

24. Gialafos EJ, Dilaveris PE, Synetos AG, et al. P wave analysis indices in young healthy men: data from the digital electrocardiographic study in Hellenic air force servicemen (DEHAS). *Pacing Clin Electrophysiol*. 2003;26:367–372.

25. Gialafos E, Psaltopoulou T, Papaioannou TG, et al. Prevalence of interatrial block in young healthy men <35 years of age. *Am J Cardiol*. 2007;100:995–997.

26. Jairath UC, Spodick DH. Exceptional prevalence of interatrial block in a general hospital population. *Clin Cardiol*. 2001;24:548–550.

27. Asad N, Spodick DH. Prevalence of interatrial block in a general hospital population. *Am J Cardiol*. 2003;91:609–610.

28. Ninios I, Pliakos C, Ninios V, Karvounis H, Louridas G. Prevalence of interatrial block in a general population of elderly people. *Ann Noninvasive Electrocardiol*. 2007;12:298–300.

29. Magnani JW, Johnson VM, Sullivan LM, et al. P-wave indices: derivation of reference values from the Framingham heart study. *Ann Noninvasive Electrocardiol*. 2010;15:344–352.

30. Soliman EZ, Alonso A, Misialek JR, et al. Reference ranges of PR duration and P-wave indices in individuals free of cardiovascular disease: The Multi-Ethnic Study of Atherosclerosis (MESA). *J Electrocardiol*. 2013;46:702–706.

31. Yildiz M, Aygin D, Pazarli P, et al. Assessment of resting electrocardiogram, P wave dispersion and duration in different genders applying for registration to the school of physical education and sports—results of a single centre Turkish trial with 2093 healthy subjects. *Cardiol Young*. 2011;21:545–550.

32. Yildiz M, Pazarli P, Semiz O, et al. Assessment of P-wave dispersion on 12-lead electrocardiography in students who exercise regularly. *Pacing Clin Electrophysiol*. 2008;31:580–583.

33. Schnabel RB, Sullivan LM, Levy D, et al. Development of a risk score for atrial fibrillation (Framingham heart study): A community-based cohort study. *Lancet*. 2009;373:739–745.

34. Schnabel RB, Aspelund T, Li G, et al. Validation of an atrial fibrillation risk algorithm in whites and African Americans. *Arch Intern Med*. 2010;170:1909–1917.

35. Huxley RR, Alonso A, Lopez FL, et al. Type 2 diabetes, glucose homeostasis and incident atrial fibrillation: the atherosclerosis risk in communities study. *Heart*. 2012;98:133–138.

36. Magnani JW, Hylek EM, Apovian CM. Obesity begets atrial fibrillation: A contemporary summary. *Circulation*. 2013;128:401–405.

37. Digby GC, Baranchuk A. Sleep apnea and atrial fibrillation. *Curr Cardiol Rev*. 2012;8:265–272.

38. Guvenc TS, Ilhan E, Hasdemir H, Satilmis S, Alper AT. A novel explanation for the cause of atrial fibrillation seen in atherosclerotic coronary artery disease: "Downstream inflammation" hypothesis. *Med Hypotheses*. 2010;74:665–667.

39. Shiu MF. Mitral valve disease. *Eur Heart J*. 1984;5(suppl A):131–134.

40. Oliver JM, Gallego P, Gonzalez A, et al. Predisposing conditions for atrial fibrillation in atrial septal defect with and without operative closure. *Am J Cardiol*. 2002;89:39–43.

41. Dagli N, Karaca I, Yavuzkir M, Balin M, Arslan N. Are maximum P wave duration and P wave dispersion a marker of target organ damage in the hypertensive population? *Clin Res Cardiol*. 2008;97:98–104.

42. Cagirci G, Cay S, Karakurt O, et al. P-wave dispersion increases in prehypertension. *Blood Press*. 2009;18:51–54.

43. Ermis N, Acikgoz N, Cuglan B, et al. Comparison of atrial electromechanical coupling interval and P-wave dispersion in non-dipper versus dipper hypertensive subjects. *Blood Press*. 2011;20:60–66.

44. Fodor JG, Heyden S, Chockalingam A, Logan AG, Hames CG. The P-wave in the electrocardiogram of hypertensive patients before and after therapy. *Can J Cardiol*. 1986;2:264–267.

45. Alonso A, Soliman EZ, Chen LY, Bluemke DA, Heckbert SR. Association of blood pressure and aortic distensibility with P wave indices and PR interval: The Multi-Ethnic Study of Atherosclerosis (MESA). *J Electrocardiol*. 2013;46:359 e351–e356.

46. Aksoy S, Gurkan U, Oz D, et al. The effects of blood pressure lowering on P-wave dispersion in patients with hypertensive crisis in emergency setting. *Clin Exp Hypertens*. 2010;32:486–489.

47. Korkmaz H, Onalan O, Akbulut M, Ozbay Y. Nebivolol and quinapril reduce P-wave duration and dispersion in hypertensive patients. *Indian Pacing Electrophysiol J*. 2009;9:158–166.

48. Karaca I, Durukan P, Dagli N, et al. The effect of rapid blood pressure control on P-wave dispersion in hypertensive urgency. *Adv Ther*. 2008;25:1303–1314.

49. Guntekin U, Gunes Y, Tuncer M, Simsek H, Gunes A. Comparison of the effects of quinapril and irbesartan on P-wave dispersion in hypertensive patients. *Adv Ther*. 2008;25:775–786.

50. Celik T, Iyisoy A, Kursaklioglu H, et al. The comparative effects of telmisartan and ramipril on P-wave dispersion in hypertensive patients: a randomized clinical study. *Clin Cardiol*. 2005;28:298–302.

51. Fogari R, Derosa G, Ferrari I, et al. Effect of valsartan and ramipril on atrial fibrillation recurrence and P-wave dispersion in hypertensive patients with recurrent symptomatic lone atrial fibrillation. *Am J Hypertens*. 2008;21:1034–1039.

52. Ozben B, Sumerkan M, Tanrikulu AM, et al. Perindopril decreases P wave dispersion in patients with stage 1 hypertension. *J Renin Angiotensin Aldosterone Syst*. 2009;10:85–90.

53. Tuncer M, Gunes Y, Guntekin U, Gumrukcuoglu HA, Eryonucu B. Short-term effects of cilazapril and atenolol on P-wave dispersion in patients with hypertension. *Adv Ther*. 2008;25:99–105.

54. Turgut O, Tandogan I, Yilmaz MB, Yalta K, Aydin O. Association of P wave duration and dispersion with the risk for atrial fibrillation: Practical considerations in the setting of coronary artery disease. *Int J Cardiol*. 2010;144:322–324.

55. Yilmaz R, Demirbag R, Durmus I, et al. Association of stage of left ventricular diastolic dysfunction with P wave dispersion and occurrence of atrial fibrillation after first acute anterior myocardial infarction. *Ann Noninvasive Electrocardiol*. 2004;9:330–338.

56. Baykan M, Celik S, Erdol C, et al. Effects of P-wave dispersion on atrial fibrillation in patients with acute anterior wall myocardial infarction. *Ann Noninvasive Electrocardiol*. 2003;8:101–106.

57. Turgut O, Yilmaz MB, Yilmaz A, et al. Acute coronary syndrome: short-term effects of early intravenous metoprolol on maximum P wave duration and P wave dispersion. *Adv Ther*. 2007;24:14–22.

58. Celik T, Iyisoy A, Kursaklioglu H, et al. Effects of primary percutaneous coronary intervention on P wave dispersion. *Ann Noninvasive Electrocardiol*. 2005;10:342–347.

59. Akdemir R, Ozhan H, Gunduz H, et al. Effect of reperfusion on P-wave duration and P-wave dispersion in acute myocardial infarction: primary angioplasty versus thrombolytic therapy. *Ann Noninvasive Electrocardiol*. 2005;10:35–40.

60. Anter E, Jessup M, Callans DJ. Atrial fibrillation and heart failure: treatment considerations for a dual epidemic. *Circulation*. 2009;119:2516–2525.

61. Proietti R, Mafrici A, Spodick DH. Dynamic variations of P-wave duration in a patient with acute decompensated congestive heart failure. *Cardiol J*. 2012;19:95–97.

62. Gunes Y, Tuncer M, Guntekin U, Akdag S, Gumrukcuoglu HA. The effects of trimetazidine on P-wave duration and dispersion in heart failure patients. *Pacing Clin Electrophysiol*. 2009;32:239–244.

63. Camsari A, Pekdemir H, Akkus MN, et al. Long-term effects of beta blocker therapy on P-wave duration and dispersion in congestive heart failure patients: a new effect? *J Electrocardiol*. 2003;36:111–116.

64. Magnani JW, Wang N, Nelson KP, et al. Electrocardiographic PR interval and adverse outcomes in older adults: The Health, Aging, and Body Composition study. *Circ Arrhythm Electrophysiol*. 2013;6:84–90.

65. Demirkan B, Guray Y, Guray U, et al. The acute effect of percutaneous mitral balloon valvuloplasty on atrial electromechanical delay and P-wave dispersion in patients with mitral stenosis. *Herz*. 2013;38:210–215.

66. Guntekin U, Gunes Y, Tuncer M, et al. Long-term follow-up of P-wave duration and dispersion in patients with mitral stenosis. *Pacing Clin Electrophysiol*. 2008;31:1620–1624.

67. Zeng C, Wei T, Zhao R, et al. Electrocardiographic diagnosis of left atrial enlargement in patients with mitral stenosis: The value of the P-wave area. *Acta Cardiol*. 2003;58:139–141.

68. Tarastchuk JC, Guerios EE, Perreto S, et al. Changes in P-wave after percutaneous mitral valvuloplasty in patients with mitral stenosis and left atrial enlargement. *Arq Bras Cardiol*. 2006;87:359–363.

69. Erbay AR, Turhan H, Yasar AS, et al. Effects of long-term beta-blocker therapy on P-wave duration and dispersion in patients with rheumatic mitral stenosis. *Int J Cardiol*. 2005;102:33–37.

70. Pekdemir H, Cansel M, Yagmur J, et al. Assessment of atrial conduction time by tissue doppler echocardiography and P-wave dispersion in patients with mitral annulus calcification. *J Electrocardiol*. 2010;43:339–343.

71. Elbey MA, Oylumlu M, Akil A, et al. Relation of interatrial duration and P wave terminal force as a novel indicator of severe mitral regurgitation. *Eur Rev Med Pharmacol Sci*. 2012;16:1576–1581.

72. Guray U, Guray Y, Mecit B, et al. Maximum P wave duration and P wave dispersion in adult patients with secundum atrial septal defect: the impact of surgical repair. *Ann Noninvasive Electrocardiol*. 2004;9:136–141.

73. Guray U, Guray Y, Yylmaz MB, et al. Evaluation of P wave duration and P wave dispersion in adult patients with secundum atrial septal defect during normal sinus rhythm. *Int J Cardiol*. 2003;91:75–79.

74. Ho TF, Chia EL, Yip WC, Chan KY. Analysis of P wave and P dispersion in children with secundum atrial septal defect. *Ann Noninvasive Electrocardiol*. 2001;6:305–309.

75. Yavuz T, Nisli K, Oner N, et al. The effects of surgical repair on P-wave dispersion in children with secundum atrial septal defect. *Adv Ther*. 2008;25:795–800.

76. Javadzadegan H, Toufan M, Sadighi AR, Chang JM, Nader ND. Comparative effects of surgical and percutaneous repair on P-wave and atrioventricular conduction in patients with atrial septal defect—ostium secundum type. *Cardiol Young*. 2013;23:132–137.

77. Chamberlain AM, Agarwal SK, Folsom AR, et al. A clinical risk score for atrial fibrillation in a biracial prospective cohort (from the atherosclerosis risk in communities [aric] study). *Am J Cardiol*. 2011;107:85–91.

78. Magnani JW, Lopez FL, Soliman EZ, et al. P wave indices, obesity, and the metabolic syndrome: The atherosclerosis risk in communities study. *Obesity (Silver Spring)*. 2012;20:666–672.

79. Liu T, Fu Z, Korantzopoulos P, et al. Effect of obesity on P-wave parameters in a chinese population. *Ann*

Noninvasive Electrocardiol. 2010;15:259–263.

80. Duru M, Seyfeli E, Kuvandik G, Kaya H, Yalcin F. Effect of weight loss on P wave dispersion in obese subjects. *Obesity (Silver Spring).* 2006;14:1378–1382.

81. Russo V, Ammendola E, De Crescenzo I, et al. Severe obesity and P-wave dispersion: the effect of surgically induced weight loss. *Obes Surg.* 2008;18:90–96.

82. Yazici M, Ozdemir K, Altunkeser BB, et al. The effect of diabetes mellitus on the P-wave dispersion. *Circ J.* 2007;71:880–883.

83. Karabag T, Aydin M, Dogan SM, et al. Prolonged P wave dispersion in pre-diabetic patients. *Kardiol Pol.* 2011;69:566–571.

84. Erdogan E, Akkaya M, Turfan M, et al. Polycystic ovary syndrome is associated with P-wave prolongation and increased P-wave dispersion. *Gynecol Endocrinol.* 2013;29:830–833.

85. Bissinger A, Grycewicz T, Grabowicz W, Lubinski A. The effect of diabetic autonomic neuropathy on P-wave duration, dispersion and atrial fibrillation. *Arch Med Sci.* 2011;7:806–812.

86. Jazi MH, Amra B, Yazdchi MR, et al. P wave duration and dispersion in holter electrocardiography of patients with obstructive sleep apnea. *Sleep Breath.* 2014;18:549-554.

87. Cagirci G, Cay S, Gulsoy KG, et al. Tissue doppler atrial conduction times and electrocardiogram interlead P-wave durations with varying severity of obstructive sleep apnea. *J Electrocardiol.* 2011;44:478–482.

88. Can I, Aytemir K, Demir AU, et al. P-wave duration and dispersion in patients with obstructive sleep apnea. *Int J Cardiol.* 2009;133:e85–e89.

89. Lweesy K, Fraiwan L, Khasawneh N, Dickhaus H. New automated detection method of OSA based on artificial neural networks using P-wave shape and time changes. *J Med Syst.* 2011;35:723–734.

90. Guntekin U, Gunes Y, Simsek H, Tuncer M, Arslan S. P wave duration and dispersion in patients with hyperthyroidism and the short-term effects of antithyroid treatment. *Indian Pacing Electrophysiol J.* 2009;9:251–259.

91. Berker D, Isik S, Canbay A, et al. Comparison of antithyroid drugs efficacy on P wave changes in patients with Graves' disease. *Anadolu Kardiyol Derg.* 2009;9:298–303.

92. Katircibasi MT, Deniz F, Pamukcu B, Binici S, Atar I. Effects of short-term propylthiouracil treatment on P wave duration and P wave dispersion in patients with overt hypertyroidism. *Exp Clin Endocrinol Diabetes.* 2007;115:376–379.

93. Cetinarslan B, Akkoyun M, Canturk Z, et al. Duration of the P wave and P wave dispersion in subclinical hyperthyroidism. *Endocr Pract.* 2003;9:200–203.

94. Gen R, Akbay E, Camsari A, Ozcan T. P-wave dispersion in endogenous and exogenous subclinical hyperthyroidism. *J Endocrinol Invest.* 2010;33:88–91.

95. Aras D, Maden O, Ozdemir O, et al. Simple electrocardiographic markers for the prediction of paroxysmal atrial fibrillation in hyperthyroidism. *Int J Cardiol.* 2005;99:59–64.

96. Genovesi S, Pogliani D, Faini A, et al. Prevalence of atrial fibrillation and associated factors in a population of long-term hemodialysis patients. *Am J Kidney Dis.*

2005;46:897–902.

97. Tezcan UK, Amasyali B, Can I, et al. Increased P wave dispersion and maximum P wave duration after hemodialysis. *Ann Noninvasive Electrocardiol.* 2004;9:34–38.

98. Szabo Z, Kakuk G, Fulop T, et al. Effects of haemodialysis on maximum P wave duration and P wave dispersion. *Nephrol Dial Transplant.* 2002;17:1634–1638.

99. Severi S, Pogliani D, Fantini G, et al. Alterations of atrial electrophysiology induced by electrolyte variations: Combined computational and P-wave analysis. *Europace.* 2010;12:842–849.

100. Drighil A, Madias JE, Yazidi A, et al. P-wave and QRS complex measurements in patients undergoing hemodialysis. *J Electrocardiol.* 2008;41:60.e61–60.e67.

101. Ozmen N, Cebeci BS, Kardesoglu E, et al. Relationship between P-wave dispersion and effective hemodialysis in chronic hemodialysis patients. *Med Princ Pract.* 2007;16:147–150.

102. Drighil A, Madias JE, El Mosalami H, et al. Impact of hemodialysis on P-wave amplitude, duration, and dispersion. *Indian Pacing Electrophysiol J.* 2007;7:85–96.

103. Yavuzkir M, Ozturk A, Dagli N, et al. Effect of ongoing inflammation in rheumatoid arthritis on P-wave dispersion. *J Int Med Res.* 2007;35:796–802.

104. Guler H, Seyfeli E, Sahin G, et al. P wave dispersion in patients with rheumatoid arthritis: its relation with clinical and echocardiographic parameters. *Rheumatol Int.* 2007;27:813–818.

105. Akkaya H, Karakas MS, Sahin O, Borlu M, Oguzhan A. The effect of nebivolol on P wave duration and dispersion in patients with Behcet's disease; a prospective single-arm controlled study. *Anadolu Kardiyol Derg.* 2013;13:682–687.

106. Dogan SM, Aydin M, Gursurer M, et al. The increase in P-wave dispersion is associated with the duration of disease in patients with Behcet's disease. *Int J Cardiol.* 2008;124:407–410.

107. Bacaksiz A, Erdogan E, Tasal A, et al. Electrocardiographic P-wave characteristics in patients with psoriasis vulgaris. *Ups J Med Sci.* 2013;118:35–41.

108. Magnani JW, Williamson MA, Ellinor PT, Monahan KM, Benjamin EJ. P wave indices: current status and future directions in epidemiology, clinical, and research applications. *Circ Arrhythm Electrophysiol.* 2009;2:72–79.

109. Tsai WC, Lee KT, Wu MT, et al. Significant correlation of P-wave parameters with left atrial volume index and left ventricular diastolic function. *Am J Med Sci.* 2013;346:45–51.

110. Magnani JW, Johnson VM, Sullivan LM, et al. P wave duration and risk of longitudinal atrial fibrillation in persons ≥ 60 years old (from the Framingham heart study). *Am J Cardiol.* 2011;107:917–921.

111. Ishida K, Hayashi H, Miyamoto A, et al. P wave and the development of atrial fibrillation. *Heart Rhythm.* 2010;7:289–294.

112. Cheng S, Keyes MJ, Larson MG, et al. Long-term outcomes in individuals with prolonged PR interval or first-degree atrioventricular block. *JAMA.* 2009;301:2571–2577.

113. De Sisti A, Leclercq JF, Stiubei M, et al. P wave

duration and morphology predict atrial fibrillation recurrence in patients with sinus node dysfunction and atrial-based pacemaker. *Pacing Clin Electrophysiol.* 2002;25:1546–1554.

114. Snoeck J, Decoster H, Vrints C, et al. Predictive value of the P wave at implantation for atrial fibrillation after VVI pacemaker implantation. *Pacing Clin Electrophysiol.* 1992;15:2077–2083.

115. Padeletti L, Santini M, Boriani G, et al. Duration of P-wave is associated with atrial fibrillation hospitalizations in patients with atrial fibrillation and paced for bradycardia. *Pacing Clin Electrophysiol.* 2007;30:961–969.

116. Healey JS, Israel CW, Connolly SJ, et al. Relevance of electrical remodeling in human atrial fibrillation: Results of the Asymptomatic Atrial Fibrillation and Stroke Evaluation in Pacemaker Patients and the Atrial Fibrillation Reduction Atrial Pacing Trial mechanisms of atrial fibrillation study. *Circ Arrhythm Electrophysiol.* 2012;5:626–631.

117. Dilaveris PE, Gialafos EJ, Sideris SK, et al. Simple electrocardiographic markers for the prediction of paroxysmal idiopathic atrial fibrillation. *Am Heart J.* 1998;135:733–738.

118. Dogan U, Dogan EA, Tekinalp M, et al. P-wave dispersion for predicting paroxysmal atrial fibrillation in acute ischemic stroke. *Int J Med Sci.* 2012;9:108–114.

119. Altunkeser BB, Ozdemir K, Gok H, et al. Can P wave parameters obtained from 12-lead surface electrocardiogram be a predictor for atrial fibrillation in patients who have structural heart disease? *Angiology.* 2003;54:475–479.

120. Girasis C, Vassilikos V, Efthimiadis GK, et al. Patients with hypertrophic cardiomyopathy at risk for paroxysmal atrial fibrillation: advanced echocardiographic evaluation of the left atrium combined with non-invasive P-wave analysis. *Eur Heart J Cardiovasc Imaging.* 2013;14:425–434.

121. Aytemir K, Amasyali B, Kose S, et al. Maximum P-wave duration and P-wave dispersion predict recurrence of paroxysmal atrial fibrillation in patients with Wolff-Parkinson-White syndrome after successful radiofrequency catheter ablation. *J Interv Card Electrophysiol.* 2004;11:21–27.

122. De Bacquer D, Willekens J, De Backer G. Long-term prognostic value of P-wave characteristics for the development of atrial fibrillation in subjects aged 55 to 74 years at baseline. *Am J Cardiol.* 2007;100:850–854.

123. Dogan A, Acar G, Gedikli O, et al. A comparison of P-wave duration and dispersion in patients with short-term and long-term atrial fibrillation. *J Electrocardiol.* 2003;36:251–255.

124. Ozdemir O, Soylu M, Demir AD, et al. P-wave durations in patients experiencing atrial fibrillation during exercise testing. *Angiology.* 2007;58:97–101.

125. le Polain de Waroux JB, Talajic M, Khairy P, et al. Pulmonary vein isolation for the treatment of atrial fibrillation: Past, present and future. *Future Cardiol.* 2010;6:51–66.

126. Zhao L, Jiang WF, Zhou L, Liu X. Early-phase changes of P-wave characteristics after circumferential pulmonary vein isolation. *Chin Med J (Engl).* 2013;126:2607–2612.

127. Janin S, Wojcik M, Kuniss M, et al. Pulmonary vein antrum isolation and terminal part of the P wave. *Pacing Clin Electrophysiol.* 2010;33:784–789.

128. Nassif M, Krul SP, Driessen AH, et al. Electrocardiographic P wave changes after thoracoscopic pulmonary vein isolation for atrial fibrillation. *J Interv Card Electrophysiol.* 2013;37:275–282.

129. Gonna H, Gallagher MM, Guo XH, et al. P-wave abnormality predicts recurrence of atrial fibrillation after electrical cardioversion: A prospective study. *Ann Noninvasive Electrocardiol.* 2014;19:57-62.

130. Gorenek B, Birdane A, Kudaiberdieva G, et al. P wave amplitude and duration may predict immediate recurrence of atrial fibrillation after internal cardioversion. *Ann Noninvasive Electrocardiol.* 2003;8:215–218.

131. Ozdemir O, Soylu M, Demir AD, et al. Does P-wave dispersion predict the atrial fibrillation occurrence after direct-current shock therapy? *Angiology.* 2006;57:93–98.

132. Salah A, Zhou S, Liu Q, Yan H. P wave indices to predict atrial fibrillation recurrences post pulmonary vein isolation. *Arq Bras Cardiol.* 2013;101:519-527.

133. Ogawa M, Kumagai K, Vakulenko M, et al. Reduction of P-wave duration and successful pulmonary vein isolation in patients with atrial fibrillation. *J Cardiovasc Electrophysiol.* 2007;18:931–938.

134. Caldwell J, Koppikar S, Barake W, et al. Prolonged P-wave duration is associated with atrial fibrillation recurrence after successful pulmonary vein isolation for paroxysmal atrial fibrillation. *J Interv Card Electrophysiol.* 2014;39:131-138.

135. Siebert J, Anisimowicz L, Lango R, et al. Atrial fibrillation after coronary artery bypass grafting: Does the type of procedure influence the early postoperative incidence? *Eur J Cardiothorac Surg.* 2001;19:455–459.

136. Buxton AE, Josephson ME. The role of P wave duration as a predictor of postoperative atrial arrhythmias. *Chest.* 1981;80:68–73.

137. Tsikouris JP, Kluger J, Song J, White CM. Changes in P-wave dispersion and P-wave duration after open heart surgery are associated with the peak incidence of atrial fibrillation. *Heart Lung.* 2001;30:466–471.

138. Chandy J, Nakai T, Lee RJ, et al. Increases in P-wave dispersion predict postoperative atrial fibrillation after coronary artery bypass graft surgery. *Anesth Analg.* 2004;98:303–310.

139. Chang CM, Lee SH, Lu MJ, et al. The role of P wave in prediction of atrial fibrillation after coronary artery surgery. *Int J Cardiol.* 1999;68:303–308.

140. Akutsu Y, Kaneko K, Kodama Y, et al. A combination of P wave electrocardiography and plasma brain natriuretic peptide level for predicting the progression to persistent atrial fibrillation: Comparisons of sympathetic activity and left atrial size. *J Interv Card Electrophysiol.* 2013;38:79–84.

141. Cotter PE, Martin PJ, Pugh PJ, et al. Increased incidence of interatrial block in younger adults with cryptogenic stroke and patent foramen ovale. *Cerebrovasc Dis Extra.* 2011;1:36–43.

142. Magnani JW, Gorodeski EZ, Johnson VM, et al. P wave duration is associated with cardiovascular and all-cause mortality outcomes: the National Health and Nutrition Examination Survey. *Heart Rhythm.* 2011;8:93–100.

143. Aro AL, Anttonen O, Kerola T, et al. Prognostic significance of prolonged PR interval in the general population. *Eur Heart J.* 2014;35:123–129.

144. Soliman EZ, Cammarata M, Li Y. Explaining the inconsistent associations of PR interval with mortality: the role of P-duration contribution to the length of PR interval. *Heart Rhythm.* 2014;11:93–98.

145. Liu G, Tamura A, Torigoe K, et al. Abnormal P-wave terminal force in lead V1 is associated with cardiac death or hospitalization for heart failure in prior myocardial infarction. *Heart Vessels.* 2013;28:690–695.

146. Li Y, Shah AJ, Soliman EZ. Effect of electrocardiographic P-wave axis on mortality. *Am J Cardiol.* 2014;113:372–376.

147. Gudbjartsson DF, Arnar DO, Helgadottir A, et al. Variants conferring risk of atrial fibrillation on chromosome 4q25. *Nature.* 2007;448:353–357.

148. Benjamin EJ, Rice KM, Arking DE, et al. Variants in ZFHX3 are associated with atrial fibrillation in individuals of European ancestry. *Nat Genet.* 2009;41:879–881.

149. Ellinor PT, Lunetta KL, Glazer NL, et al. Common variants in KCNN3 are associated with lone atrial fibrillation. *Nat Genet.* 2010;42:240–244.

150. Sinner MF, Pfeufer A, Akyol M, et al. The non-synonymous coding IKr-channel variant KCNH2-K897T is associated with atrial fibrillation: results from a systematic candidate gene-based analysis of KCNH2 (HERG). *Eur Heart J.* 2008;29:907–914.

151. Lubitz SA, Sinner MF, Lunetta KL, et al. Independent susceptibility markers for atrial fibrillation on chromosome 4q25. *Circulation.* 2010;122:976–984.

152. Lin H, Sinner MF, Brody JA, et al. Targeted sequencing in candidate genes for atrial fibrillation: The cohorts for heart and aging research in genomic epidemiology targeted sequencing study. *Heart Rhythm.* 2014;11:452-457.

153. Havlik RJ, Garrison RJ, Fabsitz R, Feinleib M. Variability of heart rate, P-R, QRS and Q-T durations in twins. *J Electrocardiol.* 1980;13:45–48.

154. Hanson B, Tuna N, Bouchard T, et al. Genetic factors in the electrocardiogram and heart rate of twins reared apart and together. *Am J Cardiol.* 1989;63:606–609.

155. Pilia G, Chen WM, Scuteri A, et al. Heritability of cardiovascular and personality traits in 6,148 sardinians. *PLoS Genet.* 2006;2:e132.

156. Newton-Cheh C, Guo CY, Wang TJ, et al. Genome-wide association study of electrocardiographic and heart rate variability traits: the Framingham heart study. *BMC Med Genet.* 2007;8(suppl 1):S7.

157. Pfeufer A, van Noord C, Marciante KD, et al. Genome-wide association study of PR interval. *Nat Genet.* 2010;42:153–159.

158. Rabert DK, Koch BD, Ilnicka M, et al. A tetrodotoxin-resistant voltage-gated sodium channel from human dorsal root ganglia, HPN3/SCN10A. *Pain.* 1998;78:107–114.

159. Remme CA, Wilde AA, Bezzina CR. Cardiac sodium channel overlap syndromes: Different faces of SCN5A mutations. *Trends Cardiovasc Med.* 2008;18:78–87.

160. Kristensen L, Nielsen JC, Mortensen PT, et al. Sinus and paced P wave duration and dispersion as predictors of atrial fibrillation after pacemaker implantation in patients with isolated sick sinus syndrome. *Pacing Clin Electrophysiol.* 2004;27:606–614.

第 4 章

运动员的心电图

Yousef Bader，Mark S. Link，N.A. Mark Estes Ⅲ

概述

心电图变化在运动员中很常见，这是由于生理适应发生在心肌传导、复极和冲动形成中，以应对运动调节和自主神经张力的改变。运动员的心脏在很大程度上表现为心脏质量的良性增加，其循环和形态改变是对运动训练的适应。这些结构和心电图上的适应可能与心血管疾病（CVD）相关。结构上的表现包括心室扩大和心室肥大。心电图异常包括 QRS 波电压增高、Q 波异常和 T 波异常等。心电图表现（如缓慢性心律失常、心室肥大或复极异常）是生理性的而非病理性的[1-31]。少数情况下，运动员的心电图可能表现出潜在的导致心源性猝死的心血管疾病的变化[1-31]。区分运动员生理性心电图改变和可能危及生命的心血管疾病，仍然是临床上的一个挑战[1-31]。对医生来说，如何从知识和理解的层面来解释心电图变化是由于运动锻炼，还是作为潜在结构性心脏病或致命性心律失常的指标是至关重要的。根据不同的年龄、性别、种族、运动、团队位置和训练水平，运动员心电图的正常范围是有变化的[1-31]。最近发表的与此问题相关的共识建议为解释运动员心电图提供了一个建设性框架[32-47]。然而，心电图定义异常、灰度区和一些对挑战解释的不一致性仍然存在[32-47]。

包括心电图在内的运动员前期筛选的问题不属于本章的讨论范围[48-57]。然而，一些人建议将 12 导联心电图纳入运动前筛查中是适当的[48-57]。其基本原理是，心电图在检测运动期间易导致猝死的心血管疾病方面比包括病史及体格检查在内的标准筛选更有价值[48-57]。心电图检测心肌病、离子通道病及其他运动性猝死的临床应用取决于其敏感性、特异性、阳性和阴性的预测值[48-57]。基于 Bayesian 分析原理，很显然易发猝死的心血管条件的低发病率限制了心电图具有良好敏感性和特异性的预测精度[48-57]。关于使用二次检查[如超声心动图和心脏磁共振成像（MRI）]来确诊一些心血管疾病的不确定性仍然存在[48-57]。在最近的研究资料中提出了争议性问题：是否将心电图纳入运动前筛查[58-64]。本章单独详细描述了易导致运动性猝死的多种心血管疾病的异常心电图[59-64]。包括肥厚型心肌病（HCM）、致心律失常性右心室（RV）发育不良、Brugada 综合征、早期复极、长 QT 综合征，以及其他诱发运动员心源性猝死的心电图改变[59-63]。本章的目的是提供最佳的建议，用于区分运动训练导致心血管重塑的生理性心电图改变和可能是诱发运动性猝死心血管疾病标志的心电图改变。此外，本章将讨论已提出分类方案的局限性，这些方案被用来区分归因于运动员心脏的心电图改变和那些可能提示潜在的诱发猝死的心血管疾病的心电图改变。

健康运动员心血管重塑的多个心电图改变被描述为正常运动员的正常表现（表 4.1）[37-47]。最近，运动员的心电图改变被分为两个不同的组[37-39]：①常见与训练相关的；②不常见与训练不相关的（表 4.2）[37-39]。

表 4.1 运动员常见的心电图表现

窦性心动过缓(>30 次/分)

窦性心律失常

异位心房节律

一度房室传导阻滞(PR>200ms)

二度 I 型/II 型房室传导阻滞

不完全性 RBBB

P 波切迹

LVH 单纯 QRS 波电压增高

- 除外 LVH 的 QRS 波电压增高合并任何 LVH 非电压增高,如左心房扩大、电轴左偏、ST 段下降、T 波倒置或病理性 Q 波

早期复极

复极异常

- 包括 ST 段抬高或压低
  (ST 抬高、J 点抬高、J 波、QRS 终末顿挫)

凸面向上("穹顶样")ST 段抬高

- 在黑种人/非洲运动员中,在 V_1~V_4 导联与 T 波倒置同时存在

常见的与训练相关的心电图改变是对常规运动的生理适应,因此在运动员中被认为是正常的,无症状运动员中不需要进一步的评估。AV,房室;LVH,左心室肥大;ms,毫秒;RBBB,右束支传导阻滞。(Modified with permission.[37-39])

表 4.2 运动员罕见的异常心电图表现

T 波倒置

- V_2~V_6、II 和 aVF、I 和 aVL(不包括 III、aVR 和 V_1)导联中 2 个或更多深度大于 1mm

ST 段压低

- 2 个或更多导联压低 ≥0.5mm

病理性 Q 波

- 2 个或更多导联深度>3mm 或时限>40ms(III、aVR 导联除外)

完全性 LBBB

- QRS 时限≥120ms,主要是 V_1 导联负向 QRS 波群(QS 或 rS),以及 I 和 V_6 导联的单相直立 R 波

室内传导延迟

- 任何 QRS 时限≥140ms

电轴左偏

- -90°~-30°

左心房扩大

- I 或 II 导联 P 波时限延长,>120ms,伴 V_1 导联 P 波负向部分深度≥1mm 或时限≥40ms

心室预激

- PR 间期<120ms,δ 波(QRS 波群起始粗钝)和 QRS 波增宽(>120ms)

长 QT 间期

- QTc≥470ms(男性)
- QTc≥480ms(女性)
- QTc≥500ms(显著 QT 延长)

短 QT 间期

- QTc≤320ms

Brugada 样心电图

- V_1~V_3 导联≥2 个导联,马鞍型和下斜型 ST 段抬高伴负向 T 波

严重的窦性心动过缓

- <30 次/分或窦停顿搏≥3s

室性心律失常

- 二联律、三联律和非持续性 VT

在运动员中不认为是正常的变化,并且需要进一步评估。(Modified with permission.[37-39])

这些分类是基于发病率、与运动训练的关系、与增加的心血管风险的关联,以及需要进一步临床研究来确认或排除潜在 CVD[37-39]。这种运动员心电图改变的分类方案将作为一个有用但不够完善的框架,解释后续心电图改变是常见的与训练相关的,或不常见的与训练无关的内容[37-39]。

窦性心动过缓、窦性心律失常、交界性节律和异位心房节律

由于运动训练伴随着高迷走神经张力和交感神经张力降低,运动员出现了广泛的缓慢性心律失常。这些变化归因于生理性、电学、心脏结构的重塑及自主神经系统的变化,以应对大量的体力活动[1,2,14]。窦房结通过自律性机制,并受交感和副交感神经的影响,决定了一个人基于生理状态的必要心率[1,2,14]。窦性心动过缓,定义为心率小于 60 次/分,是运动员中最常见的表现(图 4.1)。高达 91% 的运动员在休息时

有窦性心动过缓,但这取决于运动的类型[1,2,14]。耐力运动(如长跑、骑自行车和游泳等)的运动员的静息心率随着训练水平的提高而变低[1,2,14]。运动员的静息心率可能在 30 次/分,这是迷走神经张力高的结果,在无症状时被认为是正常的。有学者认为窦房结的改变与迷走神经张力的增加无关,而与窦房结自

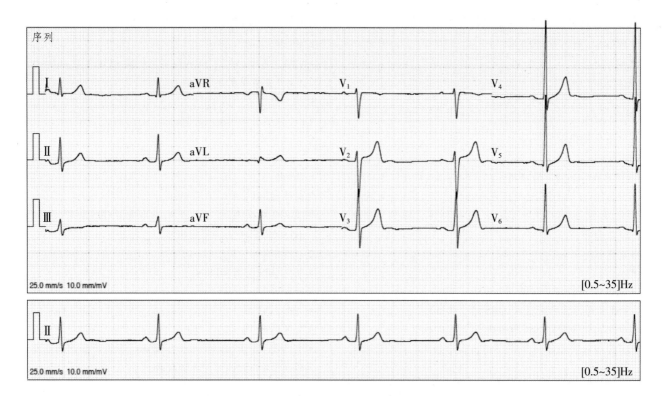

图 4.1   18 岁长跑女运动员无症状的窦性心动过缓。

律性降低有关。然而,在运动时,运动员静息窦性心动过缓表现出正常的变时性反应[1,2,14]。

窦性心律失常或者与吸气相关的心率增加,在高水平运动员中也很常见,反映了迷走神经张力增加(图 4.2)[1,2,14]。这种呼吸相关的心率变异性被称为窦性心律失常,在儿童中是常见的。据报道,这种情况在多达 69%的运动员中存在[1,2,14,38]。心率通常在吸气时略有增加,在呼气时稍微减慢。这也是一个运动员的良性发现,不需要进一步探究[1,2,29]。

除了异位心房节律和游走性心房节律外,运动

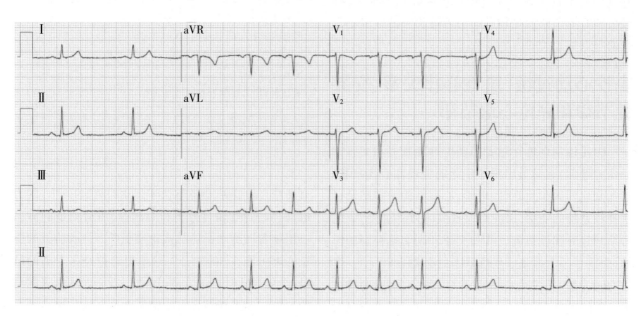

图 4.2   20 岁曲棍球男运动员,窦性心律失常表现为吸气时心率增加。

员也可能有交界性节律。窦房结位于上腔静脉和右心房交界处的右心房后部[1,2,14]。因此，在 12 导联心电图中的 Ⅰ、Ⅱ、V₁ 导联上，P 波通常是直立的。由于上述机制对窦房结的抑制，心房中的其他自律灶有时会主导心率[1,2,14]。运动员可能有异位心房节律，P 波形态与正常窦性心律（NSR）中的不同。有时，在单个导联中可以看到大于 2 个心房异位灶，这被称为多源性心房节律或游走性心房节律[1,2,14]。当运动员固有的交界性节律比基线或静息窦性心律快时，被认为是生理性的[1,2,14]。典型交界性逸搏心率为 40~60 次/分，而运动员窦性心动过缓时的心率常常低于此范围，交界性逸搏是常见的（图 4.3）[1,2,14]。

区分运动员的正常心率和心律失常通常需要根据记录的心律失常或心血管异常引起的症状来进行[1,2,37-39]。心率随着运动训练和心动过缓而正常化，与运动训练的减少相反，被认为是生理性心动过缓的指标，而不是原发性窦房结功能障碍的表现[1,2,37-39]。通常仅出现症状性心动过缓、显著窦性心动过缓或窦性心律失常（心率低于 30 次/分或停搏>3s），应视为潜在的窦房结功能障碍的表现[1,2,37-39]。

左、右心房异常

历史上，多项研究指出，运动员的 P 波振幅比非运动员更大[1,2,5,31]。这被认为是由于心房肥大。在一份报告中，25% 优秀跑步运动员在任何导联都有 2.5~3mm 的 P 波振幅。此外，已经注意到在运动员中 P 波切迹发病率更高，一项关于 26 名跑步运动员的研究中有 18 名有这一发现[25]。然而，这一发现在另一项对芬兰运动员的研究中没有被注意到，其中 651 名运动员中只有 41 名存在 P 波切迹[26]。最近，右心房扩大的心电图证据在运动员中被列为异常表现[38]。在一项 1108 名运动员的研究中，右心房扩大的发病率为 0.08%[3]。基于这一最新数据，近期的共识建议指出，如果存在右心房扩大的心电图表现，不应被视为运动诱导心脏重塑的表现。应排除与右心房扩大相关的先天性或后天性心脏病[38]。

左心房异常的心电图定义为 V₁ 或 V₂ 导联负向 P 波，时限为 40ms，振幅为 1mm，或总 P 波时限为 120ms。一些研究已报道了多达 18% 的运动员存在左

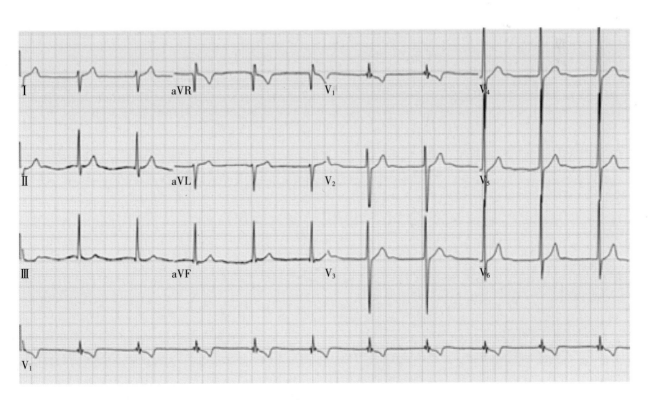

图 4.3 19 岁游泳运动员无症状的交界性节律。注意 QRS 波群前无 P 波。

心房异常,而另一些报道低至 0.7% 的运动员存在左心房异常[3,13,16]。目前的建议是:无症状、无特殊个人及家族史的年轻运动员,单纯心房异常不需要进行检查[37-39];大学生和成人运动员应进行是否符合心房异常标准的检查[37,38]。

房室传导

高迷走神经张力对运动员房室(AV)结的影响也很明显。一度房室传导阻滞(PR 间期>200ms)和莫氏 I 型(文氏)二度房室传导阻滞在受过训练的运动员中是常见和良性的(图 4.4)[1,2,37-39]。据报道,它们分别在 35% 和 10% 的运动员心电图中存在[38]。随着运动和窦性心动过速,通过房室结传导应伴随交感神经激活引起的房室传导生理性降低而改善[1,2,38]。在 II 型二度(莫氏 II 型)和三度房室传导阻滞的运动员中,应仔细诊断评估是否需要安置起搏器[1,2,37-39]。

2:1 阻滞可能是莫氏 I 型也可能是莫氏 II 型;如果 QRS 不延长,阻滞可能在 AV 结(莫氏 I 型)。如果 QRS>120ms,那么很可能阻滞位于希氏束–浦肯野系统(莫氏 II 型)。

传导异常:RBBB、LBBB 和室内传导延迟

在运动员身上也常见到结下和希氏束传导延迟。不完全性右束支传导阻滞(RBBB)在 12%~32% 的运动员中是一种常见的表现,是由 RV 增大引起的,这是常规训练的正常反应[1-3,13,37-39]。不完全性 RBBB 的原因被认为是 RV 轻度增大致心腔面积增大,导致通过 RV 心肌的传导延迟,而不是在希氏束–浦肯野系统内的延迟[18]。这种心电图表现在耐力型运动员中更常被注意到,男性较为明显[38]。

一般来说,不完全性 RBBB 在运动员无症状时不需要进一步评估[38]。但在有第二心音固定分裂的情况下,应该排除继发孔型房间隔缺损(ASD)[38]。

室内传导延迟>110ms、完全性束支传导阻滞(BBB)、QRS>120ms、分支阻滞在运动员中不常见,可能有潜在的疾病[35]。运动员的 RBBB 和左束支传导阻滞(LBBB)的发病率与一般人群相似,接近 0.4%,是一种疾病[3]。针对足球运动员进行的研究发现,与体重较轻的球员(96±7ms)相比,前锋的 QRS 波持续

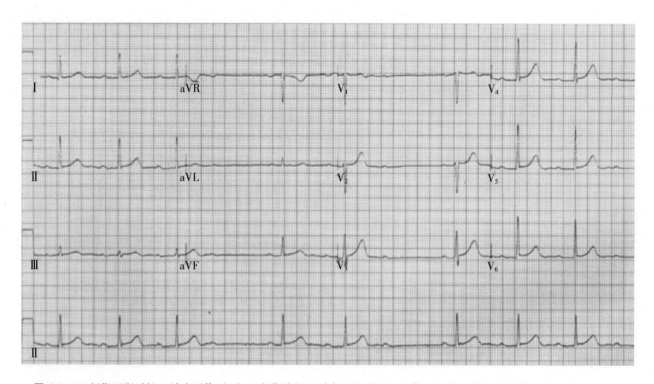

图 4.4 PR 间期逐渐延长,P 波未下传,之后 PR 间期缩短,P 波与 QRS 波 4:3 下传,显示房室结水平的莫氏 I 型(文氏)传导。

时间更长（102±10ms）。对这些运动员行经胸超声心动图显示，无论是否调整体表面积，前锋的左心室（LV）质量和左心室舒张末期的内径都较大。这一发现表明，运动的类型对运动员的心脏和 QRS 间期有不同的影响。具有较大 LV 质量的运动员的 QRS 持续时间稍长[7]。

完全性 RBBB 在健康无症状的个体中是不常见的，通常为单纯良性传导障碍（图 4.5）[1,2,37-39]。另一方面，LBBB 在健康无症状的个体中是极罕见的，是潜在结构性心脏疾病的预测因素[1,2,37-39]。即使影像检查证实结构正常的心脏，LBBB 也可能是未来心肌病的标志。QRS 间期大于 120ms 在健康无症状的个体中是少见的，需要进一步评估，并且被认为是异常的[37-39]。

QRS 电轴

正常的 QRS 电轴在出生时是向右的，在婴儿期和儿童期向左移位。电轴右偏>120°是常见的，尤其是在年轻运动员中，发生率高达 20%[1,2,37,39]。几项队列研究将 QRS 电轴与年龄相关联，发现 20 岁以下运动员的 QRS 电轴为 0°~102°，20~29 岁运动员的电轴为 10°~95°[15]。成人电轴右偏是罕见的，通常是严重肺部疾病导致的。电轴左偏是非常普遍的，在约 8% 的

成年人中存在[15]。一般情况下，QRS 电轴为 –30°~120° 的无症状运动员不需要进一步评估。电轴右偏、肺部疾病或电轴左偏和系统性高血压者需要进一步检查[37-39]。

Q 波

Q 波虽然可见于缺血性心脏病、浸润性心肌病和 HCM，但它们在这些情况下的病理生理学是不同的。在 HCM 中，Q 波可能是在非对称性心肌肥厚时激动远离胸前导联形成的。在缺血性心脏病中，Q 波是远离瘢痕去极化电势的结果[1,2,37-39]。在缺血性心脏病中，世界卫生组织对病理性 Q 波的诊断标准是持续时间超过 40ms，在两个相邻导联中 R 波振幅>24%[65]。缺血性心脏病在 40 岁以下的人中是罕见的，因此如果 40 岁以下运动员心电图上存在 Q 波，应考虑 HCM。病理性 Q 波是指 2 个及更多的导联，其深度超过 3mm 或时限超过 40ms，除了 III 和 aVR 导联外。

右心室肥大（RVH）

Sokolow–Lyon RVH 电压标准（Rv$_1$+Sv$_5$>10.5mm）在许多研究中已经应用到运动员上。年轻运动员更可能达到 RVH 的标准。Sharma 等在一项关于年轻精

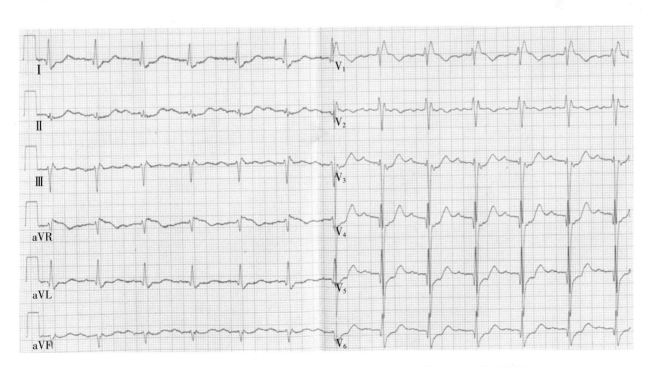

图 4.5 一名 53 岁的运动员准备马拉松比赛，完全性 RBBB 伴一度 AV 传导阻滞。

英运动员的研究中报道了这一发现,他们中的大多数人年龄不到 16 岁。RVH 在运动员中的发生率为 12%,而对照组为 10%[16]。通常,如果存在 RVH,其 ECG 模式不应被解释为运动诱导的心脏重塑的表现[37,38]。当运动员的 RVH 仅存在电压标准时,可能代表生理性肥大[37]。相比之下,当有额外发现时进一步的评估是必要的,如右心房扩大、V_2 或 V_3 导联 T 波倒置和(或)电轴右偏[37]。先天性或后天性心脏病与右心房增大和(或)病理性右心室扩大/肥大有关,应进行心脏影像检查排除。

左心室肥大(LVH)

高强度的运动训练与右心室和左心室的变化有关,包括心室质量增加、舒张末期容积和室壁厚度[37-39]。这些变化反映在体表 ECG 上[37-39]。QRS 电压可因人而异,基于年龄、性别、种族和体质。有助于诊断 LVH 的多个电压标准,包括 Sokolow–Lyon 标准(Sv_1+Rv_5 或 $Rv_6 \geqslant 35mm$ 或 $R_{aVL} \geqslant 11mm$)和 Cornell 标准($Sv_3+R_{aVL} > 28mm$ 或 $Sv_3+R_{aVL} > 20mm$)。一般来说,常用的 QRS 电压标准适用于 35 岁以上的成年人。16~35 岁年龄组的标准还没有完全建立,仅基于

电压的 LVH 诊断在这个年龄组中的准确性低[37-39]。

高强度训练的运动员左心室肥大的诊断尤其严重,因为许多运动员符合标准电压[1,2]。不仅在男性中更为常见,而且在参加耐力训练的运动员中更常见,如划船、骑自行车和越野滑雪(图 4.6)[1,2]。黑种人运动员心电图变化较为普遍和明显,这可能反映了更显著的心肌改变。与白种人运动员(4%符合 LVH 标准)相比,大约 1/5 的黑种人运动员左心室壁厚度>12mm,3%的黑种人运动员左心室壁厚度>15mm[37-39]。对斯坦福大学足球运动员的研究表明,白种人运动员和黑种人运动员的 QRS 电压和 LV 质量指数存在差异。黑种人运动员的 QRS 向量幅度高达 3.2±0.7(比 2.7±0.8),这可能反映了黑种人运动员 LV 质量指数的增加($77\pm11g/m^2$ 比 $71\pm11g/m^2$)[8]。

在轻度或中度的高血压患者中,相比于欧洲裔美国人,Sokolow-Lyon 标准在非洲裔美国人中具有更高的敏感性和更低的特异性,而 Cornell 电压标准在非洲裔美国人中的敏感性低和特异性高[37-39]。基于最佳可用的数据,建议 12 导联 ECG 提示左心室肥大 QRS 电压标准的运动员,不需要系统的超声心动图评价,除非他们有相关症状、CVD 和(或)SCD 家族史或非心电图电压标准提示的病理性左心室肥大[38]。

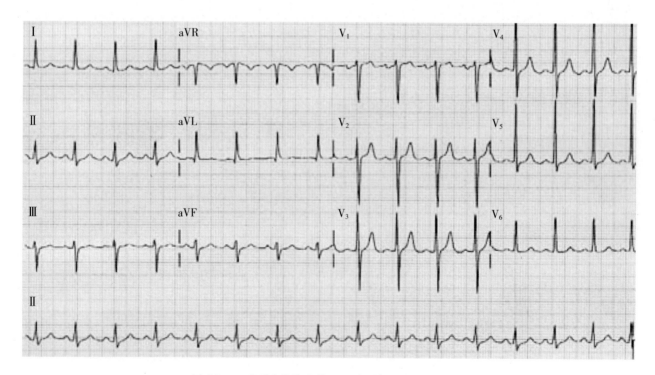

图 4.6　41 岁无症状跑步者 LVH 电压标准无继发改变。

因此,在没有其他心电图异常(如左心房扩大、病理性 Q 波、ST 改变、电轴左偏)时,符合 LVH 电压标准被认为是运动员非特异性的表现。

最近的共识文件强调了鉴别心电图病理性和生理性肥大的潜力[37-39]。根据经验,表现为左心室肥大的结构性心脏病的心电图异常,如包括 HCM、瓣膜病或高血压性心脏病,仅与训练相关的心电图改变轻微重叠[37-39]。单纯的左心室肥大 QRS 电压标准(Sokolow–Lyon 标准或 Cornell 电压标准)在 HCM 患者中非常罕见(1.9%),其病理性左心室肥大多合并 1 个或多个额外的非电压标准,如左心房扩大、电轴左偏、室内差传、ST 段和 T 波异常、病理性 Q 波[37-39]。在此基础上,建议对所有合并左心室肥大非电压标准的运动员都进行超声心动图评价,以排除潜在的结构性心脏病和病理性左心室肥大[37-39]。

复极改变:ST 段抬高、ST 段压低和 T 波倒置

运动员的 ST 段抬高可归因于良性运动相关的早期复极,或是由于早期复极综合征或 Brugada 综合征而增加心脏骤停风险的表现[32-36]。很明显,正确描述这些复极变化是非常重要的,区分它们仍有挑战。良性早期复极的特点是 J 点抬高、合并两个相邻导联 ST 段凹型向上抬高、QRS 波群终末部分切迹或顿挫(图 4.7)[32-36]。早期复极大多数是正常变异和良性的。胸前和前外侧导联早期复极合并 ST 段抬高是运动员的常见表现,在 45% 的白种人运动员和 90% 的黑种人运动员中可见[65,66]。下壁早期复极也很常见,在 25% 的运动员中可见,在那些合并 QRS 电压增加和心率减慢的黑种人运动员中更为普遍。早期复极与潜在结构性心脏病无相关性。当 V₁~V₂ 导联中出现 ST 段抬高时,需要仔细检查心电图是否有 Brugada 综合征的可能性。当早期复极与 QRS 电压增加同时发生时,应连续随访患者,因为这可能是进展为症状性 HCM 的前兆,不能从运动中消失。

最近,早期复极综合征被描述为与良性早期复极不同的临床情况,伴随着猝死风险的增加[32-36,65,66]。这种早期复极综合征的特征是,在没有 ST 段抬高的情况下,两个相邻的下壁或侧壁导联上出现 QRS 群向下切迹或 J 波[32-36,65,66]。Haïssaguerre 等发表的一项研究表明,以 QRS 波群终末顿挫或 J 波为特征的下壁导联早期复极增加 2~4 倍特发性室性心动过速(VT)和心室颤动的发生[66]。ESC 标准关于早期复极

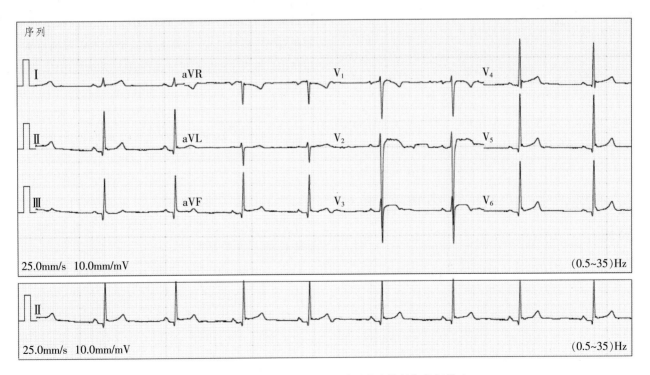

图 4.7　一名 22 岁无症状足球运动员的良性早期复极模式。

的诊断标准与这些发现相符。

虽然良性早期复极的 ST 段抬高是训练运动员心电图的常见表现,但 ST 段压低并不常见[37-39]。在任何侧壁导联(I 、aVL、V_5 和 V_6 导联)明显的 ST 段压低>0.5mm(PR 等电位线下),或 1 个导联>1mm 或与 T 波倒置相关,应进一步评估以排除潜在的心脏病[37-39]。

T 波倒置的发病率在运动员和久坐个体中相似,影响 2%~4%的人[16,37]。T 波异常在黑种人运动员中更为常见,尤其是女性。在非黑种人运动员中,除 III、aVR、V_1 和 V_2 导联外的其他导联出现 T 波倒置>1mm,有必要进行诊断评估,以排除潜在疾病。黑种人女性运动员的 T 波倒置的发病率高于非黑种人运动员(14%比 2%)[16]。然而,由于 T 波倒置也出现在心肌病的患者中,T 波倒置>2mm 在 2 个或更多的相邻导联中存在,被认为是 CVD 的潜在标志,值得进一步评估[37]。建议进一步评估较小和显著的 T 波倒置。

QT 间期异常

QT 间期(QTc)>500ms 与男性和女性心源性猝死高风险相关是公认的;然而,应用传统的男性 QTc>440ms 和女性 QTc>460ms 标准的情况下,导致真正长 QT 综合征的假阳性率较高[1,2,37-39]。共识表明在没有导致 QT 间期延长的药物或代谢异常的情况下,不管运动员还是非运动员 QTc>500ms 足以诊断为长 QT 综合征[37-39,58]。男性 QTc 为 440~500ms 和女性 QTc 为 460~500ms 被认为是一个不确定的区域,需要进一步评估[37-39,58]。短 QT 综合征是一种极少见的心电图表现,定义为 QTc<330ms。对于 QTc<330ms 的患者推荐进一步评估[38]。

运动员正常和异常心电图标准的验证

虽然提出的标准为鉴别运动员正常和异常心电图提供了一个有用的框架,但是临床医生负责解释 ECG 应注意到所有提出的分类方案的局限性。ESC 标准于 2010 年制定,当时一个国际专家组在《欧洲心脏杂志》发表了新的解释运动员 ECG 的建议[38]。作者将他们的建议应用于一组由 Pelliccia 等先前研究过的 1005 名奥运会级别的运动员。使用他们的新建议后,ECG 报告异常发现数量从 40%减少到 11%。Uberoi 等将 ESC 标准建议应用于斯坦福大学的运动员,并有类似的发现,将 ECG 异常需要进一步处理数量从 10%减少到 4%[37]。Uberoi 等的 ESC 标准和建议导致特异性显著增加,假阳性减少。然而,这些标准尚未得到验证[37]。

最近的研究已经注意到,2010 年 ESC 标准解释 ECG 已经与一个相对较高的心房异常与假阳性率相关[67]。一项针对 ESC 标准提出的单纯异常心房扩大和电轴偏移的前瞻性研究发现,2533 名运动员中发病率为 13%,对这些运动员的超声心动图评估没有显示出任何主要的结构或功能异常[67]。排除心房扩大或电轴偏移将假阳性率从 13%降低到 7.5%,将特异性从 90%提高到 94%,敏感性从 91%降低到 89.5%。很明显,欧洲及其他国家建议的心电图判读标准值得进一步验证和完善[67]。

从另一项最近的调查中,我们深入了解了在区分正常与异常心电图和二次检测方面的一些诊断挑战[68]。对 300 名连续入选的黑种人运动员、375 名白种人运动员和 153 名对照人员的 ECG 和 RV 超声心动图数据进行比较[68,69]。对照由同样比例的非黑种人运动员组成[68,69]。与白种人运动员或任一种族的对照组相比,前壁 T 波倒置(V_1~V_4 导联)在黑种人运动员中更为常见(14.3%;P=0.001)。与相同种族的对照组相比,黑种人和白种人运动员的 RV 容积更大,包括 RV 流出道容积[68,69]。与白种人运动员相比,黑种人运动员的 RV 流出道容积和 RV 前后径的所有 3 项测量值均显著降低[68,69]。在超声心动图上,4 名白种人运动员和 4 名黑种人运动员在心尖四腔切面上有 RV 心尖部室壁运动异常[68,69]。结合 V_1~V_3 导联 T 波倒置和 RV 扩大,符合修改后的 ARVC 诊断标准的黑种人运动员为 3%,白种人运动员仅为 0.3%[68,69]。为了满足 ARVC 诊断的修订标准,RV 室壁运动异常需要伴随心室扩大[70]。

在 4 名超声心动图室壁运动异常的黑种人运动员中,只有 2 名合并 3 种表现(室壁运动异常、RV 扩大和 T 波倒置)[68]。这些运动员的心脏 MRI 显示正常的 RV 室壁运动,排除 ARVC。作者认为高强度训练的运动员,无论何种族,都表现出 RV 扩大,但由于黑种人运动员中 V_1~V_3 导联 T 波倒置的发病率较高,ARVC 存在误诊的可能性[68,69]。动脉粥样硬化多种族-右心室研究(MESA-RV)评估 4062 名非心脏病患者的心脏 MRI,并手动勾画 RV 舒张期和收缩期轮廓。作者应用 2009 年美国心脏协会推荐的 RVH ECG 标准对患者群体的心电图进行标准化和解释。其中 6% 患者的 MRI 表现与轻度 RVH 一致。他们发现标准的特异性(>95%)较高,而敏感性和阳性预测值低(12%)[70]。

这些研究和多项其他研究已经证明,当将 ESC 运动心脏病学共识标准应用于年轻的、非体育运动员时,心电图异常(特别是 LVH 的电压标准)的发病率高[71-82]。许多异常是非特异性的,可能需要进一步检查以排除心脏疾病[71-82]。如此高的心电图异常负担对全国心血管在年轻的非运动人群中筛查的可行性和成本-效益具有重要意义,并且质疑此类指南在非运动人群中的适用性[71-83]。

心电指标与心源性猝死的关系

易导致运动员猝死的心血管显示的异常都有疾病及心电图可能明显特征[56,58-63,65,83-85],包括HCM、致心律失常性 RV 发育不良、长 QT 综合征、短 QT 综合征和儿茶酚胺敏感性 VT[56,58-63,65,71,72]。Burgada 综合征也可以通过标准心电图进行诊断,但没有推荐限制这种情况的患者参加运动(表 4.3)[73]。冠状动脉起源异常也是运动员猝死的原因之一[56,58-63,65,72]。然而,这种情况在体表心电图上并没有任何异常。这些情况的诊断标准、心电图改变、运动限制的建议和疾病管理在一些新近的文献、评论、手稿和本书多个章节(表 4.4)中进行了详细综述[56,58-63,65,83-85]。

总结

定义运动员常见的基于训练的生理性心电图改变方面取得相当大的进展。尽管如此,区分运动员生理性 ECG 变化还是导致心源性猝死的潜在心血管疾病表现,仍然是一个临床挑战。最近发表的有关运动员心电图解释的共识建议已经大大推动了这一领域的发展。然而,心电图异常定义的不一致仍然存在。对于确定所提出的标准在异质运动员中有效性的前瞻性评价还没有被执行。尽管 ECG 标准存在局限性且缺乏验证,但这些建议为临床医生提供了解

表 4.3 运动员易发心源性猝死的心血管疾病及心电图异常

HCM
    LVH 电压标准、间隔 Q 波、继发性复极改变(包括 ST 段压低和 T 波倒置)
致心律失常性 RV 发育不良
    主要:复极异常。右胸前导联(V_1、V_2、V_3)或更多导联 T 波倒置
      >14 岁(非完全性右束支传导阻滞 QRS>120ms);右胸前导联($V_1 \sim V_3$)的 ε 波(QRS 波群终末与 T 波起始端之间有可重复的低振幅信号)
    次要:>14 岁(非完全性右束支传导阻滞时)V_1、V_2 导联 T 波倒置,或>14 岁(合并完全性右束支传导阻滞时)V_1、V_2、V_3 和 V_4、V_5 导联的 T 波倒置
Brugada 综合征
    1 型在 V_1 和 V_2 导联凹型 ST 段逐渐下降成 T 波。在 $V_1 \sim V_3$ 导联中,≥2 个导联出现马鞍型和下斜型 ST 段抬高,随后出现负向 T 波
长 QT 综合征
    男性 QTc>470ms,女性 QTc>480ms
短 QT 综合征
    QTc<340ms
致心律失常性 RV 发育不良
    $V_1 \sim V_3$ 导联 T 波倒置,ε 波
心室预激
    δ 波和 PR<120ms

表 4.4　运动员心电图解释的建议

心电图异常	进一步评价标准	实例
Q 波	除 Ⅲ 、aVR 、aVL 和 V$_1$ 导联外 , 在任何导联中 , Q 波的深度 >3mm 或间期 >40ms	
ST 段压低	在 V$_4$、V$_5$、V$_6$、Ⅰ 、aVL 导联较 J 波到 T 波起始之 PR 等电位线压低 >0.5mm 任何导联 >1mm	
T 波倒置	除 Ⅲ 、aVR 和 V$_1$ 导联外 , >1mm (<25 岁女性除外 V$_2$ 和 V$_3$ 导联)	
心房异常	右 : P 波振幅 >2.5mm 左 : ①V$_1$、V$_2$ 导联 P 波负向部分间期 >40ms, 深度 1mm; ②总 P 波间期 >120ms	
右心室肥大	>30 岁 : ①V$_1$ 导联 R 波 >7mm; ②V$_1$ 导联 R/S 比率 >1; ③RV$_1$+ SV$_5$ 或 SV$_6$>10.5mm <30 岁 : 右心房扩大 , V$_2$、V$_3$ 导联 T 波倒置或电轴右偏 >115°	
LBBB RBBB IVCD	任何 QRS>120ms	
QRS 电轴偏移	左偏 >−30° 右偏 >115°	

RAA, 右心房异常 ; LAA, 左心房异常 ; RVH, 右心室肥大 ; RAD, 电轴右偏 ; RBBB, 右束支传导阻滞 ; TWI, T 波倒置 ; QTc, 心率校正 QT 间期。(Modified with permission.[38])

读运动员心电图最好的指导。很明显 , 虽然临床医生在鉴别运动员心电图的生理与病理变化方面已经取得了相当大的进展 , 但依然在许多基础知识方面存在差距。

参考文献

1. Foote C, Michaud G. The athlete's electrocardiogram: Distinguishing normal from abnormal. In: Estes

NAM Ⅲ, Salem D, Wang PJ, eds. *Sudden Cardiac Death in the Athlete.* New York, NY: Futura; 1998:101–115.

2. Estes NAM, Link MS, Homoud MH, Wang PJ. Electrocardiographic variants and cardiac rhythm disturbances in the athlete. In: Thompson PD, ed. *Exercise and Sports Cardiology.* New York, NY: McGraw Hill; 2001:211–232.

3. Pelliccia A, Maron BJ, Culasso F, et al. Clinical significance of abnormal electrocardiographic patterns in trained athletes. *Circulation.* 2000;102:278–284.

4. Pelliccia A, Culasso F, Di Paolo FM, et al. Prevalence of abnormal electrocardiograms in a large, unselected population undergoing pre-participation cardiovascular screening. *Eur Heart J.* 2007;28(16):2006–2010.

5. Venerando A, Rully V. Frequency, morphology and meaning of the electrocardiographic anomalies found in Olympic marathon runners. *Sports Med Phys Fitness.* 1964;50:135–141.

6. Hanne-Paparo N, Drory Y, Schoenfeld Y, Shapira Y, Kellermann JJ. Common ECG changes in athletes. *Cardiology.* 1976;61(4):267–278.

7. Uberoi A, Sadik J, Lipinski MJ, Van Le V, Froelicher V. Association between cardiac dimensions and athlete lineup position: Analysis using echocardiography in NCAA football team players. *Phys Sportsmed.* 2013;41(3):58–66.

8. Haddad F, Peter S, Hulme O, et al. Race differences in ventricular remodeling and function among college football players. *Am J Cardiol.* 2013;112(1):128–134.

9. Talan DA, Bauernfeind RA, Ashley WW, Kanakis C Jr, Rosen KM. Twenty-four hour continuous ECG recordings in long-distance runners. *Chest.* 1982;82:19–24.

10. Boraita A, Serratosa L. "El corazón del deportista": hallazgos electrocardiográficos más frecuentes. *Rev Esp Cardiol.* 1998;51:356–368.

11. Tintoré S. Electrocardiografía del deportista. In: Bayés de Luna A, Furlanello F, Maron BJ, Serra Grima JR, eds. *Cardiología Deportiva.* Barcelona: Mosby/ Doyma Libros; 1994:42-61.

12. Zehender M, Meinertz T, Keul J, Just H. ECG variants and cardiac arrhythmias in athletes: Clinical and prognostic importance. *Am Heart J.* 1990;119:1378–1391.

13. Sharma S. Athlete's heart—effect of age, sex, ethnicity and sporting discipline. *Exp Physiol.* 2003;88:665–669.

14. Stein R, Medeiros CM, Rosito GA, et al. Intrinsic sinus and atrioventricular node electrophysiologic adaptations in endurance athletes. *J Am Coll Cardiol.* 2002;39:1033–1038.

15. Mason JW, Ramseth DJ, Chanter DO, et al. Electrocardiographic reference ranges derived from 79,743 ambulatory subjects. *J Electrocardiol.* 2007;40:228–234.

16. Sharma S, Whyte G, Elliott P, et al. Electrocardiographic changes in 1000 highly trained junior elite athletes. *Br J Sports Med.* 1999;33:319–324.

17. Di Paolo FM, Schmied C, Zerguini YA, et al. The athlete's heart in adolescent Africans: an electrocardiographic and echocardiographic study. *J Am Coll Cardiol.* 2012;59:1029–1036.

18. Langdeau JB, Blier L, Turcotte H, et al. Electrocardiographic findings in athletes: the prevalence of left ventricular hypertrophy and conduction defects.

Can J Cardiol. 2001;17:655–659.

19. Douglas P, O'Toole M, Hiller D, Hackney K, Reichek N. Electrocardiographic diagnosis of exercise-induced left ventricular hypertrophy. *Am Heart J.* 1988;116:784.

20. Bjornstad H, Smith G, Storstein L, Meen H, Hals O. Electrocardiographic and echocardiographic findings in top athletes, athletic students and sedentary controls. *Cardiology.* 1993;82:66–74.

21. Wu J, Stork TL, Perron AD, Brady WJ. The athlete's electrocardiogram. *Am J Emerg Med.* 2006;24:77–86.

22. Serra-Grima R, Estorch M, Carrio I, et al. Marked ventricular repolarization abnormalities in highly trained athletes electrocardiograms: clinical and prognostic implications. *J Am Coll Cardiol.* 2000;36:1310–1316.

23. Kasikcioglu E. QT dispersion: Is it a screening parameter for athletes who have high cardiovascular risk? *Ann Noninvasive Electrocardiol.* 2005;10:391.

24. Lonati LM, Magnaghi G, Bizzi C, Leonetti G. Patterns of QT dispersion in athletic and hypertensive left ventricular hypertrophy. *Ann. Noninvasive Electrocardiol.* 2004;9:252–256.

25. Nakamato K. Electrocardiograms of 25 marathon runners before and after 100 meter dash. *Jpn Circ J.* 1969;33:105–126.

26. Klemola E. Electrocariographic observations on 650 Finnish athletes. *Ann Med Finn.* 1951;40:121–132.

27. Myetes I, Kaplinsky E, Yahini J, Hanne-Paparo N, Neufeld HN. Wenckenbach AV block: A frequent feature following heavy physical training. *Am Heart J.* 1975;990:426–430.

28. Van Ganse W, Versee L, Eylenbosch W, Vuylsteek K. The electrocardiogram of athletes. Comparison with untrained subjects. *Br Heart J.* 1970;32(2):160–164.

29. Balady GJ, Cadigan JB, Ryan TJ. Electrocardiogram of the athlete: an analysis of 289 professional football players. *Am J Cardiol.* 1984;53(9):1339–1343.

30. Northcote RJ, Canning GP, Ballantyne D. Electrocardiographic findings in male veteran endurance athletes. *Br Heart J.* 1989;61(2):155–160.

31. Ikäheimo MJ, Palatsi IJ, Takkunen JT. Noninvasive evaluation of the athletic heart: Sprinters versus endurance runners. *Am J Cardiol.* 1979;44(1):24–30.

32. Gibbons LW, Cooper KH, Martin RP, Pollock ML. Medical examination and electrocardiographic analysis of elite distance runners. *Ann NY Acad Sci.* 1977;301:283–296.

33. Kligfield P, Gettes LS, Bailey JJ, et al. Recommendations for the standardization and interpretation of the electrocardiogram: part I: The electrocardiogram and its technology: A scientific statement from the American Heart Association Electrocardiography and Arrhythmias Committee, Council on Clinical Cardiology; the American College of Cardiology Foundation; and the Heart Rhythm Society. Endorsed by the International Society for Computerized Electrocardiology. *J Am Coll Cardiol.* 2007;49:1109–1127.

34. Wagner GS, Macfarlane P, Wellens H, et al. AHA/ ACCF/ HRS recommendations for the standardization and interpretation of the electrocardiogram: part VI: Acute ischemia/ infarction: a scientific statement from the American Heart Association Electrocardiography and Arrhythmias Committee, Council on Clinical

Cardiology; the American College of Cardiology Foundation; and the Heart Rhythm Society. Endorsed by the International Society for Computerized Electrocardiology. *J Am Coll Cardiol*. 2009;53:1003–1011.

35. Hancock EW, Deal BJ, Mirvis DM, et al. AHA/ ACCF/ HRS recommendations for the standardization and interpretation of the electrocardiogram: part V: electrocardiogram changes associated with cardiac chamber hypertrophy: a scientific statement from the American Heart Association Electrocardiography and Arrhythmias Committee, Council on Clinical Cardiology; the American College of Cardiology Foundation; and the Heart Rhythm Society. Endorsed by the International Society for Computerized Electrocardiology. *J Am Coll Cardiol*. 2009;53:992–1002.

36. Surawicz B, Childers R, Deal BJ, et al. AHA/ ACCF/ HRS recommendations for the standardization and interpretation of the electrocardiogram: part III: intraventricular conduction disturbances: A scientific statement from the American Heart Association electrocardiography and arrhythmias committee, council on clinical cardiology; the American College of Cardiology Foundation; and the Heart Rhythm Society. Endorsed by the International Society for Computerized Electrocardiology. *J Am Coll Cardiol*. 2009;53:976–981.

37. Rautaharju PM, Surawicz B, Gettes LS, et al. AHA/ ACCF/ HRS recommendations for the standardization and interpretation of the electrocardiogram: part IV: The ST segment, T and U waves, and the QT interval: A scientific statement from the American Heart Association Electrocardiography and Arrhythmias Committee, Council on Clinical Cardiology; the American College of Cardiology Foundation; and the Heart Rhythm Society: Endorsed by the International Society for Computerized Electrocardiology. *Circulation*. 2009;119:e241–e250.

38. Uberoi A, Stein R, Perez MV, et al. Interpretation of the electrocardiogram of young athletes. *Circulation*. 2011;124:746–757.

39. Corrado D, Pelliccia A, Heidbuchel H, et al. Recommendations for interpretation of 12-lead electrocardiogram in the athlete. *Eur Heart J*. 2010;31(2):243–259.

40. Drezner JA, Ackerman MJ, Anderson J, et al. Electrocardiographic interpretation in athletes: The 'Seattle Criteria'. *Br J Sports Med*. 2013;47:122–124.

41. Drezner JA, Asif IM, Owens DS, et al. Accuracy of ECG interpretation in competitive athletes: The impact of using standised ECG criteria. *Br J Sports Med*. 2012;46:335–340.

42. Drezner JA, Ashley E, Baggish AL, et al. Abnormal electrocardiographic findings in athletes: recognizing changes suggestive of cardiomyopathy. *Br J Sports Med*. 2013;47:137-52.

43. Pelliccia A, Fagard R, Bjornstad HH, et al. Recommendations for competitive sports participation in athletes with cardiovascular disease: a consensus document from the Study Group of Sports Cardiology of the Working Group of Cardiac Rehabilitation and Exercise Physiology and the Working Group of Myocardial and Pericardial Diseases of the European

Society of Cardiology. *Eur Heart J*. 2005;26:1422–1445.

44. Corrado D, Basso C, Schiavon M, Thiene G. Screening for hypertrophic cardiomyopathy in young athletes. *N Engl J Med*. 1998;339:364–369.

45. Corrado D, Pelliccia A, Bjørnstad HH, et al. Cardiovascular pre-participation screening of young competitive athletes for prevention of sudden death: proposal for a common European protocol. Consensus statement of the study group of sport cardiology of the working group of cardiac rehabilitation and exercise physiology and the working group of myocardial and pericardial diseases of the European Society of Cardiology. *Eur Heart J*. 2005;26:516–524.

46. Marek JC. Electrocardiography and preparticipation screening of competitive high school athletes. *Ann Intern Med*. 2010;153:131–132.

47. Weiner RB, Hutter AM, Wang F, et al. Performance of the 2010 European Society of Cardiology criteria for ECG interpretation in athletes. *Heart*. 2011;97:1573–1577.

48. Drezner JA. ECG screening in athletes: Time to develop infrastructure. *Heart Rhythm*. 2011;8:1560–1561.

49. Steinvil A, Chundadze T, Zeltser D, et al. Mandatory electrocardiographic screening of athletes to reduce their risk for sudden death proven fact or wishful thinking? *J Am Coll Cardiol*. 2011;57:1291–1296.

50. Corrado D, Basso C, Schiavon M, Pelliccia A, Thiene G. Pre-participation screening of young competitive athletes for prevention of sudden cardiac death. *J Am Coll Cardiol*. 2008;52:1981–1989.

51. Asif IM, Drezner JA. Sudden cardiac death and preparticipation screening: The debate continues in support of electrocardiogram-inclusive preparticipation screening. *Prog Cardiovasc Dis*. 2012;54:445–450.

52. Corrado D, Migliore F, Zorzi A, et al. Preparticipation electrocardiographic screening for the prevention of sudden death in sports medicine. *G Ital Cardiol*. 2011;12:697–706.

53. Maron BJ, Thompson PD, Ackerman MJ, et al. Recommendations and considerations related to preparticipation screening for cardiovascular abnormalities in competitive athletes: 2007 update: A scientific statement from the American Heart Association Council on Nutrition, Physical Activity, and Metabolism: Endorsed by the American College of Cardiology Foundation. *Circulation*. 2007;115:1643–1455.

54. Estes NAM III, Link MS. Preparticipation athletic screening including an electrocardiogram: An unproven strategy for prevention of sudden cardiac death in the athlete. *Prog Cardiovasc Dis*. 2012;54:451–454.

55. Corrado D, Basso C, Schiavon M, Thiene G. Screening for hypertrophic cardiomyopathy in young athletes. *N Engl J Med*. 1998;339:364–369.

56. Link MS, Estes NAM. Sudden cardiac death in the athlete: bridging the gaps between evidence, policy, and practice. *Circulation*. 2012;125:2511–2516.

57. Maron BJ, Haas, TS, Doerer JJ, Thompson PD, Hodges JS. Comparison of U.S. and Italian experiences with sudden cardiac deaths in young competitive athletes and implications for preparticipation screening strategies. *Am J Cardiol*. 2009;104:276–280.

58. Dougherty KR, Friedman RA, Link MS, Estes NAM III. Prediction and prevention of sudden death in young

populations: the role of ECG screening. *J Interv Card Electrophysiol*. 2013;36(2):167–175.

59. Priori SG, Wilde AA, Horie M, et al. HRS/ EHRA/ APHRS expert consensus statement on the diagnosis and management of patients with inherited primary arrhythmia syndromes: document endorsed by HRS, EHRA, and APHRS in May 2013 and by ACCF, AHA, PACES, and AEPC. *Heart Rhythm*. 2013;10(12):1932–1963.

60. Walsh E, Abrams DJ. Electrocardiographic markers of arrhythmic risk and sudden cardiac death in pediatric and adolescent populations. In: Shenasa M, Josephson MD, Estes NAM III, eds. *The Electrocardiogram: Contemporary Challenges*. Minneapolis, MN: Cardiotext Publishing; 2015.

61. Shenasa M, Shenasa H. Electrocardiographic markers of sudden death in different substrates. In: Shenasa, M, Josephson MD, Estes NAM III, eds. *The Electrocardiogram: Contemporary Challenges*. Minneapolis, MN: Cardiotext Publishing; 2015.

62. Richter S, Brugada J, Brugada R, Brugada P. Electrocardiographic markers of arrhythmic events and sudden death in channelopathies. In: Shenasa M, Josephson MD, Estes NAM III, eds. *The Electrocardiogram: Contemporary Challenges*. Minneapolis, MN: Cardiotext Publishing; 2015.

63. Hocini M, Shah AJ, Jaïs P, Haïssaguerre M. Diagnostic electrocardiographic criteria for early repolarization and idiopathic ventricular fibrillation. In: Shenasa M, Josephson MD, Estes NAM III, eds. *The Electrocardiogram: Contemporary Challenges*. Minneapolis, MN: Cardiotext Publishing; 2015.

64. Probst V, Le Marec H. Electrocardiographic markers of progressive cardiac conduction disease. In: Shenasa M, Josephson MD, Estes NAM III, eds. *The Electrocardiogram: Contemporary Challenges*. Minneapolis, MN: Cardiotext Publishing; 2015.

65. Ammar KA, Kors JA, Yawn BP, Rodeheffer RJ. Defining unrecognized myocardial infarction: a call for standardized electrocardiographic diagnostic criteria. *Am Heart J*. 2004;148:277–284.

66. Cappato R, Furlanello F, Giovinazzo V, et al. J wave, QRS slurring, and ST elevation in athletes with cardiac arrest in the absence of heart disease: marker of risk or innocent bystander? *Circ Arrhythm Electrophysiol*. 2010;3:305–311.

67. Haïssaguerre M, Derval N, Sacher F, et al. Sudden cardiac arrest associated with early repolarization. *N Engl J Med*. 2008;358:2016–2023.

68. Gati S, Sheikh N, Ghani S, et al. Should axis deviation or atrial enlargement be categorized as abnormal in young athletes? The athlete's electrocardiogram: A time for re-appraisal of markers of pathology. *Eur Heart J*. 2013;34:3641–3648.

69. Zaidi A, Ghani S, Sharma R, et al. Physiological right ventricular adaptation in elite athletes of African and Afro-Caribbean origin *Circulation*. 2013;127(17):1783–1792.

70. Weinstock J, Estes NAM III. The heart of an athlete: black, white, and shades of grey with no gold standard. *Circulation*. 2013;127(17):1757–1759.

71. Whitman I, Patel V, Soliman E, et al. Validity of the surface electrocardiogram criteria for right ventricular hypertrophy: The MESA-RV study (multi-ethnic study of atherosclerosis-right ventricle). *J Am Coll Cardiol*. 2014;63(7):672–681.

72. Chandra N, Papadakis M, Duschl J, et al. Comparing the prevalence of ECG abnormalities between young athletes and non-athletes: the implications for a nationwide screening program. *Circulation*. 2010;A16692.

73. Zaidi A, Ghani S, Sheikh N, et al. Clinical significance of electrocardiographic right ventricular hypertrophy in athletes: Comparison with arrhythmogenic right ventricular cardiomyopathy and pulmonary hypertension. *Eur Heart J*. 2013;34(47):3649–3656.

74. Papadakis M, Sharma S. Sudden cardiac death in young athletes: Practical challenges and diagnostic dilemmas. *J Am Coll Cardiol*. 2013;61(10):1027–1040.

75. Gati S, Chandra N, Bennett RL, et al. Increased left ventricular trabeculation in highly trained athletes: do we need more stringent criteria for the diagnosis of left ventricular non-compaction in athletes? *Heart*. 2013;99(6):401–408.

76. Sheikh N, Papadakis M, Carre F, et al. Cardiac adaptation to exercise in adolescent athletes of African ethnicity: an emergent elite athletic population. *Br J Sports Med*. 2013;47(9):585–592.

77. Bastiaenen R, Raju H, Sharma S, et al. Characterization of early repolarization during ajmaline provocation and exercise tolerance testing. *Heart Rhythm*. 2013;10(2):247–254.

78. Papadakis M, Wilson MG, Ghani S, et al. Impact of ethnicity upon cardiovascular adaptation in competitive athletes: relevance to preparticipation screening. *Br J Sports Med*. 2012;46(suppl 1):i22–i28.

79. Chandra N, Papadakis M, Sharma S. Cardiac adaptation in athletes of black ethnicity: differentiating pathology from physiology. *Heart*. 2012;98(16):1194–1200.

80. Sharma S, Ghani S, Papadakis M. ESC criteria for ECG interpretation in athletes: better but not perfect. *Heart*. 2011;97(19):1540–1541.

81. Raju H, Papadakis M, Govindan M, et al. Low prevalence of risk markers in cases of sudden death due to Brugada syndrome relevance to risk stratification in Brugada syndrome. *J Am Coll Cardiol*. 2011;57(23):2340–2345.

82. Papadakis M, Carre F, Kervio G, et al. The prevalence, distribution, and clinical outcomes of electrocardiographic repolarization patterns in male athletes of African/ Afro-Caribbean origin. *Eur Heart J*. 2011;32(18):2304–2313.

83. Rawlins J, Carre F, Kervio G, et al. Ethnic differences in physiological cardiac adaptation to intense physical exercise in highly trained female athletes. *Circulation*. 2010;121(9):1078–1085.

84. Marcus FI, McKenna WJ, Sherrill D, et al. Diagnosis of arrhythmogenic right ventricular cardiomyopathy/ dysplasia: proposed modification of the task force criteria. *Circulation*. 2010;121:1533–1541.

85. Gersh BJ, Maron BJ, Bonow RO, et al. American College of Cardiology Foundation/ American Heart Association Task Force on Practice Guidelines; 2011 ACCF/ AHA guideline for the diagnosis and treatment of hypertrophic cardiomyopathy: executive

summary: A report of the American College of Cardiology Foundation/ American Heart Association Task Force on Practice Guidelines. *Circulation*. 2011;124(24):2761–2796.

86. Zipes DP, Ackerman MJ, Estes NAM 3rd, et al. Task Force 7: Bethesda 36th recommendations for evaluation and management of cardiovascular disease in the arrhythmias. *J Am Coll Cardiol*. 2005;45(8):1354–1363.

第 **5** 章

小儿和青少年患者心律失常风险和心源性猝死的心电图标志

Edward P. Walsh, Dominic J. Abrams

概述

本章将回顾年轻患者严重心律失常的心电图特点。众所周知,由于存在个体差异性、假阴性、随年龄变化、小儿和青少年先天性心脏缺陷(CHD)等因素,心电图不是完美的独立诊断工具。心电图只是诊断检查之一,还需要结合患者病史、体格检查、家族史和其他辅助检查共同诊断[1]。然而,尽管心电图存在局限性,但它依然是最快速、最安全、最便宜的诊断技术。通过合适的解释,心电图可以为我们提供潜在的救命的信息[2,3]。

年轻患者的常见心电图变异

准确分析小儿和青少年的心电图,首先需要了解相应年龄与成年人心电图的不同特点。

右胸前导联 T 波变化

年轻患者的正常右胸前导联 T 波形态随年龄增长而改变[4]。健康新生儿出生后右胸前导联的 T 波直立,1 周后变为负向。在青少年时期,V_1、V_2 导联 T 波保持负向,有时 V_3 导联也可以出现负向 T 波(图 5.1)。从青春期开始,有时在 12~18 岁,右胸前导联

T 波过渡到"成熟"形态。了解青少年 T 波形态的动态变化,对于评估家族遗传病(如致心律失常性右心室心肌病等)至关重要。

新生儿 QT 间期测量困难

众所周知,新生儿的 QT 间期异常很难进行合理评估。很多正常的新生儿可出现 QT 间期轻至中度延长(Bazzet 公式校正后,QT 间期达到 480ms),可以看作一种暂时现象,可能由钙/镁水平波动及随着体外环境的适应引起自主神经张力变化所致。7 日龄后,QT 间期趋于稳定,可参考成人标准进行评估。对于有长 QT 综合征家族史的新生儿,QT 间期的准确性非常重要。一般建议日龄>7 天后,进行心电图表型评估[5]。

解读 V_1 导联的 RSR'型

V_1 导联的 RSR'型是儿科心电图常见的正常变异,不应与真正的右心室传导障碍混淆。在良性 RSR'型中,QRS 波群时限正常,R'波斜率较高,与初始 R 波振幅相似,ST 段低平。在房间隔缺损(ASD)患者的心电图中,R'波振幅明显升高。在确诊 Brugada 综合征和右心室心肌病等年轻患者中,R'波的转折明显低于初始 R 波,为传导延迟的表现(图 5.2)。

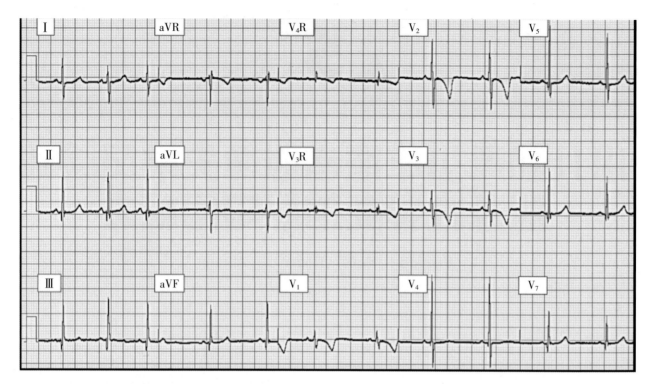

图 5.1 1 名 9 岁患者，心脏结构和功能正常，心前区 T 波形态为正常变异。V₁、V₂ 导联 T 波倒置（此病例累及至 V₃ 导联）。T 波将在青春期形成正常"成熟"形态。

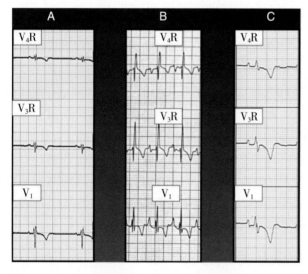

图 5.2 在 3 种不同情况下 V₁ 导联的 RSR' 模式。(A)1 名 11 岁健康儿童，小 R'波的正常变异。(B)巨大的 ASD 小儿患者的高 R'波。(C)1 名 15 岁右心室发育不良和室性心动过速(VT)患者，出现更复杂的 RSR'型，伴真正的右心室传导延迟。

随年龄变化的正常胸前导联电压

任何年龄，根据电压诊断心室肥大都很困难，尤其是儿童。正常胸前导联 QRS 波群振幅的波动范围很大，健康儿童 V₅、V₆ 导联 R 波振幅远高于成年人正常值上限的情况并不少见。在应用心电图诊断出小儿和青少年肥大状态时，要根据年龄校正正常的电压值[6]。

15 导联心电图在年轻患者中的应用

本章中显示的心电图多是 15 导联，是儿科常用的记录方法。相较于我们常用的 12 导联，增加了两个右胸前导联(V₃R 和 V₄R 导联)和一个左胸远端导联(V₇ 导联)。增加胸前导联的目的是协助评估右心耳和其他复杂错位。对于心脏节律分析，标准 12 导联心电图适用于各个年龄段。

年轻患者严重心律失常的心电图表现

本章不再描述既往教科书中提到的具体心律失常和综合征，将重点介绍小儿和年轻患者特有的临床表现和心电图表现。

儿童离子通道病的表现

即使携带相同的家族突变基因，离子通道病仍表现出年龄的相关性和多变的外显性。儿童早期诊断的离子通道病往往是严重的表型，并出现相关的心电图异常，通常与新生突变有关，随后对其无症状父母的基因诊断证实为低遗传性的。

长 QT 综合征

长 QT 综合征最常见的形式是由于慢速激活型(I_{Ks})或快速激活型(I_{Kr})的延迟，引起整流性外向钾电流减少或钠离子通道延迟激活(I_{Na})，分别导致 LQT1（KCNQ1）、LQT2（KCNH2）和 LQT3（SCN5A）。在儿童和青少年中，长 QT 综合征 3 种常见类型的发病率与成人一样，LQT1（45%~50%）更常见于男孩的青春前期，LQT2（40%~45%）常见于女孩的青春后期，LQT3 最罕见（约 5%）。在这些情况下，心电图特征与成年患者相似。然而，长 QT 综合征在婴儿期表现出明显的 QT 间期延长和特殊的心电图特征，与临床和疾病的遗传分型相关。LQTS 的亚型表达与许多遗传、后天和环境因素有关，心脏事件的风险与 QT 延长的程度相关。

在胎儿和新生儿中，LQT1 通常伴随窦性心动过缓，可以在无症状的儿童中发现。LQT2 可能表现为 2:1 的房室传导（图 5.3），其中功能性房室传导阻滞的发生是由于心室不应期和 QT 间期的延长，而且可能与难治性室性心律失常相关[7]。婴儿期，与 SCN5A 突变有关的 LQT3 与其他类型相比显著增加，在 ECG 上表现为严重的 QT 间期延长，较长等电位间期后出现典型的晚期 T 波，而在 LQT2 中，常见功能性的传导障碍。这种 SCN5A 的基因型比例倒置可见于婴儿猝死综合征，其中大约 10% 的病例与钠离子通道基因功能上的有害突变相关[8]。

儿童时期的临床表现通常由更复杂的基因型导致，包括复合杂合子和双基因遗传，感觉神经性耳聋相关的常染色体隐性遗传病 Jervell Lange-Nielsen（JLN）综合征，通常与 KCNQ1 的纯合子变异体有关。JLN 综合征的心电图可见宽 T 波（KCNQ1 突变）和 QT 间期延长，常大于 550ms，表现在儿童快速心血管事件中[9]。

虽然长 QT 综合征是一种独立的心脏病，但在两种疾病中认为长 QT 综合征的变异型是独特的多系统疾病。Andersen-Tawil 综合征与编码内向整流钾通道 Kir2.1 的基因 KCNJ2 突变相关，其特征为反复发作的心律失常、面部特征异常和周期性瘫痪。典型的心电图表现为 QT 间期正常，但 QU 间期延长、T-U 交界宽和双向 U 波（图 5.4）。Andersen-Tawil 综合征与典型的长 QT 综合征不同的心电图特征还包括频发室性期前收缩（常常是二联律）和伴随传导障碍的多形性室性心动过速（VT）。相反，尖端扭转型室性心动过速、长 QT 综合征的标志性多形性 VT 在 Andersen-Tawil 综合征中罕见[10]。Timothy 综合征与钙离子通道基因 CACNA1c 的功能错义突变相关，导致钙离子

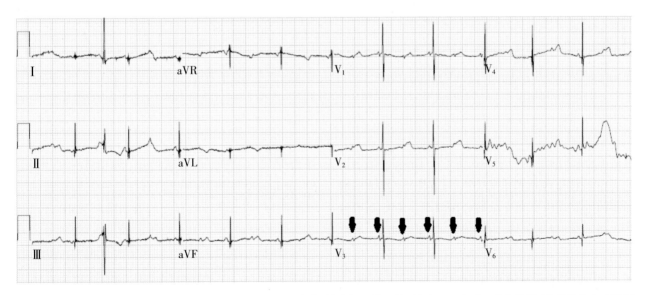

图 5.3　心电图为 1 日龄女孩，有严重的长 QT 综合征。心房率（箭头标记的 P 波）约为 145 次/分。房室传导（大多数为 2:1）受到希氏束和心室组织不应期延长的限制。

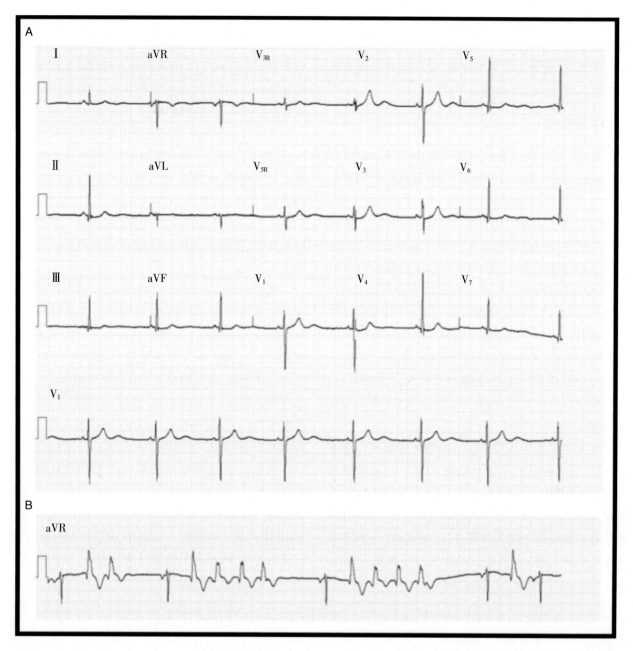

图 5.4 (A)1 名患有 Andersen–Tawil 综合征的青少年,QT 间期正常,但在某些导联中可见明显的宽大 U 波,导致 QU 间期明显延长。(B)在不同时间记录的 V₁ 导联监护中,可见频发的、多变的右束支阻滞图形的室性期前收缩。家族基因检测发现 *KCNJ2* 基因变异。

通道 CaV1.2 的电压门控无法失活。Timothy 综合征的心电图特征包括严重的 QT 延长(图 5.5),结构缺陷和肺动脉高压也是常见的心脏表现。心外表现包括并指畸形、免疫缺陷、内分泌失调(低血糖症)和自闭症[11]。

儿茶酚胺敏感性多形性室性心动过速(CPVT)

　　这种心律失常最常见于儿童时期,症状继发于室性心律失常,与儿茶酚胺增加、运动或情绪相关。Ryanodine 受体基因(*RyR2*)的突变使细胞钙超载导致后除极,当受体通过肾上腺素刺激环 AMP 蛋白激酶 A 途径磷酸化时,触发室性心动过速(简称室速)。当休息时,心电图是正常的;运动时出现室性期前收缩、非持续性及双向性室性心动过速,特征为逐渐加速、缓慢减速(图 5.6)。动物模型已经证实了双向性室速机制,并且是由右心室(RV)和左心室(LV)中浦

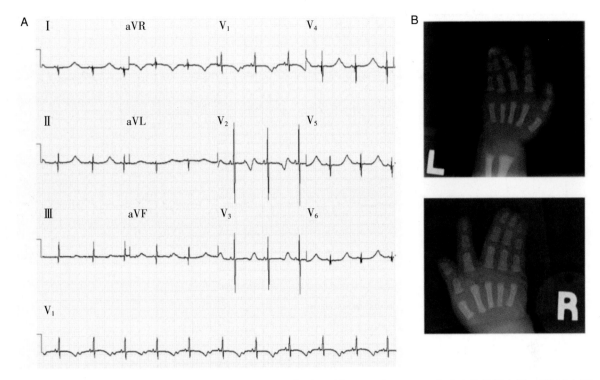

图 5.5　(A)患有 Timothy 综合征的新生儿心电图可见 QT 间期明显延长(QTc 为 640ms),伴有症状性低血糖。(B)来自同一患者的左、右手 X 线示 3 根手指完全并指。基因检查发现 *CACNA1c* 突变。

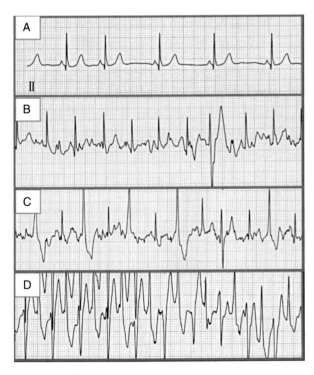

图 5.6　从 Ⅱ 导联记录的心律条带可见 CPVT 中室性心律失常伴心室率增加。在休息期间心率较低时可见窦性心律,QRS 波形态正常(A)。随着心率增加,心室异位(B),然后多发二联律(C),最终发展为持续双向性 VT(D)。

肯野纤维交替局部激活引起的[12]。尽管运动时的双向室性心动过速是 CPVT 的典型类型,仅 35%~40% 的患者会表现出这种特征的心电图[13]。房性心律失常 (包括局灶性房性心动过速和伴快速房室结传导的房颤)也可能触发室性心律失常。

Brugada 综合征

虽然 Brugada 综合征首次发现于两名症状严重的儿童中,但由于其发病率与年龄相关,小儿的发病率非常低。虽然一部分 Brugada 综合征(25%~30%)与钠离子通道基因(*SCN5A*)的突变有关,但是关于这种疾病是除极化还是复极化异常仍然存在争议,目前没有明确定论。心电图表现与成人 J 点抬高(>2mm)和前间壁导联(V_1~V_3)的穹隆型或马鞍型 ST 段相似。发热是儿童出现这种心电图(并引发心律失常风险)最主要的诱因(图 5.7),通常发生在症状性心脏事件之前[14]。

短 QT 综合征

短 QT 综合征可发生于婴儿或儿童中,表现为高

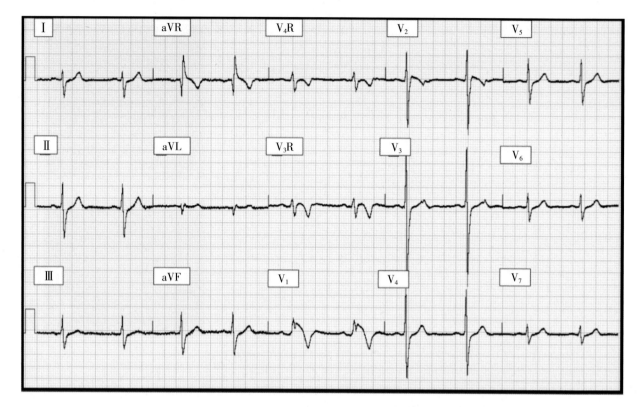

图 5.7 1 名 6 岁的 Brugada 综合征患者,反复发作室速。心前区异常波形在发热时最明显。

尖 T 波和短 QT 间期。通常认为短 QT 综合征与早期复极有关[15]。

儿童和青少年心肌病

肥厚型和限制型心肌病

小儿肥厚型心肌病(HCM)多数为肌细胞突变,可以是散发性或是家族性[16]。该病可见于儿童时期的任何阶段,经典表型多出现于青春期。明确的 HCM 患者的 ECG 特征包括 Q 波(>其后 R 波的 1/3 或>0.3mV,并且至少 2 个连续导联中时限>30ms);T 波倒置(>0.1mV)或其他非特异性 ST-T 段 T 波形态异常,通常见于前间壁导联;ST 段压低(上斜压低>0.1mV 或下斜压低>0.05mV 或邻近导联出现水平型压低),通常在快心率和运动过程中出现。左心室肥大有多种诊断标准,儿童和青少年时期经常表现为心前区 QRS 波幅增加,总体而言,ECG 诊断儿童左心室肥大的敏感性较低[17]。对于尚未出现心肌肥厚的肌节蛋白基因突变患者,Q 波和非特异性 ST 段改变具有高度特异性,因此可能作为高危人群早

期的疾病特征[18]。据报道,在 13% 的 HCM 患者中,心室重量增加影响复极化,导致 QT 间期延长(> 480ms),从而产生机械作用,常见于有症状和(或)左心室流出道(LVOT)梗阻的患者[19]。

限制型心肌病与 HCM 的基因型和表型存在明显重叠,可能更早出现心电图改变(图 5.8)。鉴于舒张功能障碍明显加重,可能出现与心房扩大和肥大一致的 P 波形态变化。在成年人中,左心房异常定义为 P 波增宽(>40ms)或整体激动时间延长(>120ms),右心房异常为 Ⅱ 导联 P 波高尖(>2.5mm)[20]。尽管儿童期 P 波参数存在差异,其数值大致为青少年参数的 98%(P 波振幅为 2.4mm,持续时间为 118ms)。限制型心肌病患儿也可能表现出传导功能异常,包括 PR 间期和 QRS 时限延长,出现完全性心脏传导阻滞,提示预后不佳。

肌节性 HCM 表型通常出现在小儿患者中,具有特异的 ECG 特征,随着发病年龄的增长,ECG 具有潜在的诊断价值。蓬佩病(Pompe's disease)是一种糖原贮积症,是由 GAA 基因序列变异相关的 α-葡糖苷酶缺乏引起的。这种情况通常出现在婴儿期,虽然

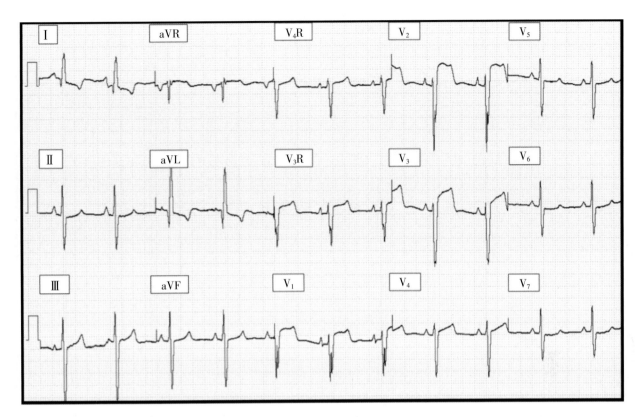

图 5.8　1 名 13 岁女孩心电图,其母亲被诊断为限制型心肌病、传导疾病和心室颤动。在 V_1 导联中表现为 RSR'型,ST 段抬高。P 波振幅提示心房扩大继发于限制性心室生理。母亲和女儿均存在 DES 基因变异。

较大的儿童和成人可能会出现更轻微的变异,但只有婴儿期发作的蓬佩病有心脏表现[21]。蓬佩病的心电图特征包括房室结和心肌内的糖原沉积造成的 PR 间期缩短,QRS 波群振幅明显增加(图 5.9)[22],这可能会随着酶替代疗法的成功而消退[23]。

　　Danon 病是一种侵袭性 X 连锁遗传病,由溶酶体相关膜蛋白基因(*LAMP2*)突变引起的,通常在青春期的早期出现心脏和心外(骨骼肌病和精神发育迟缓)特征。心电图显示 QRS 波振幅明显增加,反映出左心室肥大的程度,以及深且倒置的 T 波。心室预激也经常出现,而且该疾病的典型特征为快速发展的心室扩张和收缩功能衰竭。在一项研究中显示,7 例患者中有 6 例患者出现阵发心房扑动或颤动[24]。

　　在 AMP 活化蛋白激酶(*PRKAG2*)的 γ2 调节亚单位突变的患者中,还发现了与左心室肥大相关的心室预激,糖原沉积导致肌细胞肥大,但未见肌细胞混乱或纤维化。与 *LAMP2* 突变患者类似,虽然发病年龄通常较大(30~40 岁),并且常常伴有需要植入起搏器的窦房结和房室结功能障碍,但心房扑动和心房颤动也很常见[25]。心电图发现包括窦性心动过缓、短 PR 间期和右束支形态的宽 QRS 波群。虽然预激常常涉及分支室(FV)纤维,但这些患者房室结特征不典型,常与房室结传导疾病有关,虽然房性心律失常的快速房室传导少见,但是可导致恶性结局[26]。

　　虽然可能在没有明显心脏病的情况下,心电图多具有典型特征(包括左轴偏差、胸前导联 R 波递增不良和 Q 波)[27],但 20%~30% 的 Noonan 综合征可出现左心室肥大。其他先天性心脏病变的心电图特征(如肺动脉瓣狭窄、ASD 和主动脉缩窄)可以叠加[28]。

扩张型心肌病

　　特发性或家族性扩张型心肌病 DCM 的心电图通常是非特异性的,可能包括窦性心动过速、前间壁 T 波倒置和室间隔 Q 波,即使在严重左心室扩张和功能障碍的情况下,从 ECG 中发现也可能是细微的,具有较少的诊断或病因指向性。在 DCM 的年轻患者中,排除潜在可治疗的原因(例如,持续性心律失常、冠状动脉异常和左心梗阻性病变)至关重要。与成人

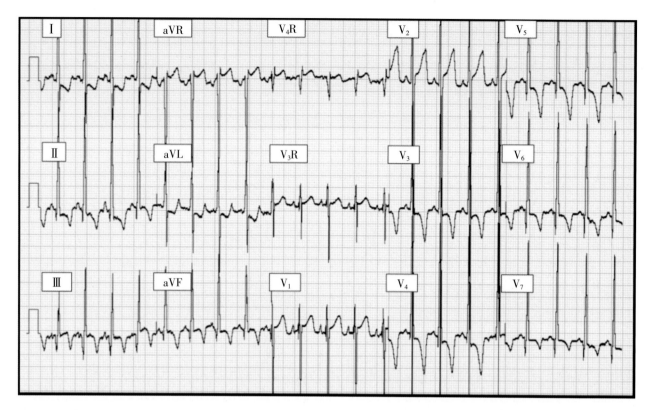

图 5.9　1 名 8 个月糖原贮积症 Ⅱ 型(蓬佩病)患者的心电图,显示典型的短 PR 间期及严重心室肥大导致的 QRS 幅度明显增加。

群体相比，左束支传导阻滞在儿童 DCM 中很少见，尽管在青少年和青年人中，其可能是核纤层蛋白 A/C 型心肌病的早期表现，也是一种由于 *LMNA* 基因突变导致的常染色体显性心脏疾病，包括左心室扩张和功能障碍、传导疾病、房性和室性心律失常[29]。

由于高心肌代谢需求和线粒体在能量利用中的基本作用，DCM 是许多母系遗传性线粒体疾病的常见表现。儿童期发病的具体疾病包括：Barth 综合征(DCM 和周期性中性粒细胞减少症)、Leigh 综合征、线粒体脑病、乳酸酸中毒和脑卒中样发作(MELAS)，以及肌阵挛性癫痫伴破碎红纤维综合征(MERRF)。

致心律失常性心肌病

致心律失常性心肌病包括一系列心肌异常的疾病，包括经典的致心律失常性右心室心肌病(ARVC)，其中右心室异常为主要表现，晚期可能累及双心室，左心变异型表现为左心室范围轻度受累，为 DCM 染色体表型。许多基因与致心律失常性心肌病相关，包括编码桥粒蛋白(PKP2、DSP、DSC-2、DSG-2 和 JUP)、中间丝结合蛋白(DES)和细胞骨架肌联蛋白(TTN)，

这些基因的大量罕见变异隐藏了致心律失常性心肌病的真正病因。

致心律失常性心肌病表现为年龄的相关性和高度可变的外显率，除了常染色体隐性心脏皮肤综合征-Naxos 病、Cavajal 综合征及具有复合杂合子的患者之外，儿童期发病较为罕见[30]。已经证实青春期存在疾病的隐匿期，高心律失常负荷可导致心电图及结果改变，可能与早期炎症有关[31]，因此恶性室性心律失常的患者心电图可表现为正常，并不能排除诊断。在右心室的心肌病中，心电图改变包括复极化(T 波倒置)和除极化异常(终末激动延迟 > 55ms，定义为 S 波最低点到 QRS 波群末端和胸前导联的 ε 波)[32]。其他表现包括前壁导联 R 波递增不良和下壁导联 QRS 波振幅降低伴切迹，预示心律失常的风险较高[33]。室性异位心搏在 12 导联表现为左束支形态，电轴向上或向下可提示其起源于右心室流出道或右心室心尖部。左心变异型可能只显示前侧壁导联 T 波倒置和电轴左偏，心律失常负荷可加重左心室功能障碍的程度[34]。

年轻患者持续性心动过速导致继发性心肌病

年轻患者的持续性心动过速可能会导致严重的左心室功能障碍。因为这是少见的可以完全逆转的心肌病之一，所以快速做出正确的诊断并予以相应的治疗至关重要。

异位房性心动过速(EAT)

房性心动过速(简称"房速")包括局灶自律性房性心动过速，如果频率足够快，并且持续时间足够长，可导致心肌病。房速病灶可分布于右心房或左心房的任何部位，年轻患者 EAT 局灶集中分布于心耳、肺静脉(PV)口和界嵴。当病灶位于左心耳或左肺静脉时，心电图的异常 P 波形态很容易被识别(图

5.10)。然而，当病灶位于右肺静脉、右心耳或界嵴时，产生的 P 波形态有时与窦性心动过速难以区分，在这种情况下，可能需要对心腔内标准测量才能得出确切的诊断[35]。

持续性交接区反复性心动过速(PJRT)

PJRT 的心电图表现与众不同(图 5.11)，Ⅱ、Ⅲ和 aVF 导联的 P 波倒置。心室至心房逆行传导间期(RP)很长，因为其通过一个具有递减传导特性的隐匿性旁路进行传导，PR 间期相对正常[36]。迷走神经刺激或静脉应用腺苷后仅能恢复 1~2 次正常搏动，随后立即复发心动过速，可做出较为明确的诊断。

局灶性室性心动过速

虽然局灶性流出道室性心动过速通常是一种良

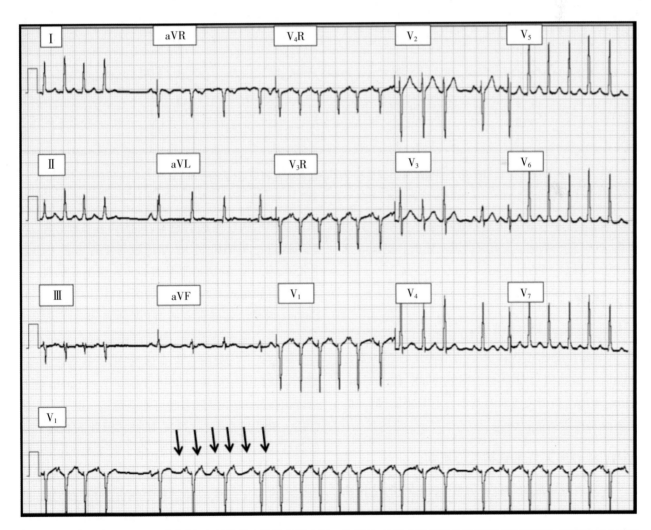

图 5.10　1 名患有 EAT(左心房起源)和继发性心肌病的青少年。注意 V₁ 导联未下传的 P 波(箭头所示)间距，无持续性心动过速，支持心房起源而不是折返机制。

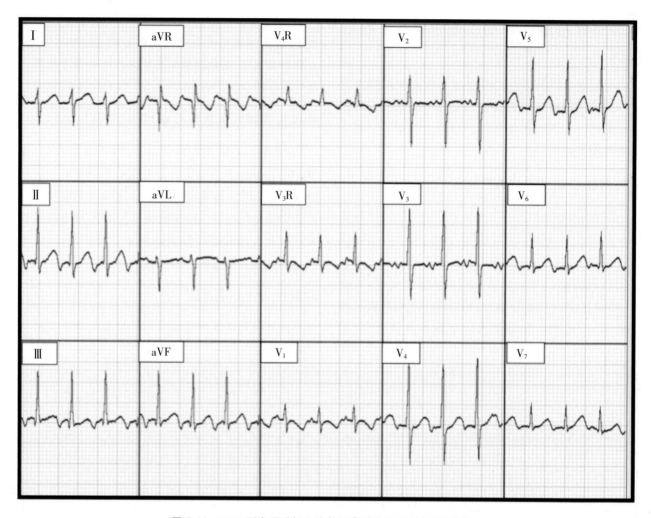

图 5.11　PJRT 可出现逆行 P 波的经典时限和形态(标准校准)。

性疾病,部分年轻患者出现较快心室率和心室负担加重,可引发心肌病。儿童流出道室速的心电图表现与成年人基本一致[37]。

复合预激

旁路是年轻患者高发病率(偶尔死亡)的一个原因,尤其是当临床情况因并存的结构性心脏病变得复杂时。虽然这里没有必要回顾 Wolff–Parkinson–White(WPW)和相关疾病的基本心电图特征,但一些复杂的儿科疾病值得强调。

WPW 和心房束纤维结构性心脏病

许多表现预激的年轻患者常伴随相关的结构性疾病,如心肌病或先天性心脏病。除了有血流动力学不稳定的折返性心动过速的明显缺点之外,超过 1/4

预激伴随结构性疾病的患者,可能具有多种旁路,因此风险进一步增加[38]。已知预激与年轻患者中的多种心肌病有关,特别是肥厚型和非致密型心肌病。先天性心脏病相关发病率最高的旁路是三尖瓣(TV)的 Ebstein 畸形。这些患者的 WPW 通路和沿三尖瓣环定位的右心房分支纤维(即旁路连接右心房和右心室游离壁近心尖处的右束支远端)的发病率非常高,瓣叶最大限度地向下移位到右心室[39]。Ebstein 畸形患者预激的 ECG 图形有时可能会混淆。由于旁路通常插入极度异常的右心室心肌中,因此 δ 波通常是低频低幅的(图 5.12)。另外,由于大多数 Ebstein 畸形患者都存在右束支传导阻滞(RBBB),与右侧旁路或右心房分支纤维的延迟预激融合,可导致 QRS 波群的人为正常化。任何 Ebstein 畸形患者,若没有正常的 PR 间期和 RBBB,都要高度怀疑旁路通路。

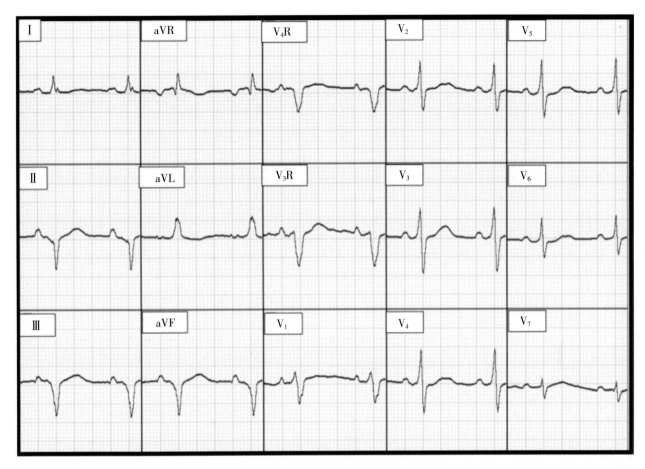

图 5.12　1 名 Ebstein 畸形患儿发生 WPW。这是一种传统的房室连接,而不是 1 个右心房分支纤维连接,即使 PR 间隔因为预激波前通过 TV 环上的异常组织传导缓慢,导致其比预期延长。成功导管消融右后路旁路(标准校准)后,患者的心电图出现了预期的完全性 RBBB 波形。

伪预激

在并非真正预激的小儿心脏疾病中可以看到,相对较短的 PR 间期和 QRS 波群前无预激波的 ECG 表现。最常见的情况是单个心室(如三尖瓣闭锁或左心发育不良),室间隔除极化异常使初始 QRS 波群形态异常。如果再加上在单个房室患者中很常见的心房扩大,就会产生与 WPW 模式非常相似的情况。可能需要正规的电生理检查来区分这种情况与真正的预激。在解释一些年轻 HCM 患者(图 5.13)或糖原贮积症患者的 ECG 时,可能会出现类似的困扰。

传导缺陷

由于子宫内暴露于母体自身抗体导致的先天性心脏传导阻滞和先天性心脏病修复创伤引起的获得性心脏传导阻滞,是年轻患者永久性房室传导阻滞

的最常见病因。这两种情况都具有可预测性的自然病史和治疗方法,在这里不需要回顾。然而,有一些不太常见的传导疾病,其临床表现更隐蔽,对心脏结构和功能均有影响,如果不能尽早识别,可能对年轻患者造成严重的风险。

TBX5 基因(Holt-Oram 综合征)或 *Nkx2-5* 基因 3 异常

这两种基因中任何一种的突变都与不同程度的房室传导阻滞[40,41]和室间隔缺损(通常在心房水平)有关。Holt-Oram 综合征也可能出现上肢畸形。在极个别的病例中,心脏受累可能进展至完全性房室传导阻滞、房性心律失常和心肌病(图 5.14)。

Kearns-Sayre 综合征

这种罕见的综合征是由线粒体 DNA 缺失引起

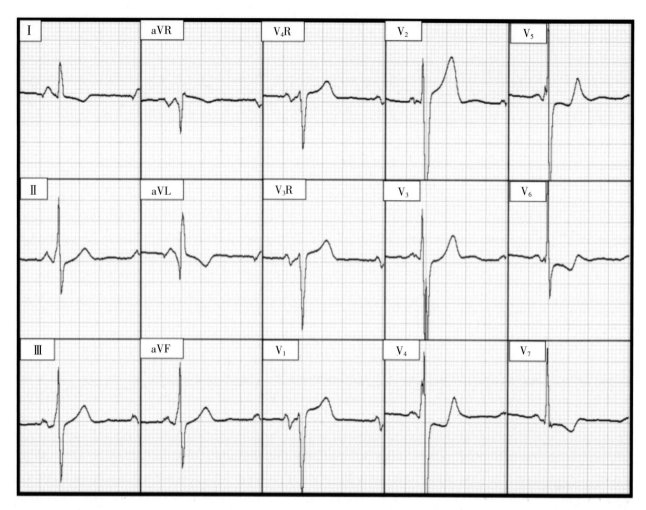

图 5.13 在 HCM 青少年患者中出现伪预激。V_5 和 V_6 导联中 QRS 波群起始部的 δ 波有提示作用。正规电生理(EP)检查(标准校准)排除了预激可能。

的,其特征是眼外肌麻痹和弥漫性传导系统疾病,这种疾病在年轻患者中发展迅速(图 5.15)。患者偶尔也可能发展为严重的心肌病[42]。

先天性心脏病中的房室传导异常

某些形式的先天性心脏病(CHD)与房室传导系统的发育异常以及完全性心脏传导阻滞有关,这些疾病可能在胎儿期至成年期的任何时间发生。这些疾病中最著名的是大动脉的 L-转位(也称为"先天性矫正性"转位),其左、右心室倒置,而心房和大血管保持在其正常位置。传导系统位置异常且相对脆弱,导致成年后房室传导阻滞的发病率高达 30%[43]。这些患者的心电图会出现不同程度的房室传导阻滞,而且由于心室反转,间隔部初始激动由右向左,表现为独特的 QRS 波群形态(图 5.16)。先天性房室

间隔区域缺损的患者,其房室传导阻滞微小。

先天性心脏病患者出现快速心律失常

心律失常始终是先天性心脏病的主要晚期并发症。由于手术瘢痕或补片、缺氧、压力/容积负荷使心脏基质发生改变,房性或室性心动过速会逐渐出现[44,45]。心电图的几种相关标志性的表现,可用于这类患者的风险分层。

房性心动过速

先天性心脏病患者群中最常见的心动过速机制是心房肌内的大折返。术语心房内折返性心动过速(IART)已成为该种心律失常的惯用标签,以区别结构正常的心脏中发生的典型心房扑动。在健康的房室结中,IART 传导迅速,同时导致显著的血流动力

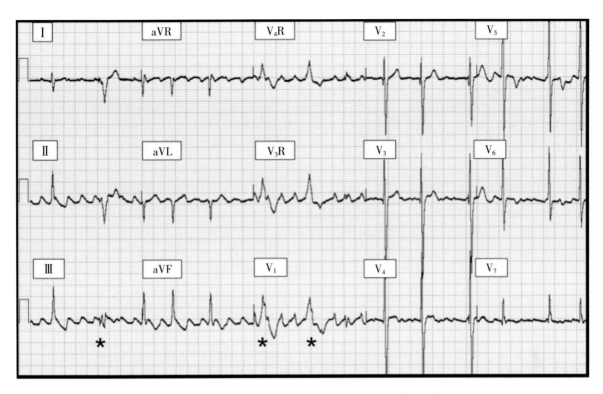

图 5.14　1 名 16 岁的 Holt–Oram 综合征患者在 4 岁时成功修复室间隔缺损。房室传导过程中出现了复发性心房扑动和进行性传导延迟,最终需要植入永久起搏器。心室对心房扑动的反应相对较慢,有时缺乏 VVI 起搏(*)。

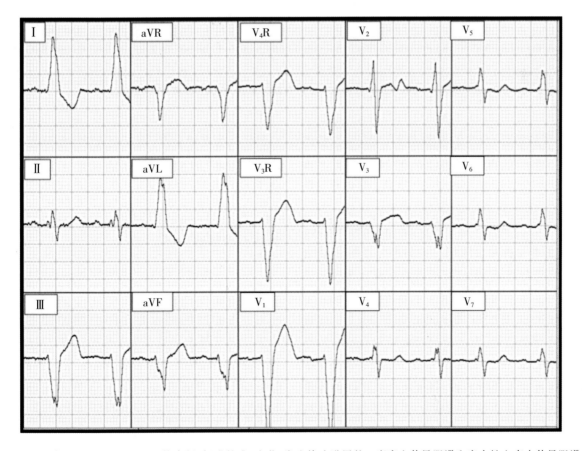

图 5.15　1 名 11 岁 Kearns–Sayre 综合征(标准校准)患儿,发生快速进展的一度房室传导阻滞和完全性左束支传导阻滞。

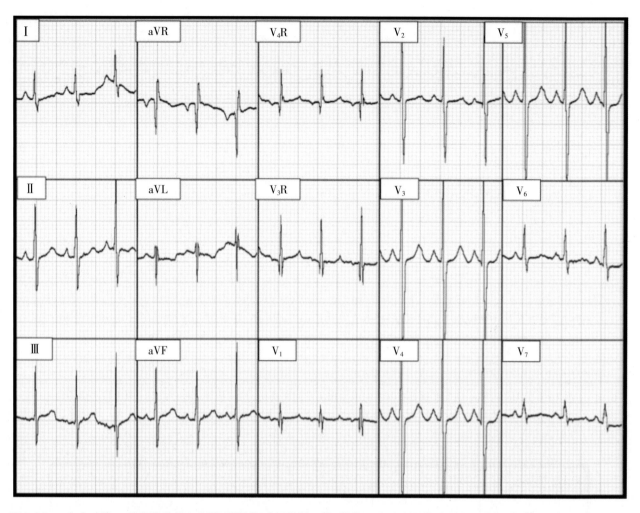

图 5.16　1 名大动脉 L–转位婴儿的心电图（所谓的"先天性矫正性"转位）。此时房室传导正常。QRS 波群形态显示，由于心室倒置使得室间隔激动从右向左发生，右胸前导联有 Q 波，V₅ 和 V₆ 导联未见 Q 波，aVL 导联 RSR 型（标准校准）。

学损害。可能患有 IART 的患者通常伴有窦房结功能障碍和心房扩大。因此，心电图基础节律可以看出各种慢心房和交界逸搏节律（图 5.17A）。心房内折返性心动过速的传导折返环路围绕手术缝合或补片的纤维化区域，与天然传导阻滞部位共同形成大折返环。如果存在 TV，通常会围绕三尖瓣环与下腔静脉之间的峡部进行折返，但也有沿着心房侧壁和间隔进行折返的非典型通路[46]。同一名患者经常出现多个IART 回路[47]。IART 发作期间的心电图特征与大多数典型心房扑动类似，但由于通过瘢痕的心房肌传导延迟，速率通常较慢（150~250 次/分）。通过保护一些良好的传导非常缓慢区域，将记录 P 波之间的等电位线，而不是经典的更连续的锯齿形扑动波（图5.17B）。需要强调的是，当心房激动被 QRS 波群和 T 波掩埋时，IART 偶尔会以固定的 2:1 比例下传，有时

会被误认为窦性心律。对于先天性心脏病患者，应高度警惕 IART 的发生，特别是那些经历过大量心房颤动手术的患者，如 Mustard 术、Senning 术（选择性静脉转流术）或传统 Fontan 术。

室性心动过速

室性心动过速（VT）仍然是罕见的且严重的先天性心脏病并发症。在这类患者中区分 2 类 VT 是很有用的。第一种情况涉及心室肌的解剖和手术异常，其产生能够支持 1 个或多个单形折返 VT 回路的离散传导通路。最能体现这种解释的引起大折返性室速的病变是法洛四联症（TOF），其在右心室流出道（RVOT）异常组织内发生组织性回路[48]。第二种情况涉及非特异性多形性室性心动过速和（或）来自弥漫性异常心肌的心室颤动，类似于在其他形式的肥大

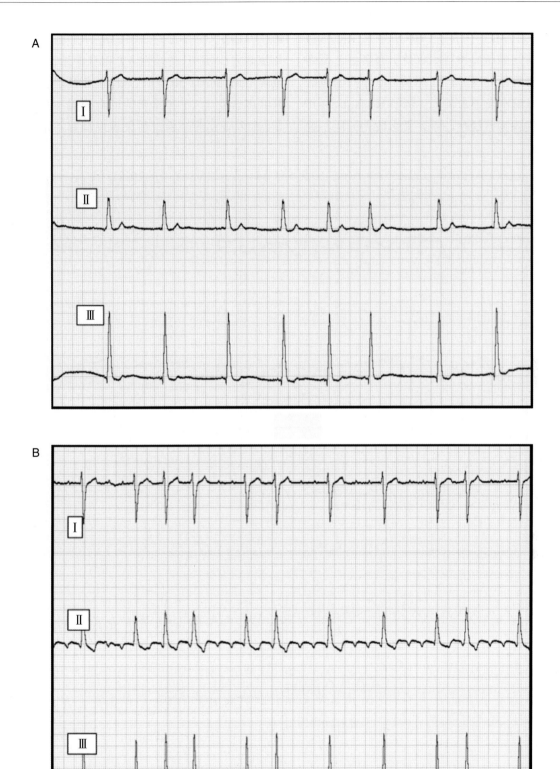

图 5.17　1 名 25 岁单心室患者接受 Fontan 手术，心律条显示"快–慢"综合征。(A)基线心房和交界逸搏节律。(B)IART 期间同一患者。

或 DCM 中看到的心律失常。CHD 患者发生心肌病的机制是长时间的压力和容积负荷引起瘀血，最终导致肥大和纤维化进展。与 VT 相关的心肌病变包括先天性主动脉缩窄及手术矫正，例如 Mustard 术，其中右心室已被作为系统性心室。大多数先天性心脏

病伴 VT 的文献都主要介绍 TOF 伴单形 VT。在 TOF 儿童和青少年中，持续性 VT 相对少见，但在成年后风险增加，到 40~50 岁时，风险随年龄增长达到 1%。TOF 患者发生 VT 和猝死的风险分层一直是研究热点，许多研究已经确定临床表现具有一定的预后价

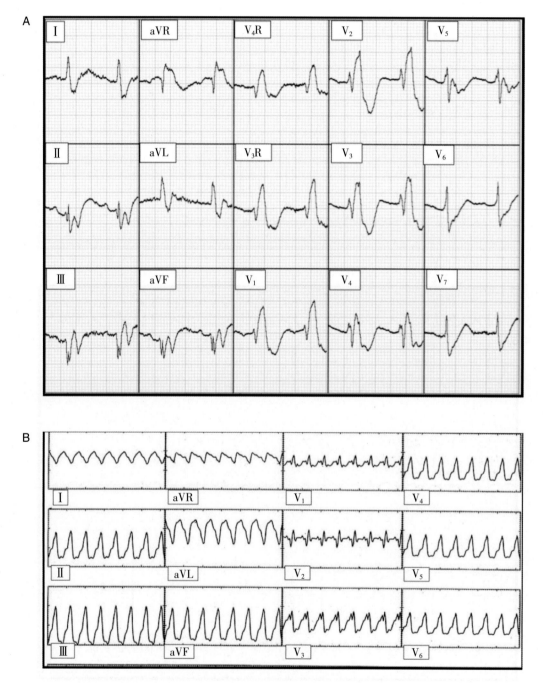

图 5.18　来自 TOF 患者修复术后的心电图。(A)1 名 28 岁患者的心电图显示窦性心律伴 RBBB 和左前分支阻滞,QRS 波群时限延长超过 200ms,并反复发生室速(标准校准)。(B)1 名 34 岁患者的心电图显示持续性单形性室速,QRS 波群形态表明心动过速起源于成功进行过导管消融的右心室流出区域。

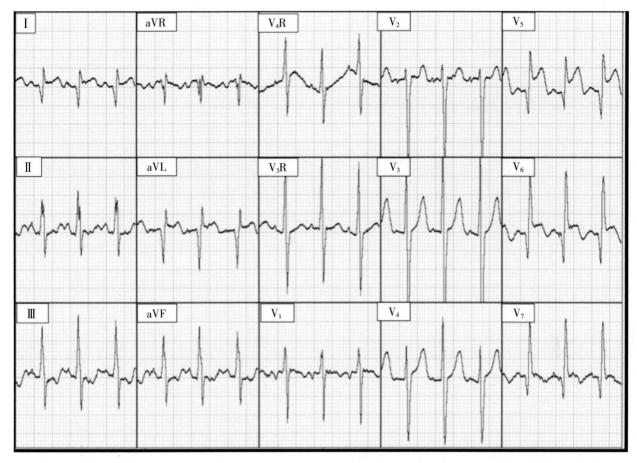

图 5.19　一名 6 个月龄 ALCAPA 患儿的心电图。左胸前导联显示心前区的心肌缺血/梗死(标准校准)。

值,包括心电图改变。超过 90% 的 TOF 术后患者将在其基线心电图上表现出 RBBB 波形[49],QRS 波群时限从 120ms 延长至 200ms 以上。特定患者的 QRS 波群时限似乎与右心室大小和功能存在合理的相关性[50],而右心室的状态反过来与 VT 和猝死的风险相关。因此,建议将 QRS 波群时限超过 180ms,作为 TOF 患者划分为风险最高等级的条件(图 5.18A 和图 5.18B)。尽管 QRS 波群时限的预测准确性还远远不够完美[51],但它仍然是一种实用的非侵入性手段,用于监测这些患者的远期状态。

先天性冠状动脉畸形

左冠状动脉异常肺动脉起源(ALCAPA)是一种罕见且严重的疾病,可导致患儿猝死。其临床表现可能会有所不同,但最常见的症状是婴儿急性心血管系统衰竭[52]。其患儿的心电图通常出现明显的梗死波形,包括深 Q 波、V₃~V₆ 导联 R 波消失、电轴左偏或右偏(图 5.19)。真正值得注意的是,这种情况下的心电图可以恢复,在完成早期手术后的几个月内完全正常。

参考文献

1. Walsh EP, Alexander ME, Cecchin F. Electrocardiography and introduction to electrophysiologic techniques. In: Keane JF, Lock JE, Fyler DC, ed(s). *Nadas' Pediatric Cardiology.* 2nd ed. Philadelphia, PA: Saunders/ Elsevier; 2006:145–182.

2. Singh HR. The asymptomatic teenager with an abnormal electrocardiogram. *Pediatr Clin North Am.* 2014;61:45–61.

3. Fish FA, Kannankeril PJ. Diagnosis and management of sudden death in children. *Curr Opin Pediatr.* 2012;24:592–602.

4. Garson A Jr., ed. *The Electrocardiogram in Infants and Children.* Philadelphia, PA: Lea and Febiger, 1983.

5. Schwartz PJ, Stramba-Badiale M. Repolarization abnormalities in the newborn. *J Cardiovasc Pharmacol.* 2010;55:539–543.

6. Davignon A, Rautaharju P, Boisselle E, et al. Normal

ECG standards for infants and children. *Pediatr Cardiol.* 1979;1:123–131.

7. Lupoglazoff JM, Denjoy I, Villain E, et al. Long QT syndrome in neonates: conduction disorders associated with HERG mutations and sinus bradycardia with KCNQ1 mutations. *J Am Coll Cardiol.* 2004;43:826–830.

8. Wang DW, Desai RR, Crotti L, et al. Cardiac sodium channel dysfunction in sudden infant death syndrome. *Circulation.* 2007;115:368–376.

9. Schwartz PJ, Spazzolini C, Crotti L, Bathen J, et al. The Jervell and Lange-Nielsen syndrome: Natural history, molecular basis and clinical outcome. *Circulation.* 2006;113:783–790.

10. Zhang L, Benson DW, Tristani-Firouzi M, et al. Electrocardiographic features in Andersen-Tawil syndrome patients with KCNJ2 mutations: Characteristic T-U-wave patterns predict the KCNJ2 genotype. *Circulation.* 2005;111:2720–2726.

11. Splawski I, Timothy KW, Sharpe LM, et al. Ca(V)1.2 calcium channel dysfunction causes a multisystem disorder including arrhythmia and autism. *Cell.* 2004;119:19–31.

12. Cerrone M, Noujaim SF, Tolkacheva EG, et al. Arrhythmogenic mechanisms in a mouse model of catecholaminergic polymorphic ventricular tachycardia. *Circ Res.* 2007;101:1039–1048.

13. Priori SG, Napolitano C, Memmi M, et al. Clinical and molecular characterization of patients with catecholaminergic polymorphic ventricular tachycardia. *Circulation.* 2002;106:69–74.

14. Probst V, Denjoy I, Meregalli PG, et al. Clinical aspects and prognosis of Brugada syndrome in children. *Circulation.* 2007;115:2042–2048.

15. Villafañe J, Atallah J, Gollob MH, et al. Long-term follow-up of a pediatric cohort with short QT syndrome. *J Am Coll Cardiol.* 2013;61:1183–1191.

16. Morita H, Rehm HL, Menesses A, et al. Shared genetic causes of cardiac hypertrophy in children and adults. *N Engl J Med.* 2008;358:1899–1908.

17. Hancock EW, Deal BJ, Mirvis DM, et al. American Heart Association Electrocardiography and Arrhythmias Committee, Council on Clinical Cardiology; American College of Cardiology Foundation; Heart Rhythm Society. AHA/ ACCF/ HRS recommendations for the standardization and interpretation of the electrocardiogram: Part V: electrocardiogram changes associated with cardiac chamber hypertrophy. *Circulation.* 2009;119:e251–e261.

18. Lakdawala NK, Thune JJ, Maron BJ, et al. Electrocardiographic features of sarcomere mutation carriers with and without clinically overt hypertrophic cardiomyopathy. *Am J Cardiol.* 2011;108:1606–1613.

19. Rijnbeek PR, Witsenburg M, Schrama E, Hess J, Kors JA. New normal limits for the paediatric electrocardiogram. *Eur Heart J.* 2001;22:702–711.

20. Walsh MA, Grenier MA, Jefferies JL, et al. Conduction abnormalities in pediatric patients with restrictive cardiomyopathy. *Circ Heart Failure.* 2012;5:267–273.

21. Gillette PC, Nihill MR, Singer DB. Electrophysiological mechanism of the short PR interval in Pompe's disease. *Am J Dis Child.* 1974;128:622–626.

22. Kroos M, Hoogeveen-Westerveld M, van der Ploeg A, Reuser AJ. The genotype-phenotype correlation in Pompe disease. *Am J Med Genet C Semin Med Genet.* 2012;160C:59–68.

23. Kishnani PS, Corzo D, Nicolino M, et al. Recombinant human acid α-glucosidase: Major clinical benefits in infantile-onset Pompe disease. *Neurology.* 2007;68:99–109.

24. Maron BJ, Roberts WC, Arad M, et al. Clinical outcome and phenotypic expression in LAMP2 cardiomyopathy. *JAMA.* 2009;301:1253–1259.

25. Gollob MH, Green MS, Tang AS, et al. Identification of a gene responsible for familial Wolff-Parkinson-White syndrome. *N Engl J Med.* 2001;344:1823–1831.

26. Sternick EB, Oliva A, Gerken LM, et al. Clinical, electrocardiographic, and electrophysiologic characteristics of patients with a fasciculoventricular pathway: The role of PRKAG2 mutation. *Heart Rhythm.* 2011;8:58–64.

27. Raaijmakers R, Noordam C, Noonan JA, et al. Are ECG abnormalities in Noonan syndrome characteristic for the syndrome? *Eur J Pediatr.* 2008;167:1363–1367.

28. Wilkinson JD, Lowe AM, Salbert BA, et al. Outcomes in children with Noonan syndrome and hypertrophic cardiomyopathy: a study from the Pediatric Cardiomyopathy Registry. *Am Heart J.* 2012;164:442–448.

29. Fatkin D, MacRae C, Sasaki T, et al. Missense mutations in the rod domain of the lamin A/ C gene as causes of dilated cardiomyopathy and conduction-system disease. *N Engl J Med.* 1999;341:1715–17124.

30. Xu T, Yang Z, Vatta M, et al. Multidisciplinary study of right ventricular dysplasia investigators. compound and digenic heterozygosity contributes to arrhythmogenic right ventricular cardiomyopathy. *J Am Coll Cardiol.* 2010;55:587–597.

31. Asimaki A, Saffitz J. Gap junctions and arrhythmogenic cardiomyopathy. *Heart Rhythm.* 2012;9:992–995.

32. Marcus FI, McKenna WJ, Sherrill D, et al. Diagnosis of arrhythmogenic right ventricular cardiomyopathy/ dysplasia: Proposed modification of the task force criteria. *Circulation.* 2010;121:1533–1541.

33. Peters S, Truemmel M, Koehler B. Prognostic value of QRS fragmentation in patients with arrhythmogenic right ventricular cardiomyopathy/ dysplasia. *J Cardiovasc Med (Hagerstown).* 2012;13:295–298.

34. Sen-Chowdhry S, Syrris P, Prasad SK, et al. Left-dominant arrhythmogenic cardiomyopathy: An under-recognized clinical entity. *J Am Coll Cardiol.* 2008;52:2175–2187.

35. Walsh EP, Saul JP, Hulse JE, et al. Transcatheter ablation of ectopic atrial tachycardia in young patients using radiofrequency current. *Circulation.* 1992;86:1138–1146.

36. Critelli G. Recognizing and managing permanent junctional reciprocating tachycardia in the catheter ablation era. *J Cardiovasc Electrophysiol.* 1997;8:226–236.

37. Hoffmayer KS, Bhave PD, Marcus GM, et al. An electrocardiographic scoring system for distinguishing right ventricular outflow tract arrhythmias in patients with arrhythmogenic right ventricular cardiomyopathy from idiopathic ventricular tachycardia. *Heart Rhythm.* 2013;10:477–482.

38. Zachariah JP, Walsh EP, Triedman JK, et al. Multiple accessory pathways in the young: The impact of structural heart disease. *Am Heart J.* 2012;165:87–92.

39. Shivapour JKL, Sherwin ED, Alexander ME, et al. Utility of preoperative electrophysiology studies in patients with Ebstein's anomaly undergoing the Cone procedure. *Heart Rhythm*. 2014:11;182–186.

40. Huang T. Review of current advances in the Holt-Oram syndrome. *Curr Opin Pediatr*. 2002;14:691–695.

41. Pashmforoush M, Lu JT, Chen H, et al. Nkx2-5 pathways and congenital heart disease; loss of ventricular myocyte lineage specification leads to progressive cardiomyopathy and complete heart block. *Cell*. 2004;117:373–386.

42. Young TJ, Shah AK, Lee MH, Hayes DL. Kearns-Sayre syndrome: A case report and review of cardiovascular complications. *Pacing Clin Electrophysiol*. 2005;28:454–457.

43. Huhta JC, Maloney JD, Ritter DG, Ilstrup DM, Feldt RH. Complete atrioventricular block in patients with atrioventricular discordance. *Circulation*. 1983;67:1374–1377.

44. Sherwin ED, Triedman JK, Walsh EP. Update on interventional electrophysiology in patients with congenital heart disease: Evolving solutions for complex hearts. *Circ Arrhythm Electrophysiol*. 2013;6:1032–1040.

45. Walsh EP, Cecchin F. Arrhythmias in adult patients with congenital heart disease. *Circulation*. 2007;115:534–545.

46. Collins KK, Love BA, Walsh EP, et al. Location of acutely successful radiofrequency catheter ablation of intraatrial reentrant tachycardia in patients with congenital heart disease. *Am J Cardiol*. 2000;86:969–974.

47. Mah DY, Alexander ME, Cecchin F, Walsh EP, Triedman JK. The electroanatomic mechanisms of atrial tachycardia in patients with tetralogy of Fallot and double outlet right ventricle. *J Cardiovasc Electrophysiol*. 2011;10:1540–8167.

48. Zeppenfeld K, Schalij MJ, Bartelings MM, et al. Catheter ablation of ventricular tachycardia after repair of congenital heart disease: electroanatomic identification of the critical right ventricular isthmus. *Circulation*. 2007;116:2241–2252.

49. Walsh EP, Rockenmacher S, Keane JF, et al. Late results in patients with tetralogy of Fallot repaired during infancy. *Circulation*. 1988;77:1062–1067.

50. Gatzoulis MA, Till JA, Somerville J, Redington AN. Mechanoelectrical interaction in tetralogy of Fallot. QRS prolongation relates to right ventricular size and predicts malignant ventricular arrhythmias and sudden death. *Circulation*. 1995;92:231–237.

51. Gatzoulis MA, Balaji S, Webber SA, et al. Risk factors for arrhythmia and sudden cardiac death late after repair of tetralogy of Fallot: a multicentre study. *Lancet*. 2000;356:975–981.

52. Hoffman JI. Electrocardiogram of anomalous left coronary artery from the pulmonary artery in infants. *Pediatr Cardiol*. 2013;34:489–491.

第 **6** 章

不同基质心源性猝死的心电图标志

Mohammad Shenasa,Hossein Shenasa

概述

　　心电图已经被临床广泛应用，可为多种心脏疾病和非心脏疾病提供有价值的信息。除心率和节律外，恰当的应用和实施心电图，还可以提供其他有意义的信息。本章将重点介绍各种心脏疾病导致心源性猝死(SCD)的心电图特点的最新进展，比如高血压、左心室肥大(LVH)、冠心病(CAD)、心力衰竭(HF)、肥厚型心肌病(HCM)、扩张型心肌病(DCM)、致心律失常性右心室发育不良/心肌病(ARVD/C)、心脏结节病和其他浸润性心肌病等。在这里，我们不讨论上述疾病的具体病理生理机制和临床管理。这些心电图特点应用于以下不同的情况：

　　1.无明显结构性心脏病患者。

　　2.轻度至明显心脏病患者。

　　3.基因遗传性心脏病患者。

　　希望大家更好地识别和分析这些特点，以得到较好的心电图积分方法，并将其应用于风险人群的评估。但始终应该记得，风险预测因素未必是有效的。

　　过去的 20 年里，ECG 在筛选遗传性离子通道病的年轻患者和运动员发生 SCD，以及在心脏再同步治疗中发挥了重要的作用。心电图作为一种简单而

广泛应用的技术，可提供新的、重要的数据，并将越来越广泛地应用于未来。

　　心电图分析的其他方法，如 T 波电交替、心率震荡和信号平均心电图，在本书其他章节讨论。

预测心源性猝死的心电图特点

　　在不同心脏疾病基质中有一些预测 SCD 的 ECG 特征，我们将在相应的专题部分讨论。下面的特点很重要：

　　1.静息或运动心电图异常[1]。

　　2.左心室肥大。

　　3.QRS 时限延长。

　　4.QT 间期延长和 QT 离散度增大。

　　5.宽 QRS–T 夹角≥105°(一个反映除极和复极之间关系异常的指数)[2]。

　　6.碎裂 QRS 波(fQRS)。

　　7.T 波电交替(可见第 9 章)[3]。

　　8.ST–T 波异常。

　　9.心肌瘢痕和缺血的证据。

　　10.心率变异性(HRV)和心率震荡(HRT)。

QRS 时限

　　QRS 时限延长是 SCD 及全因死亡率的重要预测因素。之前的研究已经证实，QRS 时限延长与冠心

病、心肌炎和充血性心力衰竭(CHF)患者的死亡率增加有关[4]。

Kurl 等报道了男性静息心电图 QRS 时限与 SCD 的关系。该研究入选了 2049 名 42~60 岁的男性,随访 19 年。在随访期间,156 名发生 SCD,QRS 时限每增加 10ms,SCD 风险增加 27%[5],多因素分析表明 QRS 时限是 SCD 风险的独立预测因素。因此,测量 QRS 时限对于预测大规模人群中 SCD 风险可能是有价值的[6-8]。

LIFE 研究探讨 QRS 时限作为高血压和左心室肥大患者发生 SCD 特点的预测价值,并报道了积极控制高血压后,QRS 时限延长是 SCD 风险的独立预测因素[9]。Badheka 等报道了一个纳入 8527 例患者大型队列中 QRS 时限与心血管死亡率的关系(数据来自美国国家健康和营养检查调查数据集)。使用多因素分析,QRS 时限每增加 10ms,导致心血管死亡率增加 4.4%(P=0.00 006)[10]。

QRS-T 夹角

最新的数据显示,分析 15 000~20 000 例患者的心电图数据,QRS-T 夹角 ≥105° 的患者可作为除极和复极关系异常的一个替代指标,1 年死亡率和 SCD 风险为 8.8%~13.9%,而正常 QRS-T 夹角患者,1 年死亡率和 SCD 风险为 3.8%~5.5%。QRS 评分提示存着心肌瘢痕的患者发生 SCD 和植入型心律转复除颤器(ICD)电击风险显著较高,而无心肌瘢痕患者 SCD 和 ICD 电击风险显著降低[11]。

fQRS 波

fQRS 波定义为在静息 12 导联心电图中存在 QRS 三相波呈 RSR'型,伴或不伴有 Q 波,存在较多切迹的多向波。QRS 时限可能是正常的(<120ms),也可能延长(>120ms)。fQRS 波在许多疾病中被认为是 SCD 的危险因素,如冠心病[12-14]、心力衰竭[15]、肥厚型心肌病[16]、致心律失常性右心室发育不良/心肌病[17]、扩张型心肌病[18,19]、先天性心脏病[20]和许多类型的遗传性离子通道病(如 Brugada 综合征和长 QT 综合征)[21]。电生理学上,fQRS 波可能是由于传导延迟和(或)心肌瘢痕导致心室各异向性激动。图 6.1 显示了 SCD 患者不同 fQRS 波的心电图形态。由于这些心电

图的变化也存在于其他病理情况下,如 HCM 和 ARVD/C,fQRS 波也可在其他疾病中表现出来;因此,像许多其他危险因素一样,fQRS 波并不具有疾病特异性。fQRS 波的显示还取决于 ECG 记录技术,如低通滤波器设置,常用为 100Hz 或 150Hz。在不同的设置参数下,可能记录不到或过度诊断,应该结合相关临床诊断[22]。

总之,fQRS 波的潜在应用包括预测 SCD、心肌梗死后、识别 Brugada 综合征高危患者、ICD 患者的危险分层,以及识别潜在消融靶点。

Reykjavik 研究是一项关于院外心脏骤停危险因素的研究,共纳入 8006 例男性和 9435 例女性,发现以下心电图异常:出现 Q 波、QRS 电轴偏移、高电压、ST 段压低、T 波异常、房室传导阻滞、束支传导阻滞(BBB)、心房颤动(AF)和心房扑动[23]。

表 6.1 显示了与 SCD 相关的单基因疾病。

SCD 的危险因素

SCD 的危险因素已在其他章节中详细讨论,本章不再讨论。本部分旨在探讨心电图作为 SCD 危险分层的价值[26-32]。

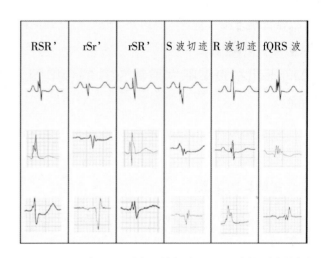

图 6.1　fQRS 波(RSR 形态及其变异)。fQRS 波的不同形态包括多种形态的 RSR 波。如果 RSR 出现在右胸前导联(V₁ 和 V₂ 导联),QRS 时限为 100ms (不完全性右束支传导阻滞)或 QRS 时限为 120ms(完全性右束支传导阻滞)。如果 RSR 出现在左胸前导联(Ⅰ、V₅ 和 V₆ 导联),QRS 时限 120ms(左束支传导阻滞),为完全性或不完全性束支传导阻滞,可排除是 fQRS 波的可能。如果 RSR 出现在前胸或下壁导联,则为 fQRS 波。(Modified with permission.[22])

表 6.1　与 SCD 相关的单基因疾病

遗传性离子通道病	遗传性心肌病
1.长 QT 综合征	1.肥厚型心肌病
2.Brugada 综合征	2.致心律失常性右心室发育不良/心肌病
3.短 QT 综合征	3.扩张型心肌病
4.Timothy 综合征	4.限制型心肌病
5.Anderson-Tawil 综合征	5.非肥厚型、非扩张型心肌病
6.儿茶酚胺多形性 VT	6.心肌致密化不全
	7.糖原贮积症
	A.Fabry 病
	B.PRKAG2
	C.Danon 病
	8.线粒体肌病
	9.Noonan 综合征
	10.肌原纤维疾病
	11.Naxos 综合征
	12.Carvajal 综合征

VT,室性心动过速；PRKAG2,蛋白激酶 2。

将危险因素跟特定的综合征、病理表现联系起来,阐述其因果关系是很重要的。部分危险因素相关性低,而另一些因素具有很强的相关性。多变量分析可以帮助确定某一特定危险因素对特定情况预测的重要性[27,29]。

高血压和左心室肥大患者 SCD 的心电图标志

20 世纪初,Lewis 注意到 LVH 的重要性及与其他疾病的关系[33]。

左心室肥大的定义

正常男性的左心室(LV)质量为 135g,质量指数为 71g/m²。正常女性的左心室质量和质量指数分别为 99g 和 62g/m²。LVH 通常被定义为高于正常标准的两个标准差。Framingham 心脏研究报告,心电图诊断 LVH 的发病率,男性为 2.9%,女性为 1.5%。超声心动图(Echo)检测 LVH 的发病率,男性为 14.2%,女性为 17.6%。在非洲裔美国人中,ECG 和超声检测的 LVH 的检测阳性率高于白种人[34]。

LVH 有多种多样的病因,包括心脏及非心脏疾病,见表 6.2。

ECG 标准

LVH 的诊断标准是 V_1 导联的 S 波和 V_5 或 V_6 导联的 R 波导联 ≥3.5mV,也有标准称 V_5 或 V_6 导联 R 波>2.6mV(Sokolow-Lyon 电压标准)。

Cornell 电压标准:V_3 导联的 S 波和 aVL 导联的 R 波>28mm(2.8mV)(男)或>20mm(2mV)(女)[46]。

高血压的心电图表现

长期高血压的心电图可表现为 LVH 图形(与上述 LVH 心电图标准一致),V_5、V_6 导联表现为 ST 下斜型下移,在其对应导联出现倒置和不对称的 T 波。此外,还可常见 P 波异常。这些变化均增加心力衰竭、心源性猝死、心房激动的风险[47]。因此,高血压伴左心室肥大的患者,新发房颤可使其心源性猝死的风险升高。积极控制高血压可能会使部分心电图异常得到改善,在特殊情况下,可观察到左心室肥大逆转。长远观察,高血压和左心室肥大的患者经过降压治疗可使左心室质量减小,降低临床终点事件[48-51]。同样,高血压患者改善左心室肥大,可减少新发房颤的发生[52]。

左心室肥大的心电图表现[9]

1.QRS 高电压。

2.QRS 时限延长:LIFE 研究结果显示 QRS 时限可预测高血压患者心源性猝死的风险。

3.电轴左偏。

4.复极异常(ST-T 波异常)。

5.左心房异常。

LVH 表现在运动员和年轻人中属于正常变异。电轴一般是水平转位,有时可出现电轴左偏(LAD)。LVH 诊断需要高于正常值两个标准差以上。

电压进行标准化校正后可能更为准确。ECG 对左心室肥大的诊断价值为 2.4%。因此,这个标准不是很特异[53-55]。

心脏超声标准

目前 LVH 的超声标准为男性 ≥134g/m² 和女性 ≥110g/m²。校正身高和体表面积可增加精确性。15%~20%的高血压患者可出现 LVH。

左心室质量(g)=1.05[(LVEDD+IVS+PW)³-LVEDD³]。左心室质量除以体表面积,可获得左心室

表 6.2　LVH 的病因和心电图特征

疾病	心电图	备注
1.高血压[35]	LVH,非特异性 ST-T 波异常	AF、VA、SCD 的风险增加;超声:向心性 LVH
2.高血压性心脏病[35]	LVH,LAE,非特异性 ST-T 波异常	超声:向心性 LVH,LAE,舒张功能障碍
3.主动脉瓣狭窄	LVH,非特异性 ST-T 波异常	超声:向心性 LVH,LAE;MRI:延迟钆增强提示室壁纤维化;平板试验期间心肌缺血
4.肥胖	LVH,非特异性 ST-T 波异常	超声:舒张功能障碍,LAE
5.肥厚型心肌病[36]	LVH,Q 波[37],前壁 T 波倒置	不对称性 LVH(室间隔肥大);MRI:延迟钆增强提示纤维化,同增强 MRI 相比
6.心肌致密化不全[39]	LVH,左束支传导阻滞,非特异性 ST-T 波异常,AF,VA(高达 60%)	超声:LVH,肌小梁增加,致密化不全;MRI:延迟钆增强
生理性左心室肥大		
7.运动员的心脏[40]	LVH,LAE,非特异性 ST-T 波异常	超声:LVH,左心室容积增加,停训后正常
浸润性心肌病		
8.心肌淀粉样变性[41]	QRS 波低电压,LAE,房室传导阻滞	超声:LVH;心电图超声不匹配;心脏 MRI
9.结节病[43]	房室传导阻滞,右束支传导阻滞,左束支传导阻滞	心脏 PET;MRI
10.血色素沉积症[44]	LVH,非特异性 ST-T 波异常,AF,RVH,LAE	超声;MRI
代谢疾病		
11.Fabry 病[45]	LVH,非特异性 ST-T 波异常,RVH,心脏阻滞	超声;MRI
12.蓬佩病[25]	LVH,RVH,心脏传导阻滞	超声;MRI
13.Danon 病[24,25]	LVH,RVH,心脏传导阻滞	超声;MRI

AF,房颤;LAE,左心房扩大;LVH,左心室肥大;MRI,磁共振;PET,正电子发射断层扫描;RVH,右心室肥大;SCD,心源性猝死;VA,室性心律失常。

质量指数(LVMI)。根据 Framingham 研究的数据,LVH 被定义为 LVMI≥150g/m²。LVH 的超声诊断率为 17.4%。IVS 即室间隔[55-57]。

高血压性心脏病(HHD)

HHD 被定义为高血压导致的心肌、冠状动脉和大血管的解剖和生理适应性的改变。左心室肥大导致心脏的结构和功能变化、血流动力学改变(如左心房增大、舒张功能障碍和功能性二尖瓣反流)、神经激素改变(促纤维化、房性和室性心律失常)[35,58]。

HHD 与动脉血压升高有关。其表现包括左心室质量增加、舒张功能障碍、左心房扩大、冠状动脉血流异常和间质纤维化。

HHD 的超声心动图特征是左心室肥大,即舒张功能障碍和左心房扩大[58]。

左心室肥大患者心源性猝死的ECG预测因素

1.PR 间期延长。

2.不完全性或完全性右或左束支传导阻滞(RBBB 或 LBBB)。

3.双分支阻滞。

4.QT 间期延长或离散度增加。

5.ST-T 波异常[59]。

6.QRS 时限。

7.后电位。

8.fQRS 波。

9.Holter 监测提示室性心律失常。

10.心率变异性。

11.程序性电刺激。

LVH 患者中出现的心律失常包括房颤、室性期前收缩、室性期前收缩二联律、非持续性室性心动过速、持续性室性心动过速和心源性猝死。LVH 使患者 12 年内全因死亡率提高了 59%。LVH 显著增加多种疾病的发病风险,冠心病风险增加 3~4 倍,男性 SCD 风险增加 6~8 倍,女性 SCD 风险增加 3 倍,CHF 风险增加 10 倍，以及增加脑血管意外和室性心律失常的风险。心电图提示左心室肥大是预测房颤事件发生的独立危险因素，且对预后有重要意义[60]。在 Framingham 研究中，随访 4 年，左心室质量每增加 50g/m，男性患心血管疾病的风险增加 1.49，女性患心血管疾病的风险增加 1.57。对心血管疾病死亡率的影响更显著，男性每 50g/m 的相对风险为 1.73，女性的相对风险为 2.12[34,61]。

LVH 的病因

向心性左心室肥大：全身压力负荷过重如下。

①高血压（最常见的原因）；②主动脉狭窄；③静态运动。

偏心性左心室肥大：左心室容量负荷过重如下。

①主动脉反流；②二尖瓣反流；③扩张型心肌病。

其他危险因素：

左心室肥大和房颤的危险因素包括年龄、种族（非洲裔美国人的 LVH）、性别、食盐摄入量、体重（肥胖）、糖尿病、高胆固醇血症、肾素-血管紧张素-醛固酮系统、24 小时监测白天和夜间的收缩压水平、左心房直径、左心室质量、儿茶酚胺、基因和环境因素、最大持续时间和 P 波的离散度[61]。

LVH 导致心律失常的原因

1.LVH 患者的室性心律失常的电活动效应：血流动力学效应、压力负荷过重、容量负荷过重和收缩-兴奋反馈[62]。

2.神经内分泌效应：儿茶酚胺、肾素-血管紧张素系统激活和电解质耗竭。

左心室肥大可引起微血管缺血。90%的 LVH 相关病例表现为无症状缺血。LVH 可产生室壁压力、儿茶酚胺升高、充血性心力衰竭和舒张功能障碍，这些情况均可能导致心肌细胞肥大。其他的危险因素包括低钾血症、遗传因素、环境因素和心肌纤维化。上述因素单独存在或联合作用，可能潜在地触发除极后早期或除极后晚期，T 波交替，引起自律性增加或折返而导致心源性猝死。图 6.2 总结了 LVH 心律失常的电生理机制，总之，LVH 被认为是一个沉默的杀手；但它是可以预防和治疗的[49,63]。

严重的 LVH 的自然病程通常以心力衰竭为终点，而伴心律失常的预后较差。Benjamin 和 Levy 曾

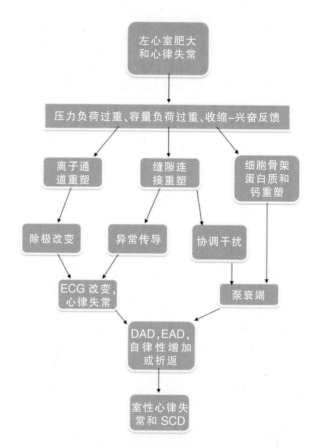

图 6.2　LVH 与心律失常发生的潜在机制。DAD，延迟后除极；EAD，早后除极；SCD，心源性猝死。（Modified with permission.[62]）

说过："LVH 存在致命性，可使死亡率翻倍"[34]。

LVH 的鉴别诊断[64]

1.生理性肥大，如运动员常可见左心室肥大。

2.肥厚型心肌病。

3.由心肌淀粉样变性、结节病、线粒体肌病等浸润性心肌病所致的左心室肥大。

图 6.3 列出 LVH 的鉴别诊断的方法和流程[64]。

同样，Namdar 等报道了高血压心脏病、肥厚型心肌病、主动脉瓣狭窄、淀粉样变性和 Fabry 病的心电图特点[65]。

冠心病患者心源性猝死的心电图标志

长期以来，人们认识到冠心病的静息心电图异常是十分常见的；常伴有相关症状，如急性和亚急性心肌梗死或心肌缺血。这对心血管事件危险分层和预测事件是十分有效的检测方法。静息心电图已经

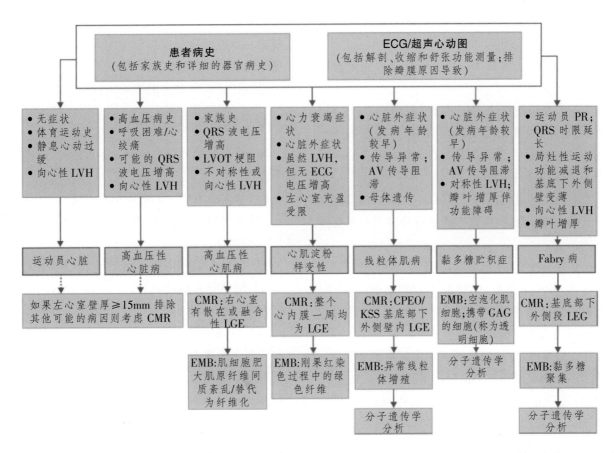

图 6.3 (非瓣膜性)左心室肥大的诊断方法。AV,房室传导;CMR,心脏磁共振成像;CPEO,慢性进行性眼外肌麻痹;EMB,心内膜心肌活检;GAG,糖胺聚糖;KSS,Kearns–Sayre 综合征;LGE,延迟钆增强;LV,左心室;LVH,左心室肥大;LVOT,左心室流出道;RV,右心室。

应用于冠心病的危险因素模型。心电图对于评估这些患者的药物治疗和介入治疗效果也是非常有用的。冠心病的心电图变化总结如下。

心电图异常

1.Q 波或异常 QS 波。

2.左心室肥大。

3.QRS 时限延长。

4.QT 间期延长和 QT 离散度[66]。

5.fQRS 波[12,14]。

6.完全性或不完全性束支传导阻滞。

7.左前分支传导阻滞既往无心肌梗死病史,疑似冠心病患者的总死亡率和心脏死亡率的独立预测因素[67]。

8.房颤和(或)房扑。

9.ST–T 波明显异常。

Auer 等报道了冠心病患者和继发性心血管事件与主要和次要心电图异常的相关性。研究显示,这些患者主要和次要的心电图异常都与心血管疾病的风险增加有关[68]。

Soliman 等报道了一个详细的临床和心电图分析,即心电图预测因素可将动脉粥样硬化性心源性猝死从冠心病事件中区分出来。尽管两者有共同的危险因素,如高血压、种族、肥胖、心率、QT 间期和 ST–T 波异常。任何导联 T 波倒置和 V_2 导联 ST 段抬高均可区分潜在的心源性猝死和冠心病[69]。

心力衰竭患者心源性猝死的心电图标志

目前,心力衰竭是 21 世纪医学的流行病之一[70],也是心源性猝死的常见原因。心脏收缩功能降低和收缩功能保留(舒张功能不全)的心力衰竭都有多种多样的病因。因此,单个标志通常既不敏感也不特异。之前的多项研究证实了心力衰竭和心源性猝死之间的关系。没有可靠、特异的心电图预测心力衰竭和心源性猝死。有趣的是,QRS 时限可以很好地预测

CRT 的效果[71]。然而,通常应注意以下异常,它们基于心力衰竭的潜在病因和基质。

1.左心室肥大是高血压患者新发心力衰竭进展的独立危险因素[48]。

2.陈旧心肌梗死的证据(存在 Q 波)。

3.QRS 时限延长(≥120ms):QRS 时限递增加重心力衰竭的预后。14%~47%的心力衰竭患者心电图提示 QRS 时限延长[71]。

4.室内传导阻滞。

5.束支传导阻滞(左束支传导阻滞多于右束支传导阻滞)。

6.非特异性 ST-T 波异常。

7.宽 QRS-T 夹角,V$_5$ 导联 T 波振幅低[72-74]。同样,这种测量对于预测伴或不伴束支传导阻滞的心力衰竭患者是有用的[75]。

8.女性 T 波峰值和正常 T 向量空间夹角 θ(T$_p$/T$_{ref}$)宽、平均 QRS 向量和 STT 向量的空间夹角 θ(R/STT)宽、QRS 非偶极电压增加;男性宽 θ(T$_p$/T$_{ref}$)、心外膜复极时间延长、T 波峰值至 T 波终末时间延长和 T 波复杂度增加是心力衰竭事件的独立预测因素[76]。

9.QT 及 QT 间期延长。

10.存在房性和室性心律失常。

11.下壁导联 J 波和 fQRS 波与慢性心力衰竭患者的心源性猝死风险增加有关,无论是扩张型非缺血性心肌病还是缺血性心肌病[15]。

虽然室性心律失常并非心源性猝死的特异性标志,但其增加了全因死亡率[77]。

Shamim 等的一项研究报道称,室内传导延迟和 QT 间期延长是死亡率增加强有力的预测因素[78]。

据报道,心率震荡是慢性心力衰竭和心力衰竭 NYHA Ⅱ级和Ⅲ级患者心律失常死亡的强有力的风险预测因素[79]。

肥厚型心肌病患者心源性猝死的心电图标志

肥厚型心肌病的特征是左心室增大,并非左心室扩张,存在心脏疾病或非心脏疾病,如高血压、主动脉瓣狭窄及运动员的心脏。

肥厚型心肌病是最常见的心脏遗传疾病(常染色体显性遗传),也是肌节蛋白基因的疾病。在普通人群中发病率为 1/500。在肥厚型心肌病患者中,成人每年心源性猝死的发病率为 1%~2%,儿童和青少年每年的发病率为 2%~6%[44,80,81]。肥厚型心肌病的诊断是通过任何成像方式来检测左心室壁增厚。

肥厚型心肌病的心电图特征[82]

90%有症状患者的心电图是不正常的,其特征有以下几点。

1.符合左心室肥大的电压标准。

2.侧壁导联明显的 ST-T 波和 T 波异常(侧壁导联 ST 段抬高)。

3.aVL、V$_6$ 导联可见深而窄的 Q 波(≥40ms)。

4.侧壁导联 R 波降低。

5.左心房扩大。

异常 Q 波[Q 波深度>3mm 和(或)运动员除 aVR 导联外两个导联 Q 波时限>40ms]是肥厚型心肌病年轻患者中最常见的心电图异常之一。有趣的是,随着年龄的增长,尤其在离心性左心室肥大的发展过程中,Q 波可能会消失[37,83]。约 6%有临床表现且超声符合肥厚型心肌病的患者,心电图可能是正常的。这组患者似乎为轻型的表型,心血管疾病预后较好[84]。

肥厚型心肌病 Q 波的病理生理机制尚未完全明确;然而,提示其可能与前上室间隔厚度与左心室其他区域和右心室室壁厚度的比值有关。在这组患者中,宽 Q 波存在延迟性钆强化[85]。5%的患者心电图可能是正常的,尤其在疾病的早期阶段。图 6.4 显示了肥厚型心肌病患者的典型心电图(A)、超声心脏长轴(B)和磁共振成像(C)。

最重要的鉴别诊断是运动员的心脏和高血压导致的左心室肥大(见第 4 章)。这种情况下,其他非侵入性成像技术(如超声和心脏磁共振成像)是有价值的[86]。肥厚型心肌病患者的左心室肥大,心室腔小(<35mm),左心房扩大,异常的左心室充盈,有家族史,异常的基因型;而运动员的心脏左心室腔>55mm,左心室充盈正常,无家族史,肥厚型心肌病基因阴性。但运动员中经常出现异常的心电图及左心房扩大[87]。有趣的是,随着训练的减少,大部分的变化将会恢复正常。

肥厚型心肌病心源性猝死的危险因素[88,89]

1.肥厚型心肌病心源性猝死家族史。

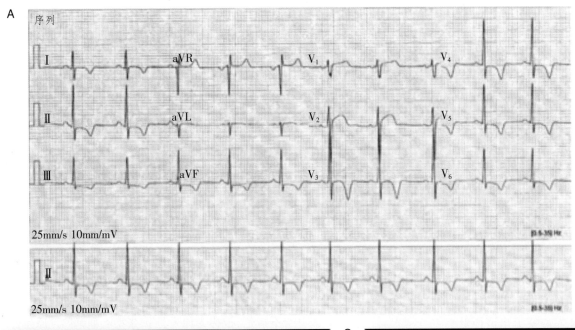

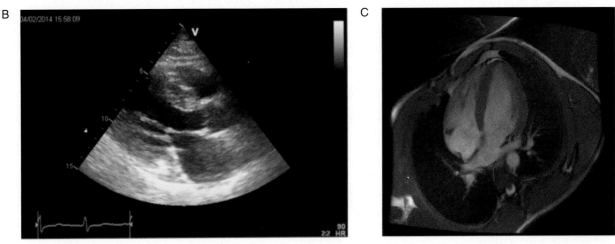

图 6.4　HCM 患者的心电图、超声和磁共振成像。(A)HCM 患者的 12 导联心电图显示显著的左心室肥大，V₃~V₆ 导联和Ⅰ、Ⅱ、Ⅲ和 aVF 导联有明显的 T 波倒置。(B)同一患者的超声心动图，胸骨旁长轴切面显示明显的室间隔肥厚，室间隔厚度 19mm，后壁厚度 4mm。(C)心脏磁共振成像长轴切面显示室间隔肥厚。

2.晕厥或晕厥前兆病史。

3.左心室明显增大(室间隔增厚>30mm)。

4.心源性猝死存活者。

5.非持续性室性心动过速。

6.运动后血压不正常。

肥厚型心肌病和心源性猝死的心电图标志

1.左心室明显肥大:左心室肥大的特异图形不能预测心脏事件和心源性猝死。然而,局部室壁轻度肥厚通常预示风险较低,与室壁肥厚的位置无明显相关性[90]。

2.频发室性期前收缩和非持续性室性心动过速。

3.房颤(发病率约为 20%)。

4.fQRS 波[91,92]。

5.心电图振幅:肥厚型心肌病患者发生心脏骤停和(或)心源性猝死,与无此病史患者相比,其心电图振幅更高[93]。

6.左心房扩大。

肥厚型心肌病心源性猝死的风险分层(图6.5)[36]

高风险患者

1.心脏骤停、持续性室性心动过速或持续性心室颤动病史。

2.肥厚型心肌病心源性猝死家族史。

3.不明原因的晕厥或近似晕厥的病史。

4.反复发作非持续性室性心动过速。

5.左心室肥大超过 30mm。

6.运动后血压不正常。

7.钆延迟强化。

8.进展为心力衰竭。

9.肥厚型心肌病特异基因突变。

10.房颤。

中低风险患者

1.轻中度左心室肥大。

2.心肌桥[94]。

3.左心室心尖部室壁瘤。

4.左心室流出道梗阻。

5.强体力活动。

详细内容可参阅 2014 年 ESC 关于肥厚型心肌病的诊断和管理指南[80]。

近期数据表明，非侵入性心脏增强磁共振提示心肌纤维化可作为心血管事件和心源性猝死的风险预测因素[38,95]。然而，在无症状的患者中，心脏搭桥并没有增加心脏事件的风险[96]。

其他的成像技术、生物标志和基因检测正在被用来印证心电图提示的诊断、预后和鉴别诊断的价值。众所周知，没有一个检测方法是 100%准确的。目前，在大的队列研究中，肥厚型心肌病患者的基因检测率约为 34%[38,97]。

扩张型心肌病心源性猝死的心电图标志

定义

扩张型心肌病的特点是各种原因所致的左心室收缩功能受损和心力衰竭，如心脏瓣膜病、病毒感染、过量饮酒、高血压和产后。在许多情况下，病因尚不清楚，被称为原发性扩张型心肌病[98]。原发性扩张型心肌病的特点是不明原因的左心室扩张、左心室收缩功能受损和心力衰竭。原发性扩张型心肌病中的心力衰竭和心律失常均有遗传基础，但超出了本综述的讨论范围。

本综述中，原发性扩张型心肌病即指 DCM。

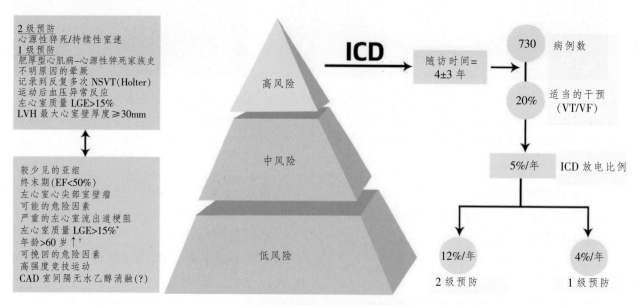

图 6.5 HCM 患者风险分层模型。金字塔风险分层模型目前用于识别高猝死风险的患者，这部分人可能是 ICD 和猝死预防的高危人群。左侧表格为主要和次要的危险因素。右侧是来自两项注册研究的 730 名儿童、青少年和成人的 ICD 治疗结果。*广泛的钆延迟强化是一种新的主要风险预测因素，当传统的风险评估不明确时，可协助判断。†60 岁以后猝死事件是罕见的，即使包含传统的危险因素。CAD，冠心病；EF，射血分数；ICD，植入式心律转复除颤器；LGE，钆延迟强化；LVH，左心室肥大；NSVT，非持续性室性心动过速；VT/VF，室性心动过速/室颤；y，年。（Modified with permission.[36]）

扩张型心肌病患者的心电图

静息心电图显示 PR 间期延长、低电压、非特异性室内传导延迟或左束支传导阻滞形态、ST-T 波异常。侧壁导联示 fQRS 波，无 Q 波，V₆ 导联 S/R 比值。

S/R 比值≥0.25 高度提示扩张型心肌病。心电图和长程心电监测，可能监测到房性和室性心律失常[99]。腔内图可见 HV 间期延迟。

扩张型心肌病中的心律失常包括窦房结功能障碍、房颤、传导异常、室性心动过速、室颤和心源性猝死。

室性心动过速期间患者的心电图

大多数室性心动过速是束支折返性室速，表现为典型的左束支传导阻滞的形态，或小部分呈右束支传导阻滞的形态。部分患者可能具有两种形态的心动过速。束支折返性室性心动过速在形态上可能与窦性心律时的 QRS 波相似。图 6.6 显示束支折返性室性心动过速。束支折返性室性心动过速的诊断标准在其他部分已经讨论过[100-102]。

这组患者中常见的是室性心动过速和心源性猝死。左束支折返性室性心动过速是其常见的机制，然而，也常可诱发非束支折返性室性心动过速。

据报道，室性心动过速所致的心源性猝死占扩张型心肌病患者的 60%。其余患者常伴有进行性的心力衰竭。扩张型心肌病患者也常见一度和二度房室传导阻滞，并增加心源性猝死的风险。多形性室性期前收缩、室性期前收缩二联律和非持续性室性心动过速在扩张型心肌病患者中均常见。房颤常提示这些患者预后不良。其他异常心电图变量显示平均心电图向量异常、QT 离散和小的 T 波交替。

许多起源于心外膜的非束支折返性室性心动过速，心电图标志在其他部分有详细的描述，并不是本章阐述的目的[99]。

风险分层

存在以下情况表明扩张型心肌病的心源性猝死风险高。

1. 心源性猝死病史。
2. 传导障碍和束支传导阻滞。
3. 左心室射血分数≤35%。

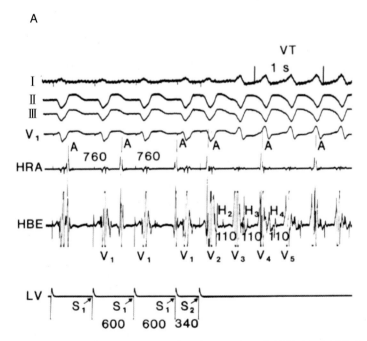
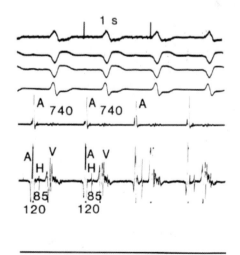

图 6.6 DCM 患者诱发的室性心动过速。(A)在程序刺激过程中诱发束支折返性室性心动过速。为希氏束偏心性传导。HV 间期为 110ms。(B)窦性心律伴不完全性右束支传导阻滞形态，HV 间期为 85ms。注意，室性心动过速呈右束支传导阻滞形态，电轴左偏，类似窦性心律。电图顺序分别为 Ⅰ、Ⅱ、Ⅲ、V₁、高位右心房(HRA)、希氏束电图(HBE)和左心室起搏(LV)。注意室性心动过速期间的房室分离。

4.存在室性心律失常。

5.房颤。

6.晕厥病史。

7.35 岁之前心源性猝死的家族史。

8.未使用 β 受体阻滞剂[103]。

然而，信号平均心电图、压力反射灵敏度、心率变异性和 T 波交替，并不是心律失常事件显著的风险预测因素[104]。

致心律失常性右心室发育不良/心肌病心源性猝死的心电图标志

定义

致心律失常性右心室发育不良/心肌病是一种遗传性浸润性心肌病，其特征是右心室和（或）左心室被纤维脂肪组织浸润或代替。致心律失常性右心室发育不良/心肌病现在被归类为心律失常性心肌病。它可能有：①隐匿期，右心室轻度改变，伴或不伴室性心动过速和心源性猝死；②明显的电和解剖异常期，可见症状性室性心动过速，可能发生室颤和心源性猝死；③右心室衰竭期；④双心室衰竭期，这一阶段类似扩张型心肌病。在年轻运动员心源性猝死的患者中，致心律失常性右心室发育不良/心肌病占 20%。地中海和中东地区的发病率高于其他地区。有综述描述致心律失常性右心室发育不良/心肌病的诊断标准，包括主要标准和次要标准，但不在我们此次讨论的范围内。致心律失常性右心室发育不良/心肌病的特征：①右心室、左心室或二者的整体或局部功能失调和结构改变；②特定的组织特征；③除极和复极异常；④充血性心力衰竭；⑤心律失常（致心律失常性右心室发育不良/心肌病特异性心室改变和心房进展）；⑥家族史[105-107]。其临床表现为室性心律失常、充血性心力衰竭、晕厥和心源性猝死。致心律失常性右心室发育不良/心肌病患者死亡原因，心源性猝死占 29%，进展性心力衰竭占 59%，心脏外原因占 8%，不明原因占 4%[108,109]。致心律失常性右心室发育不良/心肌病的诊断标准（主要和次要）在其他章节进行详细讨论[110,111]。

致心律失常性右心室发育不良/心肌病的心电图特征

40%~50%的致心律失常性右心室发育不良/心肌病患者在疾病早期的心电图正常。然而，在最初确诊 6 年后，几乎所有患者都将表现出下面讨论的几种心电图特征中的一种或多种。

1.右心房扩大。

2.右胸前导联心电图异常。

• V₁~V₃ 导联（46%~85%的病例）T 波倒置，S 波升支增宽。

• QRS 时限≥110ms（64%的病例）。

• ε 波（25%~33%）[112,110,108,113]（图 6.7）。

• QRS 波和 QT 间期离散。

• 在致心律失常性右心室发育不良/心肌病的患者中，V₁~V₃ 导联 S 波升支时限延长（S 波升支延迟）是最常见的心电图表现，并被认为是心电图诊断的标志[110]。

• fQRS 波时限≥120ms。

• 致心律失常性右心室发育不良/心肌病的心电图的鉴别诊断包括 Brugada 综合征、急性心肌梗

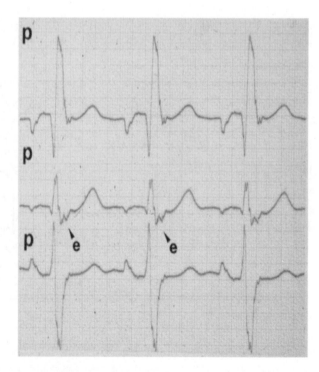

图 6.7 例如，ARVD/C 患者的 QRS 终末部分可见 ε 波（箭头"e"所示）。心电图表现在 3 个导联中（p=P 波）。

死、心肌炎和低体温症。

心电图标准在其他章节做了详细的讨论[109,114-116]。

致心律失常性右心室发育不良/心肌病患者室性心动过速的心电图特征

在致心律失常性右心室发育不良/心肌病的患者中，室性心动过速通常呈左束支传导阻滞和电轴

极度偏移(图 6.8A)。自发或诱导的室性心动过速中通常有多形性室速的形态。

一个重要的鉴别诊断是右心室流出道起源的室性心动过速。左束支传导阻滞图形的室速/电轴向上可排除[117]。

致心律失常性右心室发育不良/心肌病的室性心动过速,QRS 时限通常长于右心室流出道室性心

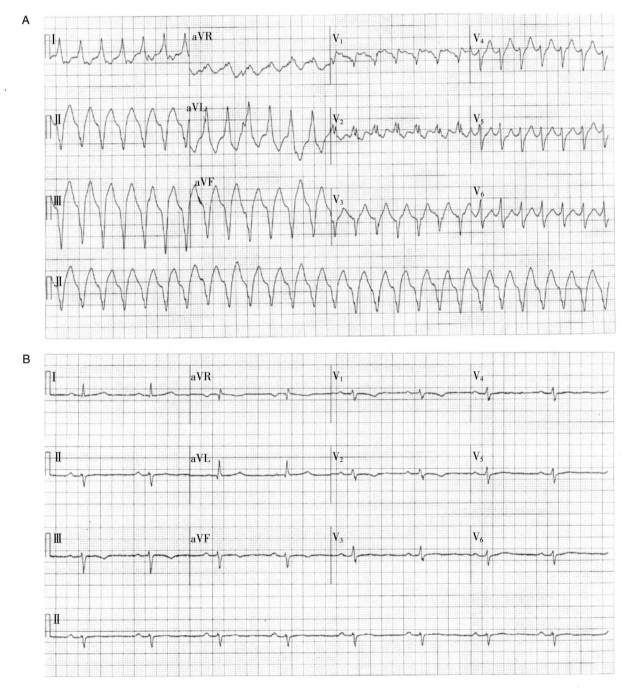

图 6.8 1 名 ARVD/C 患者的室性心动过速的 12 导联心电图。(A)61 岁老年男性患者的室性心动过速 12 导联心电图,呈左束支传导阻滞形态,电轴左偏。(B)同一患者窦性心律的心电图。(Courtesy: Frank Marcus, University of Arizona Health Sciences Hospital, Tucson, AZ.)

动过速。这一鉴别诊断具有重要的治疗意义，因为右心室流出道室性心动过速患者可采用射频消融术，成功率高，而在致心律失常性右心室发育不良/心肌病的室性心动过速患者中很难消融，且复发率高。Hoffmayer 等提出了一个心电图评分系统来区分这两种室性心动过速[117]。V_6 导联移行只在致心律失常性右心室发育不良/心肌病的患者中常见[118]。

致心律失常性右心室发育不良/心肌病患者的风险分层、室性心律失常和心源性猝死的预测因素[107,119-121]（图6.9）：

- 心脏骤停或晕厥的病史。
- 致心律失常性右心室发育不良/心肌病的家族史或无法解释的心源性猝死。
- 严重的右心室功能障碍和心力衰竭。

- 左心室受累。
- 不能耐受的或多形性室性心动过速。
- 晕厥。
- 耐力运动。
- 抗心律失常药物治疗失败。
- ε 波或晚电位（信号平均心电图）。
- QRS 波离散（>40ms）。
- fQRS 波。
- 除 V_3 导联外，T 波倒置≥120ms。
- 充血性心力衰竭病史。
- 年轻诊断患者。
- 任何原因诱发室性心动过速或室颤。

心脏磁共振成像在致心律失常性右心室发育不良/心肌病的诊断中具有重要价值，目前已被纳入诊

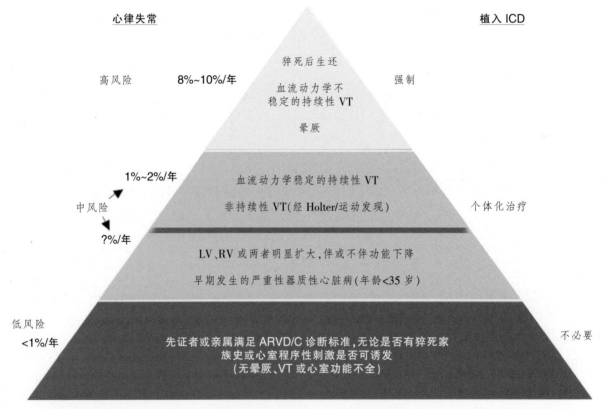

图 6.9 ARVD/C 患者的风险分层模型。心律失常的金字塔风险分层和目前 ICD 植入适应证基于 ARVC/D 的 ICD 治疗的观察研究。ICD 治疗的最佳选择是有心脏骤停病史和有血流动力学不稳定的室性心动过速（伴晕厥或休克）的患者；排除了非心脏原因和血管迷走神经机制后仍然无法解释的晕厥，也被认为是一个有价值的猝死预测因素，有 ICD 植入的指征。在一般 ARVC/D 人群中植入 ICD 进行一级预防似乎是不合理的。不伴持续性室性心动过速或室颤、无症状的 ARVC/D 患者及其亲属，无论是否存在猝死家属史或程序性心室刺激，都不能从 ICD 治疗中获益。即使能耐受 Holter 或平板试验提示的持续性或非持续性室性心动过速，这部分患者仍有中度心律失常的风险，是否植入 ICD 需要个性化评价。抗心律失常的药物治疗（包括 β 受体阻滞剂）和（或）导管消融似乎是合理的一线治疗。如果没有晕厥，严重的室性心律失常，严重的右心室、左心室或双心室扩张和（或）功能障碍，以及早发的（年龄<35 岁）、严重的结构性疾病，是否需要预防性植入 ICD 仍有待进一步确定。(Modified with permission.[122])

断标准和指南中[123-124]。

心脏结节病患者心源性猝死的心电图标志

结节病是一种肉芽肿性疾病,病因不明。它影响淋巴结、肺和心脏。心脏结节病患者可能出现心脏传导阻滞、室性心律失常、心源性猝死和心力衰竭[125-127]。

心脏结节病患者心电图特征[43,128]

1. 窦房结功能障碍。

2. 完全性房室传导阻滞(最常见,多达 30% 患者可见),这可能是心脏结节病的首发表现。

3. 二度房室传导阻滞。

4. 右束支传导阻滞或左束支传导阻滞(右束支传导阻滞更常见,在 12%~61% 的患者中可观察到)。

5. 电轴左偏。

6. 室性心律失常:室性期前收缩、非持续性室性心动过速和持续性室性心动过速 (自发或诱发的多形性室性心动过速)。

7. 室速/室颤电风暴。

8. 心源性猝死。

9. 室上性心律失常:房颤、心房扑动和阵发性房性心动过速。

10. 假性梗死:肉芽肿性炎症的局部浸润,可类似透壁心肌梗死样改变(根据它的定位)。

在心脏结节病患者中,25%~65%心源性猝死的原因是室性心律失常。

心脏正电子发射断层显像(¹⁸F–FDG PET)是一种非常有用的无创性成像方法,可用于检测心脏结节病的治疗效果。对于识别室性心律失常和心源性猝死的高风险患者也很有用[129]。同样,心脏磁共振成像也可以检测心脏结节病,并可能有助于风险分层。LGE 的测量有助于评估纤维化的程度和瘢痕组织的大小。

心律协会最近发表了关于心脏结节病相关心律失常的诊断和管理的专家共识,包括心电图诊断和影像学诊断[130]。

心肌淀粉样变性患者心源性猝死的心电图标志

定义

心肌淀粉样变性是系统性淀粉样变性的常见并发症,继发于浆细胞免疫球蛋白轻链病。系统性淀粉

样变性病例中 50%~75%的死亡原因是心肌淀粉样变性,其预后较差。心脏活检可确诊,而心脏磁共振成像可提供重要的诊断信息。心肌淀粉样变性超声表现为左心室壁厚度增加(≥12mm),而心电图显示低电压。从宏观上看,心房扩大,左心室大小正常或接近正常。在某些情况下,存在轻中度左心室肥大,此时需要与肥厚型心肌病进行鉴别诊断。心肌淀粉样变性可引起心律失常和心力衰竭, 左心室收缩功能保留或者左心室收缩功能降低[131]。

淀粉样变性的另一种形式是老化型,50%~80%的 80 岁以上患者的心室可检测到少量的淀粉样沉积物。老年淀粉样变性的超声和心电图表现类似于其他类型的淀粉样变性。主要鉴别诊断为高血压心脏病和肥厚型心肌病。通过三维超声可鉴别肥厚型心肌病与其他原因所致的左心室肥大[41,132,133]。

最近的研究表明,冠状动脉微血管功能障碍可能与心肌结构改变和心肌淀粉样变性功能异常有关。因此,对心肌缺血的检查有助于区分左心室肥大与心肌淀粉样变性[134]。

心肌淀粉样变性的心电图特征

心肌淀粉样变性的心电图可见正常电压、低电压、伴左前分支传导阻滞、非特异性 ST–T 波异常,以及左心室肥大。超声提示左心室肥大(低电压与质量比低)[41]。QRS 波低电压是心源性猝死高风险的标志[135]。在某些情况下,心电图可能是正常的,无低电压[136]。

心脏磁共振成像在心肌淀粉样变性患者的确定诊断和风险分层方面均非常有价值[137,138]。

Anderson–Fabry 疾病(俗称 Fabry 病)

Fabry 病是代谢紊乱导致的心肌病。它是 X 染色体连锁(男性主导)的遗传病。Fabry 病是由于 α–半乳糖苷酶 A 缺乏导致溶酶体沉积。它是一种累及多脏器的疾病,包括心脏受累,导致左心室肥大和右心室肥大的心肌病。在早期阶段,心电图可见 PR 间期缩短(40%的患者)。其他心电图改变包括非特异性 ST–T 波异常。晚期阶段心律失常较常见,如房室传导阻滞;房颤(17%)、室性心律失常(8%)、心源性猝死、重度向心性左心室肥大可发生少见的室速电风暴[45,139,140]。图 6.10 显示 2 名 Fabry 病患者的心电图。

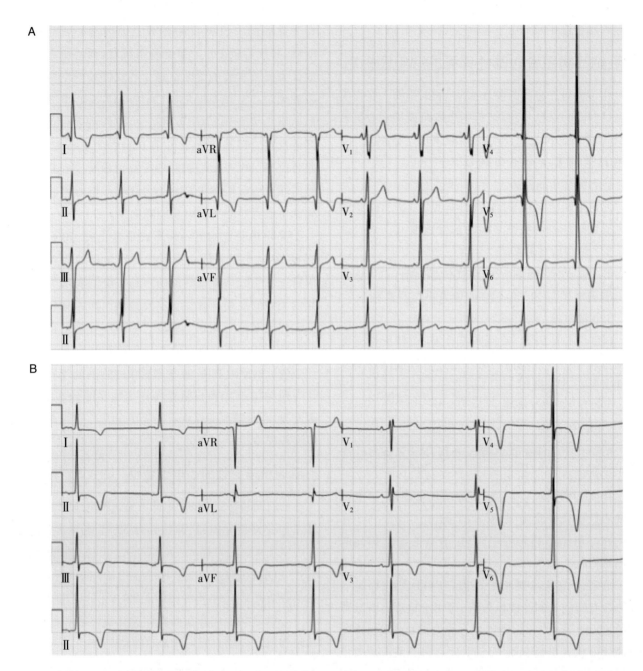

图 6.10 2 名 Fabry 病患者的心电图。(A)1 名 55 岁男性 Fabry 病患者（心率 67 次/分,PR 间期 84ms,QRS 间期 130ms,QT/QTc 430/455ms）。(B)1 名 59 岁女性 Fabry 病患者(心率 43 次/分,PR 间期 178ms,QRS 间期 94ms,QT/QTc 552/466ms)。注意这 2 个病例均存在左心室肥大和 T 波异常。

晕厥

晕厥是一种非常异质性的综合征。晕厥的心电图表现取决于病因和潜在的结构性心脏病。一般来说,大多数无心脏病的患者,除了离子通道遗传病和存在旁路外,心电图正常。而在结构性心脏病患者(如肥厚型心肌病、扩张型心肌病、致心律失常性右心室发育

不良/心肌病)中,心电图可能具有诊断价值[141,142]。约 5%第一次发作晕厥的患者,通过心电图确诊是有用的。另一方面,伴心电图异常的患者,常存在 Q 波、瘢痕、明显的左心室肥大、预激图形。仔细分析心电图对复发性晕厥患者的治疗有帮助,也可避免不必要的昂贵的检查[142]。一般来说,心电图辅助诊断年轻晕厥患者的价值较低,尤其是那些无结构性心脏病的患者[141]。

癌症诱导心肌病的心电图表现

在癌症治疗的过程中,由于心脏并发症越来越被人们认识到,现已成立心脏肿瘤科。大多数癌症治疗会导致心肌病伴左心室收缩功能不良,有时会导致心律失常。最常见的心电图表现为 ST-T 波异常、心肌缺血改变和心律失常。最常见的能产生心脏毒性的化疗药是蒽环类药物,如阿霉素,其可导致心肌病[143]。

此内容将在第 18 章中进行详细讨论。

其他情况的心电图表现

1.左心室心肌致密化不全:左心室肥大、房颤和室性心律失常[39]。

2.心肌炎:非特异性 ST-T 波异常(类似于急性心肌梗死或心包炎伴 ST 段抬高)、ST 段压低、PR 段压低和病理性 Q 波。据报道室性心律失常高达 55%[144]。

3.乙醇和可卡因相关的心肌病:窦性心动过速、早期复极异常(32%)、左心室肥大(16%)、正常心电图(32%)。房颤和室性心动过速均较为常见[145]。

4.Chagas 心肌病:心电图是 Chagas 心肌病最重要的检查,可见窦性心动过缓、病态窦房结综合征、非特异性 ST-T 波异常、QRS 低电压、Q 波异常、室内传导阻滞、左束支传导阻滞、右束支传导阻滞、二度房室传导阻滞、三度房室传导阻滞、房颤、室性心律失常(室性期前收缩、非持续性和持续性室性心动过速)。心电图正常的患者较少出现心源性猝死[146]。Chagas 心肌病可引起严重的心律失常,也被认为是一种心律失常性心肌病。心电图正常的患者具有良好的中期生存率[147]。

5.围生期和产后心肌病:窦性心动过速、左心室肥大(66%)、非特异性 ST-T 波异常(96%)、房颤、室性心律失常(室性期前收缩、非持续性室性心动过速)(20%~60%的患者)、束支传导阻滞。在进展为心力衰竭的患者中,其心电图很少是正常的[148,149]。

6.糖尿病:糖尿病患者根据糖尿病的程度和持续时间可表现出多种心电图异常, 常见的表现是窦性心动过速、T 波振幅降低、非特异性 ST-T 波异常、QT 和 QT 间期延长、QT 离散度增加。这些异常可能反映了糖尿病晚期患者的自主神经失调,例如压力感受器功能障碍和 HRV 异常。糖尿病性心肌病患者可见左心室肥大,ST-T 波异常可能与无症状性心肌缺血有关[150]。

7.血色素沉积症:其是一种包括心脏的全身性铁贮积病。心电图早期诊断不典型,表现为左心室肥大,晚期表现为 QRS 波群低电压,非特异性 ST-T 波异常,房性心律失常(房颤最常见)。室性心律失常通常见于左心室收缩功能恶化。晚期也可见房室传导阻滞,包括一度、二度、三度房室传导阻滞。心脏超声和心脏磁共振成像是疑似和确诊的血色素沉积症患者的重要筛查手段[44,151]。

总结

上述讨论的大多数疾病都具有基本结构和电生理异常,因此许多心电图的特征是常见的。应采用多变量风险模型,以增加每个变量的敏感性、特异性、阳性和阴性的预测值。进一步的影像学检查和基因检测可有助于识别高危患者。该预测模型也有助于选择患者进行一级和二级预防,如植入 ICD 和 CRT。

就像胸部 X 线检查是身体检查的窗口一样,心电图也可以作为心脏检查的窗口,并且也是心脏病专家最好的朋友[152]。心电图可以观察特定条件下的异常,如本综述中所讨论的具体情况,也可以观察到整体性的 T 波异常,如左主干病变、急性脑血管事件、急性肺栓塞和肺水肿。一项老年人的大队列研究表明,微小的非特异性 ST-T 波异常[153]与心血管事件和原发性心律失常死亡的显著增加有关[154]。

展望和挑战

心电图处于"十字路口"的位置

心源性猝死及其相关的病因复杂多样。心电图仍然是首要的诊断和评估预后的工具。其应用广泛、无创伤、可重复和费用低,而且结果比任何实验室检查甚至简单的胸部 X 线片更快[155]。如果仔细解读心电图,就有可能区分正常和异常的情况。为了提高诊断率,需要研究不同症状与相应的心电图表现。希望在不久的将来,心电图与其他生物标志物、基因检测、影像学等结合起来,能够成为临床早期发现和高危评估的载体。我们需要建立一个适当的框架,将危险因素与心源性猝死联系起来,并将环境和基因图谱结合在一起。继续完善心电图在心力衰竭、性别、种族差异等特殊亚群中的诊断和评估预后是很重要的。目前，心电图分析风险模型中已经加入了性别和种族的差异。例如，与其他患者相比，心电图预测绝经期女性冠心病事件和死亡率具有重要的意义[72,156]。

本综述所讨论的心电图在许多与心源性猝死有关的单基因疾病（如遗传性离子通道病）中是有价值的。如长短 QT 综合征、Brugada 综合征、Andersen-Tawil 综合征、儿茶酚胺多形性室性心动过速、特发性室颤、早期复极综合征。这些都在前面的章节中详细讨论过。

遗传性离子通道病

- 长 QT 综合征。
- 短 QT 综合征。
- Brugada 综合征。
- Andersen-Tawil 综合征。
- 儿茶酚胺多形性室性心动过速。
- 特发性室颤。
- 早期复极综合征。

心肌病

- 肥厚型心肌病。
- 扩张型心肌病。
- 致心律失常性右心室发育不良/心肌病。
- 心肌致密化不全。
- 限制型心肌病。
- 心肌淀粉样变性。

- Fabry 病。
- 其他疾病[24,26,157]。

上面讨论的部分危险因素是可以被修正的，其中也有许多是不可修正的。在不久的将来，随着遗传修饰和突变，一些不可修正的危险因素可能会变为可修正的。

应用新的成像技术，特别是心脏磁共振及其与心电图的关系，将证实心电图具有特定的病理生理学表现。甚至将有助于区分心肌病的亚群。

最后，由于本章中讨论的大多数疾病包括共同的危险因素、病因和心电图变化，如心源性猝死和冠心病，所以未来的挑战是开发能够区分不同疾病的风险模型[69]。这就是其他非侵入性检查的价值。表 6.3 总结了不同心脏和全身疾病的具体心电图异常，并可能应用影像学方法证实心电图的表现。未来将应用无创技术和特定疾病心电图表现进行相关性的研究，这必将增加心电图的敏感性、特异性和预测价值。心脏磁共振似乎是一种有用的影像学方法，可有助于鉴别左心室肥大、心力衰竭等病因，心电图可以提供非特异性标志[158,159]。将心电图变化与特定患者的资料相结合，可以提高诊断结果。例如，左心室肥大和高血压患者通过身体质量指数对 QRS 波电压的校正，可以提高这组患者心电图对左心室肥大的诊断[160]。O'Mahony 等最近报道了一种新的肥厚型心肌病患者心源性猝死的临床风险预测模型。该模型以患者年龄、猝死家族史、左心室壁厚度、左心室缩短分数、

表 6.3　不同的心脏疾病和系统性疾病的特异性心电图异常

心脏疾病	心电图特征	主要发现：鉴别诊断的成像方式和非侵入性成像方式
1.心源性猝死	fQRS 波；T 波电交替；左心室肥大；QRS 波时限延长	fQRS 波增加心源性猝死、室性心动过速、ICD 放电的风险
2.心力衰竭	fQRS 波；QRS 波时限延长；宽 QRS-T 夹角；室内传导差异；束支传导阻滞	超声；磁共振
3.扩张型心肌病	fQRS 波；PR 间期延长；室内传导差异；左束支传导阻滞	超声；磁共振
4.致心律失常性右心室发育不良/心肌病	fQRS 波；ε 波；V_1~V_3 导联 T 波倒置；V_1~V_3 导联 QRS 波>110ms；不完全性右束支传导阻滞；QRS 波和 QT 离散；V_1~V_3 导联 S 波升支时限延长（S 波升支延迟）	超声；磁共振
5.结节病	窦房结功能障碍；房室传导阻滞；右束支传导阻滞；室性心律失常；房颤；室性心动过速；室速电风暴	CT；心脏 PET；磁共振

左心房直径、左心室流道最大流速、非持续性室性心动过速、不明原因的晕厥为基础。将该风险预测模型应用于肥厚型心肌病患者，可以为队列中心源性猝死的发病率提供准确的个体化评估[161]。

在评估时，需要考虑心电图随年龄的变化。12岁前的"少年阶段"（青春前期）T波≥2mm被认为是正常的；然而，筛选体育运动是十分重要的。在这种情况下，超声可能有助于区分正常的T波变异，在早期发现心肌病[162]。

早期发现，尤其发现疾病的临床前期是非常重要的，目前的无创成像和生物标志物可能在早期治疗中是有用的，可能改变预后和结果。Wellens等在综述中指出心电图相关的心源性猝死风险分层模型的预测价值。未来最重要的挑战是提高心电图在心源性猝死中的阳性和阴性的预测值[163]。比如，测量Ⅰ型前胶原前肽（PICP），可作为尚无明显疾病的肥厚型心肌病肌节突变载体的标志，可能有助于鉴别临床前期肥厚型心肌病和心力衰竭[164,165]。同样，胎儿早期超声检测心肌病似乎对预测围生期的不良后果具有价值[166]。

此外，先进的成像技术将有助于提高心电图的诊断率。例如，心脏磁共振及其高级序列已被用来定义不同的左心室肥大的表现[167-169]。

随着我们对心电图的了解的深入，将发现新的用于高风险患者的诊断和风险分层的标志，例如最新发现的窄而高的QRS波群，可作为心源性猝死的潜在标志物[170]。

心电图的局限性

静息心电图有以下的局限性，降低了其敏感性、特异性和预测价值。

1.临界和正常变异的存在。

2.异常可能出现在正常人群中，如不同年龄、性别、种族、运动员或非洲裔美国人表现的异常。Chandra等最近报道了年轻人的心电图异常，发现有1/5的年轻人在训练中表现出窦性心动过缓、一度房室传导阻滞、不完全性右束支传导阻滞、早期复极或仅符合左心室肥大的QRS电压标准。

3.不同疾病中存在某些相同的心电图异常，从而降低了心电图的特异性，如在冠心病、肥厚型心肌病、扩张型心肌病和心力衰竭中存在fQRS波。fQRS波反映特定的电生理学特性，如传导延迟，这是折返性心律失常的基础，在许多情况下会导致心源性猝死、室性心动过速和室颤。

4.许多心电图异常是非特异性的，因此额外的测试和（或）生物标志物可能有助于提高心电图标志的敏感性和特异性，并避免不必要的侵入性检查。这种方法必将提高侵入性治疗的成本效益[171,172]。因此，对怀疑某些疾病的患者，虽然其心电图正常，但也不应该排除该疾病。晕厥、致心律失常性右心室发育不良/心肌病、肥厚型心肌病和其他患者的心电图正常，也不能排除疾病的存在[173,174]。

参考文献

1. Chou R, Arora B, Dana T, et al. Screening asymptomatic adults with resting or exercise electrocardiography: a review of the evidence for the U.S. preventative services task force. *Ann Intern Med.* 2011;155:375–385.
2. Strauss DG, Mewton N, Verrier RL, et al. Screening entire health system ECG databases to identify patients at increased risk of death. *Circ Arrhythm Electrophysiol.* 2013;6:1156–1162.
3. Hohnloser S. T-wave alternans: Electrocardiographic characteristics and clinical value. In: Shenasa M, Josephson ME, Estes NAM III, eds. *The ECG Handbook: Contemporary Challenges.* Minneapolis, MN: Cardiotext Publishing; 2015.
4. Teodorescu C, Reinier K, Uy-Evanado, et al. Prolonged QRS duration on the resting ECG is associated with sudden death in coronary disease, independent of prolonged ventricular repolarization. *Heart Rhythm.* 2011;8:1562–1567.
5. Kurl S, Makikallio TH, Rautaharju, P, Kiviniemi V, Laukkanen JA. Duration of QRS complex in resting electrocardiogram is a predictor of sudden cardiac death in men. *Circulation.* 2012;125:2588–2594.
6. Iuliano S, Fisher SG, Karasik PE, Fletcher RD, Singh SN. QRS duration and mortality in patients with congestive heart failure. *Am Heart J.* 2002;143:1085–1091.
7. Bode-Schnurbus L, Bocker D, Block M, et al. QRS duration: A simple marker for predicting cardiac mortality in ICD patients with heart failure. *Heart.* 2003;89:1157–1162.
8. Zimetbaum PJ, Buxton AE, Batsford W, et al. Electrocardiographic predictors of arrhythmic death and total mortality in the multicenter unsustained tachycardia trial. *Circulation.* 2004;110:766–769.
9. Morin DP, Oikarinen L, Viitasalo M, et al. QRS duration predicts sudden cardiac death in hypertensive patients undergoing intensive medical therapy: The LIFE study. *Eur Heart J.* 2009;30:2908–2914.

10. Badheka AO, Singh V, Patel NJ, et al. QRS duration on electrocardiography and cardiovascular mortality (from the National Health and Nutrition Examination Survey-III). *Am J Cardiol.* 2013;112:671–677.

11. Strauss DG, Poole JE, Wagner GS, et al. An ECG index of myocardial scar enhances prediction of defibrillator shocks: An analysis of the sudden cardiac death in heart failure trial. *Heart Rhythm.* 2011;8:38–45.

12. Chatterjee S, Changawala N. Fragmented QRS complex: A novel marker of cardiovascular disease. *Clin Cardiol.* 2010;33:68–71.

13. Das MK, Suradi H, Maskoun W, et al. Fragmented wide QRS on a 12-lead ECG: A sign of myocardial scar and poor prognosis. *Arrhythmia Electrophysiol.* 2008;1:258–268.

14. Das MK, Saha C, Masry HE, et al. Fragmented QRS on a 12-lead ECG: a predictor of mortality and cardiac events in patients with coronary artery disease. *Heart Rhythm.* 2007;4:1385–1392.

15. Pei J, Li N, Gao Y, et al. The J wave and fragmented QRS complexes in inferior leads associated with sudden cardiac death in patients with chronic heart failure. *Europace.* 2012;14,1180–1187.

16. Femenia F, Arce M, Van Grieken J, et al. Fragmented QRS as a predictor of arrhythmic events in patients with hypertrophic obstructive cardiomyopathy. *J Interv Card Electrophysiol.* 2013;38:159–165.

17. Santangeli P, Russo AD, Pieroni M, et al. Fragmented and delayed electrograms within fibrofatty scar predict arrhythmic events in arrhythmogenic right ventricular cardiomyopathy: results from a prospective risk stratification study. *Heart Rhythm.* 2012;9:1200–1206.

18. Das KM, Maskoun W, Shen C, et al. Fragmented QRS on twelve-lead electrocardiogram predicts arrhythmic events in patients with ischemic and nonischemic cardiomyopathy. *Heart Rhythm.* 2010;7:74–80.

19. Ahn MS, Kim JB, Joung B, Lee MH, Kim SS. Prognostic implications of fragmented QRS and its relationship with delayed contrast-enhanced cardiovascular magnetic resonance imaging in patients with non-ischemic dilated cardiomyopathy. *Int J Cardiol.* 2013;167:1417–1422.

20. Assenza GE, Valente AM, Geva T, et al. QRS duration and QRS fractionation on surface electrocardiogram are markers of right ventricular dysfunction and atrialization in patients with Ebstein anomaly. *Eur Heart J.* 2013;34:191–200.

21. Morita H, Kusano KF, Miura D, et al. Fragmented QRS as a marker of conduction abnormality and a predictor of prognosis of Brugada syndrome. *Circulation.* 2008;118:1697–1704.

22. Das MK, Zipes DP. Fragmented QRS: A predictor of mortality and sudden cardiac death. *Heart Rhythm.* 2009;6:S8–S14.

23. Thorgeirsson G, Thorgeirsson G, Sigvaldason H, Witteman J. Risk factors for out-of-hospital cardiac arrest: The Reykjavik study. *Eur Heart J.* 2005;26:1499–1505.

24. Tan BY, Judge DP. A clinical approach to a family history of sudden death. *Circ Cardiovasc Genet.* 2012;5:697–705.

25. Kelly M, Semsarian C. Multiple mutations in genetic heart disease. *Circ Cardiovasc Genet.* 2009;2:182–190.

26. Deo R, Albert CM. Epidemiology and genetics of sudden cardiac death. *Circulation.* 2012;125:620–637.

27. Goldberger JJ. Evidence-based analysis of risk factors for sudden cardiac death. *Heart Rhythm.* 2009;6:S2–S7.

28. Watanabe E, Tanabe T, Osaka M, et al. Sudden cardiac arrest recorded during Holter monitoring: Prevalence, antecedent electrical events, and outcomes. *Heart Rhythm.* 2014;11:1418–1425.

29. Zipes DP, Wellens HJJ. Sudden cardiac death. *Circulation.* 1998;98:2334–2351.

30. Chugh SS, Reinier K, Teodorescu C, et al. Epidemiology of sudden cardiac death: Clinical and research implications. *Prog Cardiovasc Dis.* 2008;51:213–228.

31. Rubart M, Zipes DP. Mechanisms of sudden cardiac death. *J Clin Invest.* 2005;115:2305–2315.

32. George AL, Jr. Molecular and genetic basis of sudden cardiac death. *J Clin Invest.* 2013;123:75–83.

33. Lewis T. Observations upon ventricular hypertrophy with special reference to preponderance of one or the other chamber. *Heart.* 1914;5:367–402.

34. Benjamin E, Levy D. Why is left ventricular hypertrophy so predictive of morbidity and mortality? *Am J Med Sci.* 1999;317:168–175.

35. Raman SV. The hypertensive heart: an integrated understanding informed by imaging. *J Am Coll Cardiol.* 2010;55:91–96.

36. Maron BJ, Ommen SR, Semsarian C, et al. Hypertrophic cardiomyopathy: present and future, with translation into contemporary cardiovascular medicine. *J Am Coll Cardiol.* 2014;64:83–99.

37. Rao U, Agarwal A. Importance of Q waves in early diagnosis of hypertrophic cardiomyopathy. *Heart.* 2011;97:1993–1994.

38. Chan RH, Maron BJ, Olivotto I, et al. Prognostic value of quantitative contrast-enhanced cardiovascular magnetic resonance for the evaluation of sudden death risk in patients with hypertrophic cardiomyopathy. *Circulation.* 2014;130:484–495.

39. Sarma RJ, Chana A, Elkayam U. Left ventricular noncompaction. *Prog Cardiovasc Dis.* 2010;52:264–273.

40. Pelliccia A, Maron MS, Maron BJ. Assessment of left ventricular hypertrophy in a trained athlete: Differential diagnosis of physiologic athlete's heart from pathologic hypertrophy. *Prog Cardiovasc Dis.* 2012;54:387–396.

41. Dubrey SW, Hawkins PN, Falk RH. Amyloid diseases of the heart: Assessment, diagnosis, and referral. *Heart.* 2011;97:75–84.

42. Maceira AM, Joshi J, Prasad SK, et al. Cardiovascular magnetic resonance in cardiac amyloidosis. *Circulation.* 2005;111:186–193.

43. Nery PB, Leung E, Birnie DH. Arrhythmias in cardiac sarcoidosis: Diagnosis and treatment. *Curr Opin Cardiol.* 2012;27:181–189.

44. Arbustini E, Narula N, Dec W, et al. The MOGE(S) classification for a phenotype–genotype nomenclature of cardiomyopathy. *J Am Coll Cardiol.* 2013;62:2046–2072.

45. Yousef Z, Elliott PM, Cecchi F, et al. Left ventricular hypertrophy in Fabry disease: A practical approach to diagnosis. *Eur Heart J.* 2013;34:802–808.

46. Macfarlane PW. Is electrocardiography still useful in the diagnosis of cardiac chamber hypertrophy and dilatation? *Cardiol Clin.* 2006;24:401–411.

47. Okin PM, Bang CN, Wachtell K, et al. Relationship of

sudden cardiac death to new-onset atrial fibrillation in hypertensive patients with left ventricular hypertrophy. *Circ Arrhythm Electrophysiol.* 2013;6:243–251.

48. Okin PM, Devereux RB, Nieminen MS, et al. Electrocardiographic strain pattern and prediction of new-onset congestive heart failure in hypertensive patients: the Losartan Intervention for Endpoint reduction in hypertension (LIFE) study. *Circulation.* 2006;113:67–73.

49. Okin PM, Devereux RB, Jern S, et al. Regression of electrocardiographic left ventricular hypertrophy during antihypertensive treatment and the prediction of major cardiovascular events. *JAMA.* 2004;292:2343–2349.

50. Devereux RB, Wachtell K, Gerdts E, et al. Prognostic significance of left ventricular mass change during treatment of hypertension. *JAMA.* 2004;292:2350–2356.

51. Okin PM, Devereux RB, Liu JE, et al. Regression of electrocardiographic left ventricular hypertrophy predicts regression of echocardiographic left ventricular mass: The LIFE study. *J Hum Hypertens.* 2004;18:403–409.

52. Okin PM, Wachtell K, Devereux RB, et al. Regression of electrocardiographic left ventricular hypertrophy and decreased incidence of new-onset atrial fibrillation in patients with hypertension. *JAMA.* 2006;296:1242–1248.

53. Romhilt DW, Bove KE, Norris RJ, et al. A critical appraisal of the electrocardiographic criteria for the diagnosis of left ventricular hypertrophy. *Circulation.* 1969;40:185–195.

54. Pewsner D, Juni P, Egger M, et al. Accuracy of electrocardiography in diagnosis of left ventricular hypertrophy in arterial hypertension: Systematic review. *Br Med J.* 2007;335:711–720.

55. Sundstrom J, Lind L, Arnlov J, et al. Echocardiographic and electrocardiographic diagnoses of left ventricular hypertrophy predict mortality independently of each other in a population of elderly men. *Circulation.* 2001;103:2346–2351.

56. Levy D, Savage DD, Garrison RJ, et al. Echocardiographic criteria for left ventricular hypertrophy: the Framingham Heart Study. *Am J Cardiol.* 1987;59:956–960.

57. Yuda S, Khoury V, Marwick TH. Influence of wall stress and left ventricular geometry on the accuracy of dobutamine stress echocardiography. *J Am Coll Cardiol.* 2002;40:1311–1319.

58. Rosenberg MA, Manning WJ. Diastolic dysfunction and risk of atrial fibrillation: a mechanistic appraisal. *Circulation.* 2012;126:2353–2362.

59. Larsen CT, Dahlin J, Blackburn H, et al. Prevalence and prognosis of electrocardiographic left ventricular hypertrophy, ST segment depression and negative T-wave: The Copenhagen City Heart Study. *Eur Heart J.* 2002;23:315–324.

60. Chrispin J, Jain A, Soliman EZ, et al. Association of electrocardiographic and imaging surrogates of left ventricular hypertrophy with incident atrial fibrillation: MESA (Multi-Ethnic Study of Atherosclerosis). *J Am Coll Cardiol.* 2014;63:2007–2013.

61. Artham SM, Lavie CJ, Milani RV, et al. Clinical impact of left ventricular hypertrophy and implications for regression. *Prog Cardiovasc Dis.* 2009;52:153–167.

62. Kahan T, Bergfeldt L. Left ventricular hypertrophy in hypertension: Its arrhythmogenic potential. *Heart.* 2005;91:250–256.

63. Gardin JM, Lauer MS. Left ventricular hypertrophy: the next treatable, silent killer? *JAMA.* 2004;292:2396–2398.

64. Yilmaz A, Sechtem U. Diagnostic approach and differential diagnosis in patients with hypertrophied left ventricles. *Heart.* 2014;100:662–671.

65. Namdar M, Steffel J, Jetzer S, et al. Value of electrocardiogram in the differentiation of hypertensive heart disease, hypertrophic cardiomyopathy, aortic stenosis, amyloidosis, and Fabry disease. *Am J Cardiol.* 2012;109:587–593.

66. Liew R. Electrocardiogram-based predictors of sudden cardiac death in patients with coronary artery disease. *Clin Cardiol.* 2011;34:466–473.

67. Biagini E, Elhendy A, Schinkel AFL, et al. Prognostic significance of left anterior hemiblock in patients with suspected coronary artery disease. *J Am Coll Cardiol.* 2005;46:858–863.

68. Auer B, Bauer DC, Marques-Vidal P, et al. Association of major and minor ECG abnormalities with coronary heart disease events. *JAMA.* 2012;307:1497–1505.

69. Soliman EZ, Prineas RJ, Case LD, et al. Electrocardiographic and clinical predictors separating atherosclerotic sudden cardiac death from incident coronary heart disease. *Heart.* 2011;97:1597–1601.

70. Braunwald E. Shattuck lecture – cardiovascular medicine at the turn of the millennium: Triumphs, concerns, and opportunities. *N Engl J Med.* 1997;337:1360–1369.

71. Kashani A, Barold SS. Significant of QRS complex duration in patients with heart failure. *J Am Coll Cardiol.* 2005;46:2183–2192.

72. Rautaharju P, Kooperberg C, Larson JC, LaCroix A. Electrocardiographic abnormalities that predict coronary heart disease events and mortality in postmenopausal women: The Women's Health Initiative. *Circulation.* 2006;113:473–480.

73. Rautaharju P, Kooperberg C, Larson J, et al. Electrocardiographic predictors of incident congestive heart failure and all-cause mortality in postmenopausal women: The Women's Health Initiative. *Circulation.* 2006;113:481–489.

74. Okin PM. Electrocardiography in women: taking the initiative. *Circulation.* 2006;113:464–466.

75. Zhang ZM, Rautaharju PM, Prineas RJ, et al. Usefulness of electrocardiographic QRS/T angles with versus without bundle branch blocks to predict heart failure (from the Atherosclerosis Risk in Communities Study). *Am J Cardiol.* 2014;114:412–418.

76. Rautaharju PM, Zhang ZM, Haisty WK, et al. Electrocardiographic predictors of incident heart failure in men and women free from manifest cardiovascular disease (from the Atherosclerosis Risk in Communities [ARIC] Study). *Am J Cardiol.* 2013;112:843–849.

77. Teerlink JR, Jalaluddin M, Anderson S, et al. Ambulatory ventricular arrhythmias in patients with heart failure do not specifically predict an increased risk of sudden death. *Circulation.* 2000;101:40–46.

78. Shamim W, Francis DP, Yousufuddin M, et al. Intraventricular conduction delay: a prognostic marker in chronic heart failure. *Int J Cardiol.* 1999;70:171–178.

79. Cygankiewicz I, Zareba W, Vazquez R, et al. Heart rate turbulence predicts all-cause mortality and sudden

death in congestive heart failure patients. *Heart Rhythm.* 2008;5:1095–1102.

80. Elliott PM, Anastasakis A, Borger MA, et al. 2014 ESC Guidelines on diagnosis and management of hypertrophic cardiomyopathy: The task force for the diagnosis and management of hypertrophic cardiomyopathy of the European Society of Cardiology (ESC). *Eur Heart J.* 2014;35:2733–2779.

81. Olivotto I, Cecchi F, Poggesi C, Yacoub MH. Patterns of disease progression in hypertrophic cardiomyopathy: An individualized approach to clinical staging. *Circ Heart Fail.* 2012;5:535–546.

82. Montgomery JV, Harris KM, Casey SA, et al. Relation of electrocardiographic patterns to phenotypic expression and clinical outcome in hypertrophic cardiomyopathy. *Am J Cardiol.* 2005;96:270–275.

83. Konno T, Shimizu M, Hidekazu I, et al. Diagnostic value of abnormal Q waves for identification of preclinical carriers of hypertrophic cardiomyopathy based on a molecular genetic diagnosis. *Eur Heart J.* 2004;25:246–251.

84. McLeod CJ, Ackerman MJ, Nishimura RA, et al. Outcome of patients with hypertrophic cardiomyopathy and a normal electrocardiogram. *J Am Coll Cardiol.* 2009;54:229–233.

85. Dumont CA, Monserrat L, Soler R, et al. Interpretation of electrocardiographic abnormalities in hypertrophic cardiomyopathy with cardiac magnetic resonaonce. *Eur Heart J.* 2006;27:1725–1731.

86. Puntmann VO, Jahnke C, Gebker R, et al. Usefulness of magnetic resonance imaging to distinguish hypertensive and hypertrophic cardiomyopathy. *Am J Cardiol.* 2010;106:1016–1022.

87. Maron BJ, Pelliccia A. The heart of trained athletes: Cardiac remodeling and the risks of sports including sudden death. *Circulation.* 2006;114:1633–1644.

88. Monserrat L, Elliott PM, Gimeno JR, et al. Non-sustained ventricular tachycardia in hypertrophic cardiomyopathy: An independent marker of sudden death risk in young patients. *J Am Coll Cardiol.* 2003;42:873–879.

89. Hess OM. Risk stratification in hypertrophic cardiomyopathy fact or fiction? *J Am Coll Cardiol.* 2003;42:880–881.

90. Spirito P, Bellone P, Harris KM, et al. Magnitude of left ventricular hypertrophy and risk of sudden death in hypertrophic cardiomyopathy. *N Engl J Med.* 2000;342:1778–1785.

91. Femenía F, Arce M, Arrieta M, Baranchuk A. Surface fragmented QRS in a patient with hypertrophic cardiomyopathy and malignant arrhythmias: Is there an association? *J Cardiovasc Dis Res.* 2012;3:32–35.

92. Kang KW, Janardhan AH, Jung KT, et al. Fragmented QRS as a candidate marker for high-risk assessment in hypertrophic cardiomyopathy. *Heart Rhythm.* 2014;11:1433–1440.

93. Ostman-Smith I, Wisten A, Nylander E, et al. Electrocardiographic amplitudes: A new risk factor for sudden death in hypertrophic cardiomyopathy. *Eur Heart J.* 2010;31:439–449.

94. Basso C, Thiene G, Mackey-Bojack S, et al. Myocardial bridging: A frequent component of the hypertrophic cardiomyopathy phenotype lacks systematic association with sudden cardiac death. *Eur Heart J.* 2009;30:1627–1634.

95. McKenna WJ, Nagueh SF. Cardiac magnetic resonance imaging and sudden death risk in patients with hypertrophic cardiomyopathy. *Circulation.* 2014;130:455–457.

96. Olivotto I, Cecchi F, Yacoub MH. Myocardial bridging and sudden death in hypertrophic cardiomyopathy: Salome drops another veil. *Eur Heart J.* 2009;30:1549–1550.

97. Bos JM, Will ML, Gersh BJ, et al. Characterization of a phenotype-based genetic test prediction score for unrelated patients with hypertrophic cardiomyopathy. *Mayo Clin Proc.* 2014;89:727–737.

98. Jefferies JL, Towbin JA. Dilated cardiomyopathy. *Lancet.* 2010;375:752–762.

99. Chia KKM, Hsia HH. Ventricular tachycardia in non-ischemic dilated cardiomyopathy: electrocardiographic and intracardiac electrogram correlation. *Card Electrophysiol Clin.* 2014;6:535-552.

100. Asirvatham SJ, Stevenson WG. Bundle branch reentry. *Circ Arrhythm Electrophysiol.* 2013;6:e92–e94.

101. Kusa S, Taniguchi H, Hachiya H, et al. Bundle branch reentrant ventricular tachycardia with wide and narrow QRS morphology. *Circ Arrhythm Electrophysiol.* 2013;6:e87–e91.

102. Nogami A, Olshansky B. Bundle branch reentry tachycardia. In: Zipes DP, Jalife J, eds. *Cardiac Electrophysiology: From Cell to Bedside.* Philadelphia, PA: Elsevier; 2014:835-847.

103. Lakdawala NK, Winterfield JR, Junke BH. Dilated cardiomyopathy. *Circ Arrhythm & Electrophysiol.* 2013;6:228–237.

104. Grimm W, Christ M, Bach J, Muller HH, Maisch B. Noninvasive arrhythmia risk stratification in idiopathic dilated cardiomyopathy: Results of the Marburg cardiomyopathy study. *Circulation.* 2003;108:2883–2891.

105. Hauer RNW, Cox MGPJ, Groeneweg JA. Impact of new electrocardiographic criteria in arrhythmogenic cardiomyopathy. *Front Physiol.* 2012;3:352.

106. Saguner AM, Duru F, Brunckhorst CB. Arrhythmogenic right ventricular cardiomyopathy: a challenging disease of the intercalated disc. *Circulation.* 2013;128:1381–1386.

107. Basso C, Corrado D, Marcus FI, Nava A, Thiene G. Arrhythmogenic right ventricular cardiomyopathy. *Lancet.* 2009;373:1289–1300.

108. Hulot JS, Jouven X, Empana JP, Frank R, Fontaine G. Natural history and risk stratification of arrhythmogenic right ventricular dysplasia/cardiomyopathy. *Circulation.* 2004;110:1879–1884.

109. Mcrae, Ⅲ, AT, Chung MK, Asher CR. Arrhythmogenic right ventricular cardiomyopathy: A cause of sudden death in young people. *Cleve Clin J Med.* 2001;68:459–467.

110. Nasir K, Bomma C, Tandri H, et al. Electrocardiographic features of arrhythmogenic right ventricular dysplasia/cardiomyopathy according to severity: a need to broaden diagnostic criteria. *Circulation.* 2004;110:1527–1534.

111. Kies P, Bootsma M, Bax J, Schalij MJ, van der Wall EE. Arrhythmogenic right ventricular dysplasia/cardiomyopathy: Screening, diagnosis, and treatment. *Heart Rhythm.* 2006;3:225–234.

112. Quarta G, Ward D, Esteban MTT, et al. Dynamic electrocardiographic changes in patients with arrhythmogenic right ventricular cardiomyopathy. *Heart*. 2010;96:516–522.

113. Fontaine G, Fontaliran F, Hebert JL, et al. Arrhythmogenic right ventricular dysplasia. *Annu Rev Med*. 1999;50:17–35.

114. Marcus FI, McKenna WJ, Sherrill D, et al. Diagnosis of arrhythmogenic right ventricular cardiomyopathy/dysplasia: Proposed modification of the task force criteria. *Circulation*. 2010;121:1533–1541.

115. te Riele AS, James CA, Rastegar N, et al. Yield of serial evaluation in at-risk family members of patients with ARVD/C. *J Am Coll Cardiol*. 2014;64:293–301.

116. Marcus F, Mestroni L. Family members of patients with ARVC: who is at risk? At what age? When and how often should we evaluate to determine risk? *J Am Coll Cardiol*. 2014;64:302–303.

117. Hoffmayer KS, Bhave PD, Marcus GM, et al. An electrocardiographic scoring system for distinguishing right ventricular outflow tract arrhythmias in patients with arrhythmogenic right ventricular cardiomyopathy from idiopathic ventricular tachycardia. *Heart Rhythm*. 2013;10:477–482.

118. Hoffmayer KS, Machado ON, Marcus GM, et al. Electrocardiographic comparison of ventricular arrhythmias in patients with arrhythmogenic right ventricular cardiomyopathy and right ventricular outflow tract tachycardia. *J Am Coll Cardiol*. 2011;58:831–838.

119. Buja G, Estes, Ⅲ, M, Wichter T, et al. Arrhythmogenic right ventricular cardiomyopathy/dysplasia: risk stratification and therapy. *Prog Cardiovasc Dis*. 2008;50:282–293.

120. Basso C, Corrado D, Bauce B, Thiene G. Arrhythmogenic right ventricular cardiomyopathy. *Circ Arrhythm Electrophysiol*. 2012;5:1233–1246.

121. Link MS, Laidlaw D, Polonsky B, et al. Ventricular arrhythmias in the North American multidisciplinary study of ARVC. *J Am Coll Cardiol*. 2014;64:119–125.

122. Corrado D, Basso C, Pilichou K, Thiene G. Molecular biology and clinical management of arrhythmogenic right ventricular cardiomyopathy/dysplasia. *Heart*. 2011;97:530–539.

123. te Riele AS, Bhonsale A, James CA, et al. Incremental value of cardiac magnetic resonance imaging in arrhythmic risk stratification of arrhythmogenic right ventricular dysplasia/cardiomyopathy-associated desmosomal mutation carriers. *J Am Coll Cardiol*. 2013;62:1761–1769.

124. Lindsay BD. Challenges of diagnosis and risk stratification in patients with arrhythmogenic right ventricular cardiomyopathy/dysplasia. *J Am Coll Cardiol*. 2013;62:1770–1771.

125. Evanchan JP, Crouser ED, Kalbfleisch SJ. Cardiac sarcoidosis: Recent advances in diagnosis and treatment and an argument for the need for a systematic multidisciplinary approach to management. *J Innov Cardiac Rhythm Manage*. 2013;4:1160–1174.

126. Dubrey SW, Falk RH. Diagnosis and management of cardiac sarcoidosis. *Prog Cardiovasc Med*. 2010;52:336–346.

127. Doughan AR, Williams BR. Cardiac sarcoidosis. *Heart*. 2006;92:282–288.

128. Fasano R, Rimmerman CM, Jaber WA. Cardiac sarcoidosis: a cause of infiltrative cardiomyopathy. *Cleve Clin J Med*. 2004;71:483–488.

129. Blankstein R, Osborne M, Naya M, et al. Cardiac positron emission tomography enhances prognostic assessments of patients with suspected cardiac sarcoidosis. *J Am Coll Cardiol*. 2014;63:329–336.

130. Birnie DH, Sauer WH, Bogun F, et al. HRS expert consensus statement on the diagnosis and management of arrhythmias associated with cardiac sarcoidosis. *Heart Rhythm*. 2014;11:1304–1323.

131. Mohammed SF, Mirzoyev SA, Edwards WD. Left ventricular amyloid deposition in patients with heart failure and preserved ejection fraction. *J Am Coll Cardiol Heart Failure*. 2014;2:113–122.

132. Falk RH. Cardiac amyloidosis: A treatable disease, often overlooked. *Circulation*. 2011;124:1079–1085.

133. Caselli S, Pelliccia A, Maron M, et al. Differentiation of hypertrophic cardiomyopathy from other forms of left ventricular hypertrophy by means of three-dimensional echocardiography. *Am J Cardiol*. 2008;102:616–620.

134. Dorbala S, Vangala D, Bruyere J, et al. Coronary microvascular dysfunction is related to abnormalities in myocardial structure and function in cardiac amyloidosis. *J Am Coll Cardiol Heart Failure*. 2014;2:358–367.

135. Kristen AV, Perz JB, Schonland SO, et al. Non-invasive predictors of survival in cardiac amyloidosis. *Eur J Heart Fail*. 2007;9:617–624.

136. Lee GY, Kim K, Choi JO, et al. Cardiac amyloidosis without increased left ventricular wall thickness. *Mayo Clin Proc*. 2014;89:781–789.

137. Syed IS, Glockner JF, Feng D, et al. Role of cardiac magnetic resonance imaging in the detection of cardiac amyloidosis. *JACC Cardiovasc Imag*. 2010;3:155–164.

138. Austin BA, Tang WH, Rodriguez ER, et al. Delayed hyper-enhancement magnetic resonance imaging provides incremental diagnostic and prognostic utility in suspected cardiac amyloidosis. *JACC Cardiovasc Imag*. 2009;2:1369–1377.

139. O'Mahony C, Elliott P. Anderson-Fabry disease and the heart. *Prog Cardiovasc Dis*. 2010;52:326–335.

140. Linhart A, Kampmann C, Zamorano JL, et al. Cardiac manifestations of Anderson-Fabry disease: results from the international Fabry outcome survey. *Eur Heart J*. 2007;28:1228–1235.

141. Sun BC, Hoffman JR, Mower WR, et al. Low diagnostic yield of electrocardiogram testing in younger patients with syncope. *Ann Emerg Med*. 2008;51:240–246.

142. Perez-Rodod J, et al. Progonstic value of the electrocardiogram in patients with syncope: Data from the Group for Syncope Study in the Emergency Room (GESINUR). *Heart Rhythm*. 2014;11:2035-2044.143. Curigliano G, Mayer EL, Burstein HJ, Winer EP, Goldhirsch A. Cardiac toxicity from systemic cancer therapy: a comprehensive review. *Prog Cardiovasc Dis*. 2010;53:94–104.

143. Takemura G, Fujiwara H. Doxorubicin-induced cardiomyopathy from the cardiotoxic mechanisms to management. *Prog Cardiovasc Dis*. 2007;49:330–352.

144. Blauwet LA, Cooper LT. Myocarditis. *Prog Cardiovasc*

Dis. 2010;52:274–288.

145. Awtry EH, Philippides GJ. Alcoholic and cocaine-associated cardiomyopathies. *Prog Cardiovasc Dis.* 2010;52:289–299.

146. Biolo A, Ribeiro AL, Clausell N. Chagas Cardiopathy – where do we stand after a hundred years? *Prog Cardiovasc Dis.* 2010;52:300–316.

147. Nunes MCP, Dones W, Morillo CA, Encina JJ, Ribeiro AL. Chagas disease: An overview of clinical and epidemiological aspects. *J Am Coll Cardiol.* 2013;62:767–776.

148. Sliwa K, Hilfiker-Kleiner D, Petrie MC, et al. Current state of knowledge on aetiology, diagnosis, management, and therapy of peripartum cardiomyopathy *Euro J Heart Fail.* 2010;12:767–777.

149. Tibazarwa K, Sliwa K. Peripartum cardiomyopathy in Africa: Challenges in diagnosis, prognosis, and therapy. *Prog Cardiovasc Dis.* 2010;52:317–325.

150. Stern S, Sclarowsky S. The ECG in diabetes mellitus. *Circulation.* 2009;120:1633–1636.

151. Gulati V, Harikrishnan P, Palaniswama C, et al. Cardiac involvement in hemochromatosis. *Cardiol. Rev.* 2014;22:56–68.

152. Stern S. Electrocardiogram: still the cardiologist's best friend. *Circulation.* 2006;113:e753–e756.

153. Afolabi-Brown O, Morris DL, Figueredo VM. Global T-wave inversion on electrocardiogram: what is the differential? *Rev Cardiovasc Med.* 2014;15:131–141.

154. Kumar A, Prineas RJ, Arnold AM, et al. Prevalence, prognosis, and implications of isolated minor nonspecific ST-segment and T-wave abnormalities in older adults: Cardiovascular health study. *Circulation.* 2008;118:2790–2796.

155. Wellens HJJ, Gorgels AP. The electrocardiogram 102 years after Einthoven. *Circulation.* 2004;109:562–564.

156. Okin PM, Kjeldsen SE, Julius S, Dahlof B, Devereux RB. Racial differences in sudden cardiac death among hypertensive patients during antihypertensive therapy: The LIFE study. *Heart Rhythm.* 2012;9:531–537.

157. Hughes SE, McKenna WJ. New insights into the pathology of inherited cardiomyopathy. *Heart.* 2005;91:257–264.

158. Karamitsos TD, Francis JM, Myerson S, Selvanayagam JB, Neubauer S. The role of cardiovascular magnetic resonance imaging in heart failure. *J Am Coll Cardiol.* 2009;54:1407–1424.

159. Armstrong AC, Gidding S, Gjesdal O, et al. LV mass assessed by echocardiography and CMR, cardiovascular outcomes, and medical practice. *J Am Cardiol Img.* 2012;5:837–848.

160. Angeli F, Verdecchia P, Iacobellis G, Reboldi G. Usefulness of QRS voltage correction by body mass index to improve electrocardiographic detection of left ventricular hypertrophy in patients with systemic hypertension. *Am J Cardiol.* 2014;114:427–432.

161. O'Mahony C, Jichi F, Pavlou M, et al. A novel clinical risk prediction model for sudden cardiac death in hypertrophic cardiomyopathy (HCM Risk-SCD). *Eur Heart J.* 2014;35:2010–2020.

162. Migliore F, Zorzi A, Michieli P, et al. Prevalence of cardiomyopathy in Italian asymptomatic children with electrocardiographic T-wave inversion at preparticipation screening. *Circulation.* 2012;125:529–538.

163. Wellens HJJ, Schwartz PJ, Lindemans FW, et al. Risk stratification for sudden cardiac death: current status and challenges for the future. *Eur Heart J.* 2014;35:1642–1651.

164. Ho CY, Lopez B, Coelho-Filho OR, et al. Myocardial fibrosis as an early manifestation of hypertrophic cardiomyopathy. *N Engl J Med.* 2010;363:552–563.

165. Coller JM, Campbell DJ, Krum H, Prior DL. Early identification of asymptomatic subjects at increased risk of heart failure and cardiovascular events: Progress and future directions. *Heart Lung Circ.* 2013;22:171–178.

166. Weber R, Kantor P, Chitiyat D, et al. Spectrum and outcome of primary cardiomyopathies diagnosed during fetal life. *J Am Coll Cardiol Heart Failure.* 2014;2:403–411.

167. Khouri MG, Peshock RM, Ayers CR, de Lemos JA, Drazner MH. A 4-tiered classification of left ventricular hypertrophy based on left ventricular geometry: The Dallas heart study. *Circ Cardiovasc Imaging.* 2010;3:164–171.

168. Chinali M, Aurigemma GP. Refining patterns of left ventricular hypertrophy using cardiac MRI. *Circ Cardiovasc Imaging.* 2010;3:129–131.

169. Giannakidis A, Rohmer D, Veress AI, Gullberg GT. Diffusion tensor magnetic resonance imaging-derived myocardial fiber disarray in hypertensive left ventricular hypertrophy: visualization, quantification and the effect on mechanical function. In: Shenasa M, Hindricks G, Borggrefe, Breithardt G, Josephson ME, eds. *Cardiac Mapping*, 4th ed. Palo Alto, CA: Wiley Blackwell; 2013:574–588.

170. Wolpert C, Veltmann C, Schimpf R, et al. Is a narrow and tall QRS complex an ECG marker for sudden death? *Heart Rhythm*;2008;5:1339–1345.

171. Chandra N, Bastiaenen R, Papdakis M, et al. Prevalence of electrocardiographic anomalies in young individuals. *J Am Coll Cardiol.* 2014;63:2028–2034.

172. Curtis AB, Bourji M. ECG screening is not warranted for the recreational athlete. *J Am Coll Cardiol.* 2014;63:2035–2036.

173. Tanawuttiwat T, Sager SJ, Hare JM, Myerburg RJ. Myocarditis and ARVC/ D: variants or mimics? *Heart Rhythm* 2013;10:1544–1548.

174. te Riele AS, James CA, Bhonsale A, et al. Malignant arrhythmogenic right ventricular dysplasia/ cardiomyopathy with a normal 12-lead electrocardiogram: a rare but underrecognized clinical entity. *Heart Rhythm.* 2013;10:1484–1491.

第 7 章

离子通道病中的心律失常事件和猝死的心电图标志

Sergio Richter,Josep Brugada,Ramon Brugada,Pedro Brugada

概述

在遗传学和分子生物学方面的进步,使得定义一系列与心脏结构正常的年轻人出现心源性猝死(SCD)相关的遗传性心律失常疾病成为可能:长 QT 综合征(LQTS)、Brugada 综合征(BrS)、短 QT 综合征(SQTS)和儿茶酚胺敏感性多形性室性心动过速(CPVT)。这些疾病与编码心脏离子通道蛋白或相关调节肽的基因的突变相关,并影响心脏离子通道的结构和功能(即离子通道病)。突变特异性改变离子电流和动作电位(AP)形态,可能导致形成心脏冲动和传导异常,为房性和室性心律失常的形成提供了基础,其中 SCD 是最严重的临床表现。自 20 世纪 90 年代中期,Keating 小组[1-3]开创性地发现了 LQTS 的第一个致病基因之后,离子通道病的特征为心律失常的分子发病机制的见解带来了重要更新,并被确定为特发性室颤(VF)、不明原因猝死综合征和婴儿期猝死综合征的重要基础。

心电图可反映一些心脏电生理的异常,甚至可能充当遗传信使,其中简单的波形可反映心脏中高度特异性的蛋白质变化。除了在诊断遗传性心律失常综合征方面的突出作用之外,体表心电图也为风险分层提供了最实用且最有力的工具,特别是对于无症状的个体。然而,任何特定离子通道病的个体表型存在很大的变异性,对于心电图尤其如此,并且使得基因型-表型相关性和基于心电图的风险分层的挑战性大大增加。本章旨在总结心脏离子通道病心律失常风险的心电图的特征和标志。

Brugada 综合征

BrS 是一种致心律失常性疾病,其特征为右心前区 ST 段穹隆样抬高,传导异常,房性心律失常和危及生命的室性心律失常[4]。BrS 的全球发病率估计为1:2000[5]。BrS 是异质性的,但在一些情况下是一种遗传性疾病,在高达 30%受基因表型影响的个体中,BrS 由心脏离子通道突变引起。至今已鉴定出与 BrS 相关的 12 个基因[5]。编码心脏钠通道 α-亚基的基因 SCN5A 中的功能丧失占基因型阳性病例的大部分,(>75%)并且构成了目前关键的基因参与者(BrS1)[6]。BrS 的临床表现恶性程度很高,因为其中包括年轻人和其他健康个体的意外性晕厥、夜间濒死呼吸和 SCD。这些症状通常在休息时、睡眠期间、发烧或在游泳的状态下发生。BrS 主要表现在成年男性中四五十岁时出现心律失常。一旦出现症状,患者很容易在未来发生心律失常事件。因此，基于心电图的风险分层对于鉴别无症状性 SCD 风险增加尤为重要，这可能是没有任何警报信号的首发临床表现。

心电图特征和风险分层

BrS 的心电图标志和诊断基础是右心前区 V_1~V_2 导联自发或在静脉注射钠通道阻滞剂(阿义马林、氟卡尼、普鲁卡因胺和吡西卡尼)后的 ST 段穹隆样抬高≥2mm(0.2mV)，伴 T 波倒置(图 7.1)。这种特征性的心电图表现为 1 型 Brugada 心电图，并且是诊断该综合征的唯一图形。此外，很早就有描述右胸前导联 J 点和 ST 段马鞍形抬高≥2mm(0.2mV)的非诊断型(2 型和 3 型)与 BrS 有一定关系。由于 3 型的图形在人群中是非特异性的并且相对普遍(亚洲人群高达 2.3%)，因此最近已经建议排除这种类型，并且仅考虑单一马鞍形 2 型，将先前定义的 2 型和 3 型图形的特征结合起来(图 7.2)[9]。

重要的是，实际上在所有 BrS 患者中，自发性右心前区 J 点和 ST 段抬高在程度上和时间上都是高度动态变化的[10]。这包括短暂正常化和从一种心电图图形转换为另一种心电图图形，伴或不伴右束支传导阻滞(RBBB)(图 7.3)。此外，通常只有一个标准的右胸前导联(V_1 或 V_2 导联)出现诊断性穹隆样图形，伴或不伴另一个右胸前导联马鞍形 (见图 7.1B)[11]。最近发现，只有单导联 1 型心电图形的人群与 Brugada 患者有相似的临床特征和心律失常的风险，这与 2002 年提出的共识诊断标准一致[11]。我们的发现并不意外，因为穹隆样 ST 段抬高的检出有益于记录导联相对于右心室流出道(RVOT)的位置，因 RVOT 包含了 BrS 的致心律失常的关键基质。Veltman 等[14]利用磁共振成像(MRI)证明 RVOT 在所有情况下均投射到第三肋间隙，放置在第三和第四肋间隙的胸骨和左胸骨旁位置显示出检测自发性或药物诱导的 1 型心电图的效率最高。根据这些和其他新的数据，最近修订了共识的心电图诊断标准[15]。BrS 的诊断从现在依据在第三或第四肋间隙或标准导联上一肋间的右胸前导联出现自发或药物诱发的穹隆样 ST 段抬高(V_1~V_2 导联)，并且排除已知导致右心前区穹隆样 ST 段抬高而类似 Brugada 样心电图图形的临床情况(即所谓的 Brugada 拟表型[16])(表 7.1)。

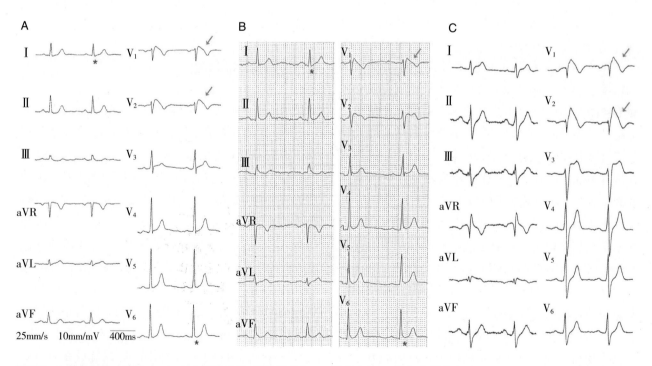

图 7.1 1 名自发性 1 型 Brugada 心电图的患者，其特征是 V_1~V_2 导联中的 ST 段穹隆样抬高(箭头所示)。(A,B)V_6 和 I 导联中未见对应性的 S 波，表明并不是不完全性右束支传导阻滞(星号)。(B)存在下侧壁早期复极和 V_2 导联 2 型图形(单导联 1 型心电图)。(C)更严重的心电图征象，包括 aVL 导联 ST 段抬高，PR 间期延长，真的右束支传导阻滞伴显著的电轴左偏，以及 aVR 导联大 R 波(aVR 征)。走纸速度=25mm/s。

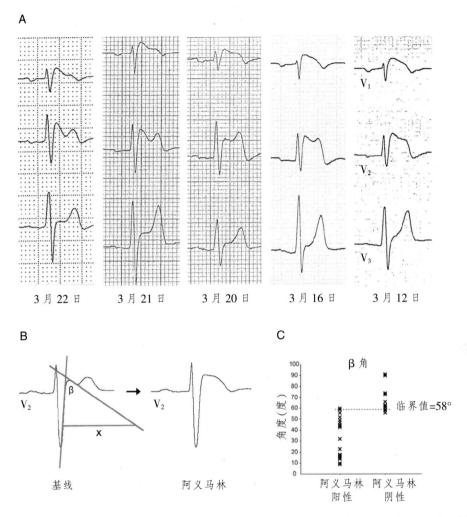

图 7.2　马鞍形 ST 段抬高的特征。(A)注意 J 点和 ST 段抬高的动态变化以及 V_2 导联中从 1 型到 2 型的自发转换。(B,C)β> 58°和 x> 3.5mm 的临界值用于区分不完全性右束支传导阻滞和 2 型 Brugada 图形,并预测对阿义马林的阳性反应。β,S 波的升支与 r'(J)波的降支之间的角度;x,距 r'(J)波峰 5mm 处的三角形底边的持续时间。(C)(Modified with permission. [109])。走纸速度=25mm/s。

心电图表现和相关心律失常的潜在机制是自发和(或)诱发导致心室复极离散度增加(复极化假说)和局部 RVOT 传导延缓(除极化假说)。根据复极理论,自发的 I_{to} 介导的动作电位切迹和 RVOT 心外膜动作电位穹顶消失(心内膜无此现象),产生跨壁电压梯度,导致 ST 段抬高并增加 2 相折返和室颤的发病率[13]。所以,一些调节因素(交感-迷走神经平衡、体温、电解质失衡、代谢和激素因素)以及药物可以在心脏动作电位的 1 相产生电流的外向偏转(基本为 $\downarrow I_{Na}$,$\uparrow I_{to}$,$\downarrow I_{Ca-L}$),可引发或加重一过性的 J 点和 ST 段抬高,促使传导速度减慢,并明显增加患病个体的电易损性[13]。除了出于诊断的目的使用钠通道阻滞剂显露 1 型 Brugada 心电图特征外(见图 7.2B),

BrS 患者应避免应用以下列出的药物(www.brugadadrugs.org)[18]。实际上,对于具有 1 型心电图特征的大多数个体,如果避免使用这些药物并且积极处理发热,在他们的一生中都不会进展为室性心律失常。尽管如此,一定数量的患者(20%~40%)会发生心律失常事件,强调了风险评估所面临的巨大挑战,特别是对于无症状患者和推测为神经介导的晕厥患者。

对自发性心电图图形动态变化的了解,改变了我们应用 12 导联心电图在决策制订和风险分层中的思维方式。自发出现的 1 型心电图不仅有助于识别潜在的致心律失常性疾病,而且提示心律失常风险增加,特别是对于原因不明的晕厥患者[19-22]。事实上,绝大多数报道发生心律失常事件的患者都有自发

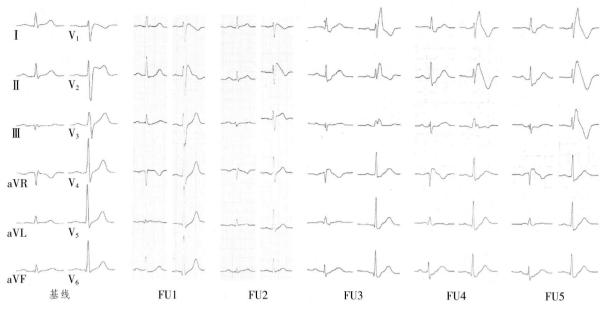

图 7.3　1 名有症状的男性患者在植入 ICD 后的随访期间记录的 12 导联心电图。注意 V₂ 导联中 Brugada 心电图图形的自发变异性和随时间进展的完全性右束支传导阻滞，伴或不伴自发的 1 型 ST 段抬高。走纸速度=25mm/s。

表 7.1　除 BrS 以外的右胸前 ST 段抬高的原因

急性心肌缺血(累及前间隔或右心室)

Prinzmetal 的变异型心绞痛

急性(心包)心肌炎

急性肺栓塞

夹层主动脉瘤

致心律失常性右心室心肌病

Chagas 病

1 型强直性肌营养不良症

弗里德希共济失调

杜氏肌营养不良

心包积血

漏斗胸

纵隔肿瘤

体外电复律

早期复极(特别是在运动员中)

电解质紊乱(即高钾血症、高钙血症)

可卡因中毒

低体温

出现的 1 型心电图。此外，我们已经报道即使有症状的患者，在任何心电图中从未记录到自发性 1 型 ST 段抬高的情况，也可能预后较好[10]。值得注意的是，右心前区 ST 段自发性抬高的类型和幅度(Δ≥2mm)与心律失常事件有关[23]。来自大型 Brugada 注册中心的最新随访数据显示，无症状自发性 1 型心电图患者的年事件发病率高达 2.5%。另一方面，普遍认为仅有药物诱发 1 型心电图的无症状患者心律失常风险可以忽略不计[19-22]。我们现在认识到，自发性和动态性 ST 段穹隆样抬高的检出对基于心电图的风险分层至关重要。这需要使用标准 12 导联心电图以外的工具来提高预测的准确性，如反复描记校正的右胸导联心电图、多导联动态心电图及运动试验。

特别是在运动的恢复期出现加重的 ST 段穹隆样抬高[24](图 7.4)和右胸导联出现 fQRS 波(图 7.5)，已确定为心律失常风险的强预测指标。晚电位(LP)和复杂的碎裂电位是心室肌中传导延迟的标志[27]。除了显著的电轴左偏(I 导联 Rs 波，下壁导联 rS 波，S_II>S_III)，并在 aVR 导联中的大 R 波(≥0.3mV)(所谓的 aVR 征[28])(见图 7.1C)，RVOT 传导延迟的严重程度可能表现在右胸导联 V₁ 和 V₂ 导联 QRS 波群时限延长(>110ms)和 fQRS 波。局部右心前区 QRS 时限延长是自发性 J 点和 ST 段抬高患者中公认的心电图特征[29-31]。复杂的体表电位标测和信号平均心电图(SAECG)结合，记录到 RVOT 终末传导延迟，并在 RVOT 最大 ST 段抬高部位标测到明显的电位延迟。在有症状的 BrS 患者中，经常观察到晚电位和主要的右胸导联的 QRS 时限延长。因此，SAECG 可能是

基线　　　　　运动高峰　　　　　　运动恢复期

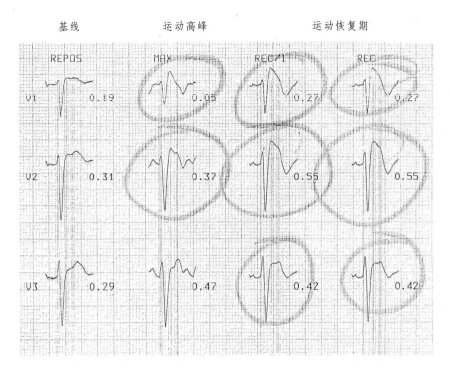

图 7.4 运动对 1 名晕厥患者右心前区 ST 段抬高的影响。注意在运动强度最高时的 V_1 导联和 V_2 导联出现 1 型 ST 段抬高,并在运动恢复期间振幅进一步增加。走纸速度=25mm/s。

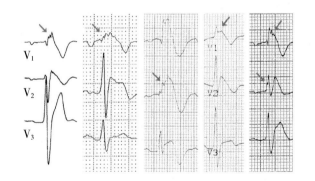

图 7.5 右胸前导联 fQRS 波的不同形态(箭头所示)。注意在所有病例中都存在自发性 1 型 ST 段抬高。走纸速度=25mm/s。

另一种可用于识别风险增加的患者的心电图工具。

局限性右心前区导联 QRS 时限延长基本上是由于 S 波升支和(或)J 波增宽(所谓的 S 终末延迟)导致的,并且已被建议作为区分有症状和无症状患者的心电图指标。将 V_2 导联中 QRS 时限的临界值设为≥120ms 得出了最佳预测症状的结果,其 OR 值为 2.5。有趣的是,Tatsumi 等[30]报道,症状不仅与 V_2 导联 QRS 时限延长有关,还与 SAECG 上过滤的 QRS 时限和低振幅信号有关,但更多的是与这些参数每日的波动有关。V_2 导联中延长的 QRS 波群时限也可

能与 QT 间期、QT 离散度、$T_{peak}-T_{end}$ 间期和 $T_{peak}-T_{end}$ 离散度的增加有关(图 7.6)。这些心电图特征,特别是 $T_{peak}-T_{end}$ 间期和 $T_{peak}-T_{end}$ 离散度是复极化(TDR)、电不稳定性增加和跨壁复极不均一的标志。V_2 导联(不在下侧壁导联)的校正 QT 间期> 460ms,$T_{peak}-T_{end}$ 间期≥100ms,胸前导联 $T_{peak}-T_{end}$ 离散度> 20ms 是 BrS 中有用的心电图风险指标[36]。

TDR 和电学不稳定性急剧增加的最强指标是出现 T 波交替(TWA)。T 波振幅或极性的交替偶尔可能发生在钠通道阻滞剂的给药期间,并且通常与右胸或下壁导联的 ST 段穹隆样抬高相关。在 Tada 等最近的一项研究中,38 例药物诱导的 TWA 证明是室颤的独立预测因子[38]。幸运的是,在没有发热的情况下,TWA 几乎不会自发出现[39]。Wedge 实验数据表明,TWA 可能是因心外膜动作电位穹顶的交替消失或心外膜的 2 相隐匿性折返[40]。下壁和侧壁导联中急性期出现 J 波增大,是 BrS 中电易损性和即将发生的恶性室性心律失常风险的另一潜在心电图标志(图 7.7)。

BrS 患者经常出现传导异常,特别是携带 *SCN5A* 功能丧失基因突变的患者[41]。相关传导疾病的常见

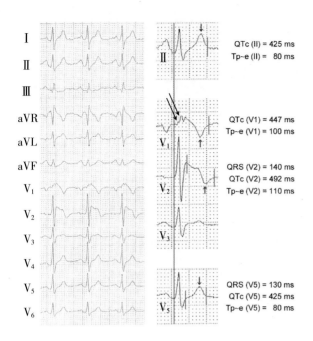

图 7.6 心电图显示右心室局部除极和复极异常。注意 V₁ 导联中延长和 fQRS 波(长箭头所示),以及 V₂ 导联中明显延长的 QTc 和 T_peak–T_end 间期,可见 ST 段穹隆样抬高。T_peak–T_end 离散度是 30ms。已标出选定的间期。短箭头表示 T_peak。走纸速度= 25mm/s。

表现为窦房结功能障碍,PR 间期延长和 HV 传导时间延长,电轴左偏,和 QRS 时限延长伴或不伴有右束支传导阻滞和(或)左束支传导阻滞。重要的是,PR 间期延长(>200ms)的存在已被确定为心律失常事件的独立预测因素[42]。BrS 中另一种重要的心电图表现为阵发性心房颤动,其发病率为 20%~30%,可能表现为首发症状。其自发出现与增加的电易损性和室性心律失常的发生有关。

上面讨论的许多心电图指标通常与自发性 ST 段穹隆样抬高一起出现,因此,即使在高风险患者中,只有 1/4(25%)的 12 导联心电图记录显示自发性 1 型 ST 段升高[10]。SCN5A 突变的低外显率和 Brugada 心电图的高度变异性阻碍了患病个体基于心电图的风险分层。今天记录的完全正常的心电图到明天可能转变为有诊断意义,甚至有预后意义的心电图。这再次引发了一个有争议的问题,即无症状的自发 1 型心电图患者是否应该进行风险分层。显然,尽管可诱发患者的预后差异很大,但所有注册研究都显示程序性心室刺激良好的阴性预测价值(98%~99%)[45]。此外,短的有效不应期(<200ms)最近被确定为心律

失常事件的独立预测因素[20]。HV 间期延长(>60ms)可能有助于进一步决策[46]。鉴于缺乏其他敏感的风险分层工具的相关数据,我们建议利用以上信息对无症状(迄今还没有)的自发性 1 型心电图人群进行电生理检查[47]。表 7.2 总结了拟定的 BrS 心电图的风险指标。

长 QT 综合征

先天性 LQTS 是致心律失常性离子通道疾病的原型,其特征是 QT 间期延长和危及生命的室性心律失常。据估计,LQTS 在 1:2000 的健康新生儿中普遍存在,并且是年轻人 SCD 的常见原因[48]。截至今天,分子遗传学研究已确认出 13 种 LQTS 基因变异,这些变异是由编码心脏离子通道亚基,相关因子和膜衔接蛋白的几个基因突变引起的[49]。迄今为止,*KCNQ1*,*KCNH2* 和 *SCN5A*(*LQT1–3*)是最常见的 LQTS 基因,占基因型阳性病例的 90% 以上[49]。因此,我们已知的 LQTS 的表型特征和风险分层,主要来源于受这 3 种 LQTS 基因变异影响的人群。

心电图特征和风险分层

LQTS 的心电图特征是校正心率后的 QT 间期(QTc)延长。通常 QT 间期延长是指> 440ms,但在女性中可能仍为正常。对于绝对异常的 QT 间期延长(Bazett 公式得出),其建议的临界值为成年男性> 450ms,婴儿和儿童> 460ms,成年女性> 470ms[50]。然而,在受遗传影响的个体中 QT 间期不一定延长:由于外显率低,10%(LQT3)~37%(LQT1)患者在静息时

表 7.2　BrS 的心电图风险指标

V₁~V₂(V₃)导联的自发性弧形 ST 段抬高

在锻炼恢复期间,有明显的 ST 段升高

V₁~V₂ 导联中的 fQRS 波

aVR 导联中巨大 R 波(≥0.3mV)("aVR 征")

V₂ 导联中 QRS 时限延长(≥120ms)

V₂ 导联中 QTc 延长(> 460ms)

T_pe 间期增加(≥100ms)和心前区 T_pe 离散度(> 20ms)

T 波电交替(应用 Ⅰ 类药物后)

下(侧)壁导联早复极图形

PR 间期延长(>200ms)

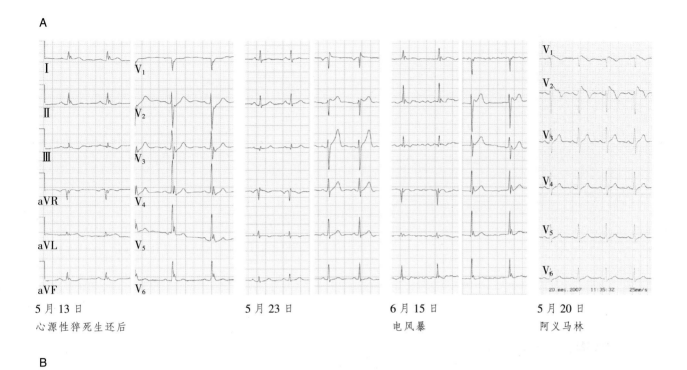

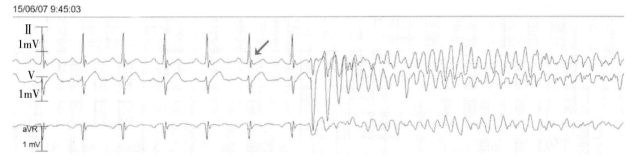

图 7.7　与 BrS 有关的恶性早期复极。来自 1 名复发性室颤的亚洲心脏骤停幸存者的心电图。(A)注意心电图的动态变化和发生心律失常事件时(5 月 13 日和 6 月 15 日)下侧壁导联中出现增大的 J 波。在静脉注射阿义马林后,V_1 和 V_2 导联(5 月 20 日)显露出 1 型 ST 段抬高。注意电风暴发生时的房颤(6 月 15 日)。(B)自发性室颤与下壁早复极有关(箭头所示)。走纸速度=25mm/s。

的 12 导联心电图为正常 QT 间期(所谓的沉默突变携带者)。因此,有人建议存在明确致病突变的情况下诊断 LQTS,而不考虑 QT 间期[15]。相反,如果没有 QT 间期延长的继发原因,则在 QT 间期≥500ms 的情况下诊断 LQTS[15]。在其他情况下,应用更新的 LQTS 诊断(Schwartz)评分,其中包括对更长的 QT 间期进行评分[53]。根据最近提出的共识标准,LQTS 评分≥3.5,LQTS 的诊断就极有可能成立[15]。重要的是,Schwartz 评分主要由心电图参数组成,其中一些强烈提示风险增加,特别是自发出现的尖端扭转型多形性室性心动过速(TdP),QT 间期延长的程度以及 T 波形态的变化。

有充分的证据表明,QT 间期越长,心电图表型越重,并且心律失常事件的风险越大。当 QT 间期超过 500ms 时风险显著升高,而当 QT 间期超过 550~600ms 时风险变得非常高。最近提出的 M-FACT 风险评分就考虑到这种 QT 间期延长的强预测价值[54]。重要的是,QT 间期的极度延长偶尔会导致 2:1 功能性房室传导阻滞,这通常发生于胎儿或新生儿期(发病率高达 4.5%),伴有致死性心律失常事件的极高风险(图 7.8)。最近一项关于先天性 LQTS 和 2:1 房室传导阻滞的新生儿的研究显示,平均 QT 间期为 616ms(范围为 531~830ms)[62]。早期识别和使用 β 受体阻滞剂(±美西律)和心脏起搏(如有必要)可改善

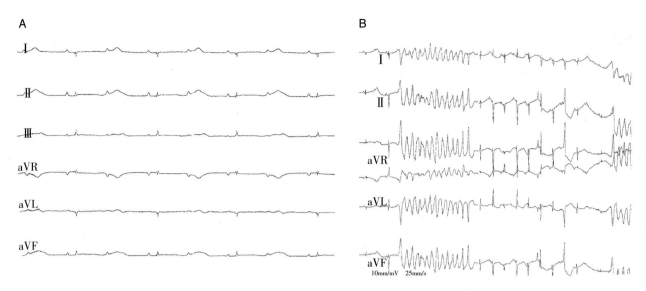

图 7.8　1 名先天性 LQT3 新生儿,QT 间期极度延长引起功能性 2:1 房室传导阻滞(A),导致 TdP 自限性发作(B)。请注意,绝对 QT 间期超过了窦性的周长。

这一高危儿童人群的预后。基本上功能性房室传导阻滞或突发性窦性停搏(>1200ms)引起的明显心动过缓已被认为是 TdP 事件风险的标志,特别是在患有 LQT3 的患儿中更是如此[63]。Schwartz 等[64]观察到,长时间的窦性停顿后 T 波上常出现切迹,并假设反复出现的触发 TdP 的期前收缩最可能发生于这种切迹上。事实上,大多数受遗传影响的 LQTS 患者心室复极不仅延长,还是不均一的延长,导致不同的和基因特异性的 T 波形态改变,这在胸前导联中尤其明显,并有助于诊断 LQTS 和基于心电图的 LQTS 风险分层(图 7.9)。

T 波切迹是 LQT2 的典型表现,与心律失常事件的高风险相关。T 波切迹被认为反映了阈下的早期后除极(EAD)。在动作电位的平台期或早期复极期间,心室复极延长易产生继发性 Ca^{2+} 触发的除极化。然而,引起心室复极离散度增加的基质变化,对于

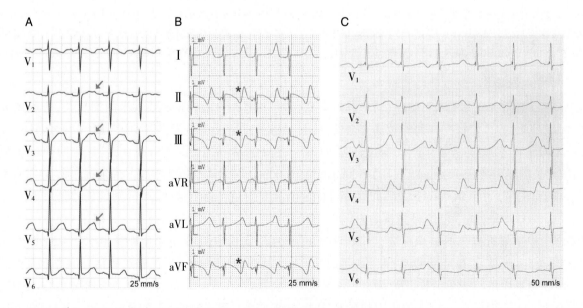

图 7.9　基因异常的 LQTS 患者中不同的 T 波形态。(A)在胸前导联中,注意 LQT2 典型的 T 波切迹(箭头所示)。QTc=521ms。(B)LQT3 患者下壁导联(星号)的双相 T 波。注意 I 导联中典型的 LQT3 T 波形态,即时限和振幅正常的迟发 T 波。QTc=650ms。(C)在 LQT3 患者中,T 波振幅($V_3 \sim V_6$ 导联)和极性($V_1 \sim V_2$ 导联)的交替与 QT 间期(665ms)的延长相一致。走纸速度=5mm/s。

EAD 介导的触发活动启动 TdP 和维持折返更加至关重要[69-71]。

一些有临床意义的心电图指标可反映心室复极的空间和跨壁离散度增加和电不稳定性,包括 QT 离散度增加和 T_{peak}-T_{end} 间期延长。用于识别 LQTS 患者风险增加的临界值建议为:QT 离散度(QT_{max}-QT_{min})>100ms,QT 离散度指数(QT/QT 平均值的标准差×100)> 6[73]。考虑到 T_{peak}-T_{end} 间期会在 QT 时限和离散度之外增加诊断复极异常的价值,尤其是对于正常或处于临界值的 QTc 患者。T_{peak}-T_{end} 间期提供了一个合理的测量 TDR 方法,因为其反映了心外膜复极化(T_{peak})以及 M 细胞复极化(T_{end})[76]。最近的研究发现,T_{peak}-T_{end} 的异常延长(>100ms)是冠状动脉疾病或获得性缓慢心律失常患者 SCD 的独立预测因素[77,78]。在获得性 LQTS 中,TdP 患者的 T_{peak}-T_{end} 间期明显长于无 TdP 患者(>100ms;平均值 185±46ms),而 T_{peak}-T_{end}/QT>0.28 在本研究被认为是有心律失常事件风险患者的临界值。值得注意的是,Takenaka 等[75]报道,虽然 QT 间期相似,但遗传学异常的 LQT2 患者的基线 T_{peak}-T_{end} 间期比 LQT1 患者显著延长(191±67 比 132±52ms),这可能是导致 LQT2 与 LQT1 相比风险较高(尤其是在静息状态下)的部分原因。相反,特别是 LQT1 患者表现出显著的 QT 间期和对运动反

应校正的 T_{peak}-T_{end} 间期(215±46ms)延长[75],强烈提示与运动相关的 TDR 增加,这反过来导致在 LQT1 患者中因运动而引发的心律失常事件的发病率较高[81]。

先天性 LQTS 患者常见的 T 波形态异常包括双相和双峰(或切迹)(见图 7.9A 和图 7.9B)。这些 T 波改变提示电易损性,并与心律失常事件有关[58]。急性增加的 TDR 和电不稳定性的最具破坏性的心电图指标是出现 TWA(图 7.9C 和图 7.10A)[57]。静息时很少出现 T 波振幅或极性交替,但可能发生在精神紧张或当体力活动时。T 波极性的交替变化与 QTc 显著延长有关,并且往往在 TdP 之前,而 TdP 可能恶化为 VF,因此可根据 T 波电交替识别 SCD 高危患者(见图 7.10B)。即使给予适当的抗肾上腺素能药物治疗,当 TWA 仍然明显时,更提示风险增加[80]。TWA 的机制尚未完全阐明。来自 Wedge 的数据显示,TWA 是由 M 细胞动作电位时限的逐搏交替引起的,导致 TDR 在交替节律中增大[83]。

先天性 LQTS 的风险分层有时很简单,但在许多患病的个体中仍然具有挑战性。正如本章所讨论的,心电图可能提供重要的线索,从而有助于风险评估。然而,心律失常风险是年龄依赖性的,与性别和基因型相关,也增加了其复杂性。当 QTc 明显延长>500ms,

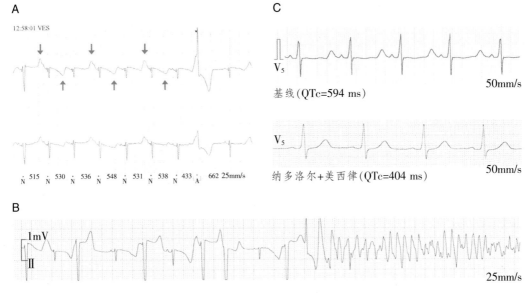

图 7.10　1 名先天性 LQT3 新生儿,在室性期前收缩和多形性室速之前可见 TWA(A,箭头所示),并最终进展为室颤(B)。(C)注意 QT 间期延长(594ms)和 ST 段在等电位线水平。联合使用 β 受体阻滞剂和钠通道阻滞剂治疗可以抑制室性心律失常,并使 QT 间期正常(404ms)。走纸速度如图所示。

遗传背景是应用抗肾上腺素能药物治疗前和治疗期间心脏事件最强的独立预测因素之一。值得注意的是，隐性 Jervell 和 Lange-Nielsen 综合征（LQT1+5）变异型和非常罕见的 Timothy 综合征（LQT8）恶性程度很高，很早就发生心律失常事件，对常规治疗反应差。具体而言，幼年 Timothy 综合征与高死亡率在很大程度上相关[85]。有意思的是，患儿通常表现出最强的心电图风险指标，即严重的 QT 间期延长，2:1 功能性房室传导阻滞和 TWA。表 7.3 总结了先天性 LQTS 中提出的心电图风险标志。

短 QT 综合征

SQTS 的特征是心脏复极异常缩短，房性和威胁生命的室性心律失常以及心源性猝死的高度易感性[86-88]。编码心脏钾和钙离子通道蛋白的 5 个基因的突变与 SQTS 有关[87]。这种非常罕见的，遗传性心律失常综合征主要影响心脏结构正常的年轻男性。心律失常相关症状的发生与时间有关，在人一生中的第三个 10 年达到顶峰[89]。迄今为止，全世界范围只报道了少数患病个体，最大的队列研究纳入了 47 个家庭中确诊的 73 例 SQTS 患者。该病的自然病程尚未阐明，特别是对无症状个体和心脏骤停未存活的个体难以进行风险分层。

心电图特征和风险分层

与其名称相同，SQTS 的心电图特征是非常短的 QT 间期（图 7.11）。根据最近提出的共识标准，SQTS 诊断标准为 QT 间期≤330ms，或在没有结构性心脏病的个体中，排除导致 QTc 缩短的继发性原因，QT 间期<360ms 伴随致病基因或至少一种临床因素可

表 7.3 LQTS 的心电图风险指标

明显的 QTc 延长（> 500ms）

2:1 功能性房室传导阻滞

自发性 TdP 事件

TWA

在胸前（下壁）导联双向或伴切迹的 T 波

T_{p-e} 间期延长（> 100ms）和 T_{p-e}/QT 比值（> 0.28）

QT 离散度（> 100ms）和 QT 离散指数（> 6）增加

严重的窦性心动过缓或窦停（> 1200ms）

诊断[15]。为了诊断 SQTS，应该在正常静息下记录 12 导联心电图和计算 QTc（使用 Bazett 公式），因为在 SQTS 患者中 QT 间期不能适应心率变化[91]。这样可防止在快速心率下将 QT 间期误测为伪正常，导致假阴性的诊断结果，尤其是对于患儿来说。

除了短 QT 间期外，静息 12 导联心电图通常显示心前区导联 ST 段缩短或甚至消失，并且通常呈高、尖、对称性 T 波。U 波通常很小或不可辨别（见图 7.11A）。阵发性房颤是常见的、并可能是首发的症状[86]。

SQTS 患者中相对缺少 ST 段，导致了从 J 点到 T 波峰值的间期极度缩短（$J-T_{peak}$ 间期）。最近的研究表明，$J-T_{peak}$ 间期明显缩短有助于区分高危的 SQTS 患者（$J-T_{peak}$<120ms）和伴短 QT 间期的无症状个体（$J-T_{peak}$>150ms）（见图 7.11B）[92-94]。既往的一项基于社区心电图研究显示 $J-T_{peak}$ 间隔>150ms，健康男性（188±11ms）和健康女性（214±15ms）支持了这些数据[95]。

SQTS 中另一个重要的心电图特征是（延长的）$T_{peak}-T_{end}$ 间期与（缩短的）QT 间期（$T_{peak}-T_{end}$/QT 比值）增加，是 TDR 增加和心律失常的心电图指标之一。在这方面，Anttonen 等[92]发现症状性 SQTS 患者校正心率的平均 $T_{peak}-T_{end}$/QT 比值（0.30±0.04；QTc 317±27ms）显著高于 QT 间期同样短的无症状个体（0.24±0.05；QTc 314±14ms），以及正常 QT 间期的健康对照组（0.24±0.04；QTc 405±28ms）。QT 间期在有症状和无症状患者间无显著差异，这一点令人非常感兴趣，并且令人惊讶。此外，来自 SQTS 最大注册研究的最新数据表明，即使是非常短的 QTc（<330ms），假定其代表更严重的心电图表现，也不是 SQTS 中的预后指标，这与 LQTS 形成鲜明对比，如前所述，QTc 延长的程度确实可以确定危及生命事件的更高危患者。因此，提出的 SQTS 包括短 QT 间期的渐进 Gollob 评分，尚未被广泛接受用于患病个体的诊断和风险分层。

重要的是，SQTS 可能与 1 型 Brugada 心电图和早期复极图形有关。在编码心脏 L-型钙离子通道（SQT4+5）的基因功能缺失突变的 SQTS 患者，表现为自发性或药物诱发的右心前区 ST 段穹隆样抬高，以及中度 QT 间期缩短（330~360ms）[100]。推测这种 ECG 表现（尤其是自发性 1 型）与单一短 QT 表型的非突变携带者或单一功能增加钾离子通道突变

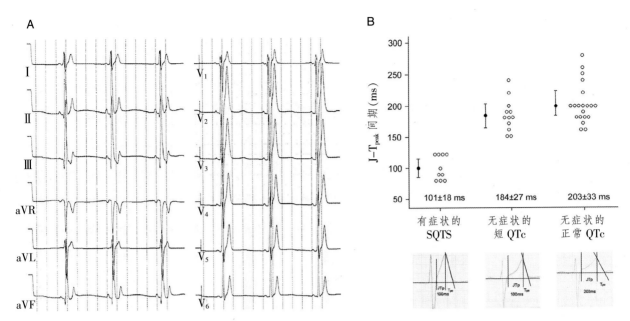

图 7.11 SQTS 的心电图特点。(A)1 名年轻患者在窦性心律期间记录到的 12 导联心电图,在 65 次/分时 QT 间期(252ms)很短,胸前导联的 T 波高、尖且双支对称。注意 ST 段缺失。走纸速度=25mm/s。(Modified with permissiion. [110])(B)J–T$_{peak}$ 间期缩短是非常有用的 ECG 指标,用于区分处于危险的 SQTS 患者和短 QT 间期(临界值为 150ms)的无症状个体。(Modified with permissiion. [92])

(SQT1–3)携带者相比,有更高的致心律失常风险。在 SQTS 中通常可观察到下壁和侧壁导联中的早期复极,并且其与心律失常事件也是相关的[101]。

这些发现提示复极早期伴随的自发性异常,如显著的下侧壁 J 点升高和右胸导联 ST 段穹隆样抬高,表明 SQTS 中电不稳定性和心律失常事件的潜在风险增加。表 7.4 描述了先天 SQTS 中的心电图风险指标。

儿茶酚胺介导的室性心动过速

CPVT 的特征是因运动或情绪紧张而引起的多形性 VT。CPVT 主要表现在儿童和青少年,没有器质性心脏病,并且在年轻时经常引起晕厥和心源性猝死[102–104]。分子遗传学研究已经证实了两种 CPVT 变异,编码心脏钙离子通道(ryanodine 受体;*RyR2*)以及肌

表 7.4 SQTS 中的心电图风险指标

J–T$_p$ 间期显著缩短(<120ms)

T$_{p-e}$ 间期延长(> 100ms),校正的 T$_{p-e}$/QT 比值增加

下(侧)壁导联早复极图形

V$_1$~V$_2$ 导联的自发 1 型 Brugada 图形(SQT4+5)

浆网蛋白(calsequestrin;*CASQ2*)基因突变,两者都涉及关键的钙离子[49]。这种遗传性疾病是高度恶性的,当未识别或未治疗时,30 岁前的死亡率可高达 30%。CPVT 总体发病率预计为 1:10 000[105]。

心电图特征和风险分层

CPVT 的心电图特征是典型双向的室性心律失常[106],其可在肾上腺素刺激如体力活动、情绪紧张、运动试验或异丙肾上腺素输注期间反复出现[104]。首先,运动或异丙肾上腺素诱导的窦性心动过速(开始时为 110~120 次/分)时,逐渐出现室性早搏。随着心率进一步加快,室性早搏的频率和复杂性增加,最终导致多形性和双向室性心动过速,甚至可能会恶化为室颤[107]。经常可在患者中观察到因运动诱发的房性快速心律失常,包括房颤和房性心动过速,也可能进一步引发恶性室性心律失常的发生(图 7.13)[108]。通常年轻而健康的 CPVT 患者在静息状态下的 12 导联心电图是正常的。特别是在某些情况下,QT 间期在正常范围内或者至多在临界点。基线窦性心律偶尔会低于正常。

迄今为止,还没有发现心律失常事件的独立心电图预测指标。尽管给予适当的 β 受体阻滞剂治疗,

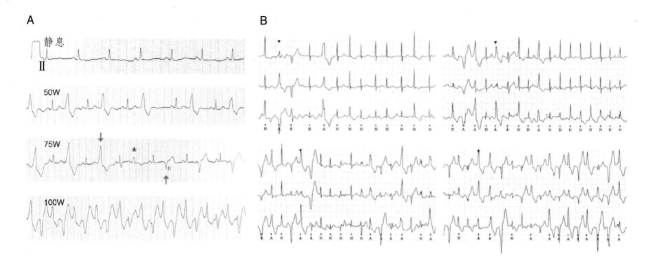

图 7.12   心电图显示 2 名不同 CPVT 患者连续出现的室性期前收缩和典型的双向室速,(A) 为运动试验期间,(B) 为急性情绪激动时记录的 Holter。(A)注意在 75 W 融合波(星号)以及电轴变化(箭头所示),随后出现与这些 QRS 波群相似的双向性室速心动过速。走纸速度=25mm/s。

运动诱发的室性二联律或非持续性多形性室速预后均较差[103]。

总结

- 体表心电图在遗传性心律失常综合征的诊断中具有突出的作用,并为风险分层提供了最实用和成为最有力的工具。

- 自发性和运动诱发的动态 1 型 ST 段抬高和 fQRS 波是 BrS 中有用的心电图风险指标。

- QT 间期显著延长(>500ms),2:1 功能性房室传导阻滞和 TWA 为 LQTS 提供了强有力的风险预

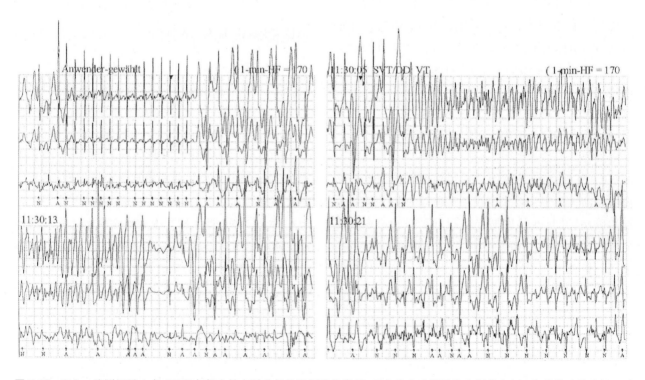

图 7.13   Holter 监测记录 1 名 CPVT 年轻女性在运动相关晕厥发作期间,双向性室速进展为自限性室颤。注意快速的房性心动过速临时压制了双向室速。走纸速度=25mm/s。(Modified with permissiion.[111])

测指标。

- 心室复极离散度增加和不均一的心电图标志（特别是与 T_{peak}–T_{end} 间期、QT 离散度和 TWA 有关的指标）提示 BrS、LQTS 和 SQTS 的电易损性以及心律失常风险的增加。

- 简化的 J–T_{peak} 间期（<120ms）为 SQTS 提供有用的临床心电图风险指标。

- 到目前为止，在 CPVT 中没有确切的心电图风险指标。

参考文献

1. Wang Q, Shen J, Splawski I, et al. SCN5A mutations associated with an inherited cardiac arrhythmia, long QT syndrome. *Cell*. 1995;80:805–811.
2. Curran ME, Splawski I, Timothy KW, et al. A molecular basis for cardiac arrhythmia: HERG mutations cause long QT syndrome. *Cell*. 1995;80:795–803.
3. Wang Q, Curran ME, Splawski I, et al. Positional cloning of a novel potassium channel gene: KVLQT1 mutations cause cardiac arrhythmias. *Nat Genet*. 1996;12:17–23.
4. Brugada P, Brugada J. Right bundle branch block, persistent ST segment elevation and sudden cardiac death: a distinct clinical and electrocardiographic syndrome. A multicenter report. *J Am Coll Cardiol*. 1992;20:1391–1396.
5. Mizusawa Y, Wilde AA. Brugada syndrome. *Circ Arrhythm Electrophysiol*. 2012;5:606–616.
6. Kapplinger JD, Tester DJ, Alders M, et al. An international compendium of mutations in the SCN5A-encoded cardiac sodium channel in patients referred for Brugada syndrome genetic testing. *Heart Rhythm*. 2010;7:33–46.
7. Wilde AA, Antzelevitch C, Borggrefe M, et al. Proposed diagnostic criteria for the Brugada syndrome: consensus report. *Circulation*. 2002;106:2514–2519.
8. Antzelevitch C, Brugada P, Borggrefe M, et al. Brugada syndrome: report of the second consensus conference: endorsed by the Heart Rhythm Society and the European Heart Rhythm Association. *Circulation*. 2005;111:659–670.
9. Bayes de Luna A, Brugada J, Baranchuk A, et al. Current electrocardiographic criteria for diagnosis of Brugada pattern: a consensus report. *J Electrocardiol*. 2012;45:433–442.
10. Richter S, Sarkozy A, Veltmann C, et al. Variability of the diagnostic ECG pattern in an ICD patient population with Brugada syndrome. *J Cardiovasc Electrophysiol*. 2009;20:69–75.
11. Richter S, Sarkozy A, Paparella G, et al. Number of electrocardiogram leads displaying the diagnostic coved-type pattern in Brugada syndrome: a diagnostic consensus criterion to be revised. *Eur Heart J*. 2010;31:1357–1364.
12. Meregalli PG, Wilde AA, Tan HL. Pathophysiological mechanisms of Brugada syndrome: depolarization disorder, repolarization disorder, or more? *Cardiovasc*

Res. 2005;67:367–378.
13. Yan GX, Antzelevitch C. Cellular basis for the Brugada syndrome and other mechanisms of arrhythmogenesis associated with ST-segment elevation. *Circulation*. 1999;100:1660–1666.
14. Veltmann C, Papavassiliu T, Konrad T, et al. Insights into the location of type I ECG in patients with Brugada syndrome: correlation of ECG and cardiovascular magnetic resonance imaging. *Heart Rhythm*. 2012;9:414–421.
15. Priori SG, Wilde AA, Horie M, et al. HRS/EHRA/APHRS expert consensus statement on the diagnosis and management of patients with inherited primary arrhythmia syndromes: document endorsed by HRS, EHRA, and APHRS in May 2013 and by ACCF, AHA, PACES, and AEPC in June 2013. *Heart Rhythm*. 2013;10:1932–1963.
16. Baranchuk A, Nguyen T, Ryu MH, et al. Brugada phenocopy: New terminology and proposed classification. *Ann Noninvasive Electrocardiol*. 2012;17:299–314.
17. Wilde AA, Postema PG, Di Diego JM, et al. The pathophysiological mechanism underlying Brugada syndrome: depolarization versus repolarization. *J Mol Cell Cardiol*. 2010;49:543–553.
18. Postema PG, Wolpert C, Amin AS, et al. Drugs and Brugada syndrome patients: Review of the literature, recommendations, and an up-to-date website (www.brugadadrugs.org). *Heart Rhythm*. 2009;6:1335–1341.
19. Brugada J, Brugada R, Brugada P. Determinants of sudden cardiac death in individuals with the electrocardiographic pattern of Brugada syndrome and no previous cardiac arrest. *Circulation*. 2003;108:3092–3096.
20. Priori SG, Gasparini M, Napolitano C, et al. Risk stratification in Brugada syndrome: Results of the PRELUDE (PRogrammed ELectrical stimUlation preDictive valuE) registry. *J Am Coll Cardiol*. 2012;59:37–45.
21. Probst V, Veltmann C, Eckardt L, et al. Long-term prognosis of patients diagnosed with Brugada syndrome: Results from the FINGER Brugada Syndrome Registry. *Circulation*. 2010;121:635–643.
22. Delise P, Allocca G, Marras E, et al. Risk stratification in individuals with the Brugada type 1 ECG pattern without previous cardiac arrest: usefulness of a combined clinical and electrophysiologic approach. *Eur Heart J*. 2011;32:169–176.
23. Take Y, Morita H, Wu J, et al. Spontaneous electrocardiogram alterations predict ventricular fibrillation in Brugada syndrome. *Heart Rhythm*. 2011;8:1014–1021.
24. Makimoto H, Nakagawa E, Takaki H, et al. Augmented ST-segment elevation during recovery from exercise predicts cardiac events in patients with Brugada syndrome. *J Am Coll Cardiol*. 2010;56:1576–1584.
25. Morita H, Kusano KF, Miura D, et al. Fragmented QRS as a marker of conduction abnormality and a predictor of prognosis of Brugada syndrome. *Circulation*. 2008;118:1697–1704.
26. Take Y, Morita H, Toh N, et al. Identification of high-risk syncope related to ventricular fibrillation in patients with Brugada syndrome. *Heart Rhythm*.

2012;9:752–759.

27. Coronel R, Casini S, Koopmann TT, et al. Right ventricular fibrosis and conduction delay in a patient with clinical signs of Brugada syndrome: A combined electrophysiological, genetic, histopathologic, and computational study. *Circulation*. 2005;112:2769–2777.

28. Babai Bigi MA, Aslani A, Shahrzad S. aVR sign as a risk factor for life-threatening arrhythmic events in patients with Brugada syndrome. *Heart Rhythm*. 2007;4:1009–1012.

29. Junttila MJ, Brugada P, Hong K, et al. Differences in 12-lead electrocardiogram between symptomatic and asymptomatic Brugada syndrome patients. *J Cardiovasc Electrophysiol*. 2008;19:380–383.

30. Tatsumi H, Takagi M, Nakagawa E, et al. Risk stratification in patients with Brugada syndrome: analysis of daily fluctuations in 12-lead electrocardiogram (ECG) and signal-averaged electrocardiogram (SAECG). *J Cardiovasc Electrophysiol*. 2006;17:705–711.

31. Furushima H, Chinushi M, Hirono T, et al. Relationship between dominant prolongation of the filtered QRS duration in the right precordial leads and clinical characteristics in Brugada syndrome. *J Cardiovasc Electrophysiol*. 2005;16:1311–1317.

32. Hisamatsu K, Kusano KF, Morita H, et al. Relationships between depolarization abnormality and repolarization abnormality in patients with Brugada syndrome: Using body surface signal-averaged electrocardiography and body surface maps. *J Cardiovasc Electrophysiol*. 2004;15:870–876.

33. Postema PG, van Dessel PF, Kors JA, et al. Local depolarization abnormalities are the dominant pathophysiologic mechanism for type 1 electrocardiogram in Brugada syndrome a study of electrocardiograms, vectorcardiograms, and body surface potential maps during ajmaline provocation. *J Am Coll Cardiol*. 2010;55:789–797.

34. Ikeda T, Sakurada H, Sakabe K, et al. Assessment of noninvasive markers in identifying patients at risk in the Brugada syndrome: Insight into risk stratification. *J Am Coll Cardiol*. 2001;37:1628–1634.

35. Huang Z, Patel C, Li W, et al. Role of signal-averaged electrocardiograms in arrhythmic risk stratification of patients with Brugada syndrome: a prospective study. *Heart Rhythm*. 2009;6:1156–1162.

36. Castro Hevia J, Antzelevitch C, Tornes Barzaga F, et al. Tpeak-Tend and Tpeak-Tend dispersion as risk factors for ventricular tachycardia/ventricular fibrillation in patients with the Brugada syndrome. *J Am Coll Cardiol*. 2006;47:1828–1834.

37. Pitzalis MV, Anaclerio M, Iacoviello M, et al. QT-interval prolongation in right precordial leads: an additional electrocardiographic hallmark of Brugada syndrome. *J Am Coll Cardiol*. 2003;42:1632–1637.

38. Tada T, Kusano KF, Nagase S, et al. Clinical significance of macroscopic T-wave alternans after sodium channel blocker administration in patients with Brugada syndrome. *J Cardiovasc Electrophysiol*. 2008;19:56–61.

39. Morita H, Nagase S, Kusano K, et al. Spontaneous T wave alternans and premature ventricular contractions during febrile illness in a patient with Brugada syndrome. *J Cardiovasc Electrophysiol*. 2002;13:816–818.

40. Fish JM, Antzelevitch C. Cellular mechanism and arrhythmogenic potential of T-wave alternans in the Brugada syndrome. *J Cardiovasc Electrophysiol*. 2008;19:301–308.

41. Smits JP, Eckardt L, Probst V, et al. Genotype-phenotype relationship in Brugada syndrome: electrocardiographic features differentiate SCN5A-related patients from non-SCN5A-related patients. *J Am Coll Cardiol*. 2002;40:350–356.

42. Maury P, Rollin A, Sacher F, et al. Prevalence and prognostic role of various conduction disturbances in patients with the Brugada syndrome. *Am J Cardiol*. 2013;112:1384–1389.

43. Morita H, Kusano-Fukushima K, Nagase S, et al. Atrial fibrillation and atrial vulnerability in patients with Brugada syndrome. *J Am Coll Cardiol*. 2002;40:1437–1444.

44. Kusano KF, Taniyama M, Nakamura K, et al. Atrial fibrillation in patients with Brugada syndrome relationships of gene mutation, electrophysiology, and clinical backgrounds. *J Am Coll Cardiol*. 2008;51:1169–1175.

45. Viskin S, Rogowski O. Asymptomatic Brugada syndrome: a cardiac ticking time-bomb? *Europace*. 2007;9:707–710.

46. Kanda M, Shimizu W, Matsuo K, et al. Electrophysiologic characteristics and implications of induced ventricular fibrillation in symptomatic patients with Brugada syndrome. *J Am Coll Cardiol*. 2002;39:1799–1805.

47. Brugada J, Brugada R, Brugada P. Electrophysiologic testing predicts events in Brugada syndrome patients. *Heart Rhythm*. 2011;8:1595–1597.

48. Schwartz PJ, Stramba-Badiale M, Crotti L, et al. Prevalence of the congenital long QT syndrome. *Circulation*. 2009;120:1761–1767.

49. Ackerman MJ, Priori SG, Willems S, et al. HRS/EHRA expert consensus statement on the state of genetic testing for the channelopathies and cardiomyopathies this document was developed as a partnership between the Heart Rhythm Society (HRS) and the European Heart Rhythm Association (EHRA). *Heart Rhythm*. 2011;8:1308–1339.

50. Goldenberg I, Moss AJ, Zareba W. QT interval: How to measure it and what is "normal". *J Cardiovasc Electrophysiol*. 2006;17:333–336.

51. Priori SG, Napolitano C, Schwartz PJ. Low penetrance in the long QT syndrome: Clinical impact. *Circulation*. 1999;99:529–533.

52. Priori SG, Schwartz PJ, Napolitano C, et al. Risk stratification in the long QT syndrome. *N Engl J Med*. 2003;348:1866–1874.

53. Schwartz PJ, Crotti L. QTc behavior during exercise and genetic testing for the long QT syndrome. *Circulation*. 2011;124:2181–2184.

54. Schwartz PJ, Spazzolini C, Priori SG, et al. Who are the long QT syndrome patients who receive an implantable cardioverter-defibrillator and what happens to them? Data from the European Long QT Syndrome Implantable Cardioverter-Defibrillator (LQTS ICD) Registry. *Circulation*. 2010;122:1272–1282.

55. Sauer AJ, Moss AJ, McNitt S, et al. Long QT syndrome in adults. *J Am Coll Cardiol*. 2007;49:329–337.

56. Goldenberg I, Moss AJ, Peterson DR, et al. Risk factors for aborted cardiac arrest and sudden cardiac death in children with the congenital long QT syndrome. *Circulation*. 2008;117:2184–2191.

57. Schwartz PJ, Malliani A. Electrical alternation of the T-wave: Clinical and experimental evidence of its relationship with the sympathetic nervous system and with the long Q-T syndrome. *Am Heart J.* 1975;89:45–50.

58. Malfatto G, Beria G, Sala S, et al. Quantitative analysis of T wave abnormalities and their prognostic implications in the idiopathic long QT syndrome. *J Am Coll Cardiol.* 1994;23:296–301.

59. Zareba W, Moss AJ, Schwartz PJ, et al. Influence of genotype on the clinical course of the long QT syndrome. International Long QT Syndrome Registry Research Group. *N Engl J Med.* 1998;339:960–965.

60. Garson A, Jr., Dick M, 2nd, Fournier A, et al. The long QT syndrome in children. An international study of 287 patients. *Circulation.* 1993;87:1866–1872.

61. Trippel DL, Parsons MK, Gillette PC. Infants with long QT syndrome and 2:1 atrioventricular block. *Am Heart J.* 1995;130:1130–1134.

62. Aziz PF, Tanel RE, Zelster IJ, et al. Congenital long QT syndrome and 2:1 atrioventricular block: An optimistic outcome in the current era. *Heart Rhythm.* 2010;7:781–785.

63. Schwartz PJ, Spazzolini C, Crotti L. All LQT3 patients need an ICD: True or false? *Heart Rhythm.* 2009;6:113–120.

64. Schwartz P, Priori S, Napolitano C. The long QT syndrome. In: Zipes DP, Jalife J, eds. *Cardiac Electrophysiology: From Cell to Bedside.* 3rd ed. Philadelphia, PA: Saunders; 2000;597–615.

65. Moss AJ, Zareba W, Benhorin J, et al. ECG T-wave patterns in genetically distinct forms of the hereditary long QT syndrome. *Circulation.* 1995;92:2929–2934.

66. Zhang L, Timothy KW, Vincent GM, et al. Spectrum of ST-T-wave patterns and repolarization parameters in congenital long QT syndrome: ECG findings identify genotypes. *Circulation.* 2000;102:2849–2855.

67. Antzelevitch C, Sicouri S. Clinical relevance of cardiac arrhythmias generated by afterdepolarizations. Role of M cells in the generation of U waves, triggered activity and torsade de pointes. *J Am Coll Cardiol.* 1994;23:259–277.

68. Choi BR, Burton F, Salama G. Cytosolic Ca^{2+} triggers early afterdepolarizations and Torsade de Pointes in rabbit hearts with type 2 long QT syndrome. *J Physiol.* 2002;543:615–631.

69. Restivo M, Caref EB, Kozhevnikov DO, et al. Spatial dispersion of repolarization is a key factor in the arrhythmogenicity of long QT syndrome. *J Cardiovasc Electrophysiol.* 2004;15:323–331.

70. Akar FG, Yan GX, Antzelevitch C, et al. Unique topographical distribution of M cells underlies reentrant mechanism of torsade de pointes in the long QT syndrome. *Circulation.* 2002;105:1247–1253.

71. El-Sherif N, Caref EB, Yin H, et al. The electrophysiological mechanism of ventricular arrhythmias in the long QT syndrome. Tridimensional mapping of activation and recovery patterns. *Circ Res.* 1996;79:474–492.

72. Day CP, McComb JM, Campbell RW. QT dispersion: An indication of arrhythmia risk in patients with long QT intervals. *Br Heart J.* 1990;63:342–344.

73. Priori SG, Napolitano C, Diehl L, et al. Dispersion of the QT interval. A marker of therapeutic efficacy in the idiopathic long QT syndrome. *Circulation.* 1994;89:1681–1689.

74. Yamaguchi M, Shimizu M, Ino H, et al. T wave peak-to-end interval and QT dispersion in acquired long QT syndrome: A new index for arrhythmogenicity. *Clin Sci (Lond).* 2003;105:671–676.

75. Takenaka K, Ai T, Shimizu W, et al. Exercise stress test amplifies genotype-phenotype correlation in the LQT1 and LQT2 forms of the long QT syndrome. *Circulation.* 2003;107:838–844.

76. Yan GX, Antzelevitch C. Cellular basis for the normal T wave and the electrocardiographic manifestations of the long QT syndrome. *Circulation.* 1998;98:1928–1936.

77. Panikkath R, Reinier K, Uy-Evanado A, et al. Prolonged Tpeak-to-Tend interval on the resting ECG is associated with increased risk of sudden cardiac death. *Circ Arrhythm Electrophysiol.* 2011;4:441–447.

78. Topilski I, Rogowski O, Rosso R, et al. The morphology of the QT interval predicts torsade de pointes during acquired bradyarrhythmias. *J Am Coll Cardiol.* 2007;49:320–328.

79. Ruan Y, Liu N, Napolitano C, et al. Therapeutic strategies for long QT syndrome: Does the molecular substrate matter? *Circ Arrhythm Electrophysiol.* 2008;1:290–297.

80. Priori SG, Napolitano C, Schwartz PJ, et al. Association of long QT syndrome loci and cardiac events among patients treated with beta-blockers. *JAMA.* 2004;292:1341–1344.

81. Schwartz PJ, Priori SG, Spazzolini C, et al. Genotype-phenotype correlation in the long QT syndrome: Gene-specific triggers for life-threatening arrhythmias. *Circulation.* 2001;103:89–95.

82. Zareba W, Moss AJ, le Cessie S, et al. T wave alternans in idiopathic long QT syndrome. *J Am Coll Cardiol.* 1994;23:1541–1546.

83. Shimizu W, Antzelevitch C. Cellular and ionic basis for T-wave alternans under long QT conditions. *Circulation.* 1999;99:1499–1507.

84. Schwartz PJ, Spazzolini C, Crotti L, et al. The Jervell and Lange-Nielsen syndrome: natural history, molecular basis, and clinical outcome. *Circulation.* 2006;113:783–790.

85. Splawski I, Timothy KW, Sharpe LM, et al. Ca(V)1.2 calcium channel dysfunction causes a multisystem disorder including arrhythmia and autism. *Cell.* 2004;119:19–31.

86. Gussak I, Brugada P, Brugada J, et al. Idiopathic short QT interval: A new clinical syndrome? *Cardiology.* 2000;94:99–102.

87. Patel C, Yan GX, Antzelevitch C. Short QT syndrome: From bench to bedside. *Circ Arrhythm Electrophysiol.* 2010;3:401–408.

88. Brugada R, Hong K, Dumaine R, et al. Sudden death associated with short QT syndrome linked to mutations in HERG. *Circulation.* 2004;109:30–35.

89. Giustetto C, Schimpf R, Mazzanti A, et al. Long-term follow-up of patients with short QT syndrome. *J Am Coll Cardiol.* 2011;58(6):587–595.

90. Mazzanti A, Kanthan A, Monteforte N, et al. Novel insight into the natural history of short QT syndrome. *J Am Coll Cardiol.* 2014;63:1300–1308.

91. Wolpert C, Schimpf R, Giustetto C, et al. Further insights into the effect of quinidine in short QT

syndrome caused by a mutation in HERG. *J Cardiovasc Electrophysiol.* 2005;16:54–58.

92. Anttonen O, Junttila MJ, Maury P, et al. Differences in twelve-lead electrocardiogram between symptomatic and asymptomatic subjects with short QT interval. *Heart Rhythm.* 2009;6:267–271.

93. Gollob MH, Redpath CJ, Roberts JD. The short QT syndrome: Proposed diagnostic criteria. *J Am Coll Cardiol.* 2011;57:802–812.

94. Villafane J, Atallah J, Gollob MH, et al. Long-term follow-up of a pediatric cohort with short QT syndrome. *J Am Coll Cardiol.* 2013;61:1183–1191.

95. Bidoggia H, Maciel JP, Capalozza N, et al. Sex-dependent electrocardiographic pattern of cardiac repolarization. *Am Heart J.* 2000;140:430–436.

96. Anttonen O, Vaananen H, Junttila J, et al. Electrocardiographic transmural dispersion of repolarization in patients with inherited short QT syndrome. *Ann Noninvasive Electrocardiol.* 2008;13:295–300.

97. Gupta P, Patel C, Patel H, et al. T(p-e)/QT ratio as an index of arrhythmogenesis. *J Electrocardiol.* 2008;41:567–574.

98. Veltmann C, Borggrefe M. Arrhythmias: a "Schwartz score" for short QT syndrome. *Nat Rev Cardiol.* 2011;8:251–252.

99. Bjerregaard P. Proposed diagnostic criteria for short QT syndrome are badly founded. *J Am Coll Cardiol.* 2011;58:549–550; author reply: 550–551.

100. Antzelevitch C, Pollevick GD, Cordeiro JM, et al. Loss-of-function mutations in the cardiac calcium channel underlie a new clinical entity characterized by ST-segment elevation, short QT intervals, and sudden cardiac death. *Circulation.* 2007;115:442–449.

101. Watanabe H, Makiyama T, Koyama T, et al. High prevalence of early repolarization in short QT syndrome. *Heart Rhythm.* 2010;7:647–652.

102. Leenhardt A, Lucet V, Denjoy I, et al. Catecholaminergic polymorphic ventricular tachycardia in children. A 7-year follow-up of 21 patients. *Circulation.* 1995;91:1512–1519.

103. Hayashi M, Denjoy I, Extramiana F, et al. Incidence and risk factors of arrhythmic events in catecholaminergic polymorphic ventricular tachycardia. *Circulation.* 2009;119:2426–2434.

104. Priori SG, Napolitano C, Memmi M, et al. Clinical and molecular characterization of patients with catecholaminergic polymorphic ventricular tachycardia. *Circulation.* 2002;106:69–74.

105. Leenhardt A, Denjoy I, Guicheney P. Catecholaminergic polymorphic ventricular tachycardia. *Circ Arrhythm Electrophysiol.* 2012;5:1044–1052.

106. Reid DS, Tynan M, Braidwood L, et al. Bidirectional tachycardia in a child. A study using His bundle electrography. *Br Heart J.* 1975;37:339–344.

107. Sumitomo N, Harada K, Nagashima M, et al. Catecholaminergic polymorphic ventricular tachycardia: Electrocardiographic characteristics and optimal therapeutic strategies to prevent sudden death. *Heart.* 2003;89:66–70.

108. Sumitomo N, Sakurada H, Taniguchi K, et al. Association of atrial arrhythmia and sinus node dysfunction in patients with catecholaminergic polymorphic ventricular tachycardia. *Circ J.* 2007;71:1606–1609.

109. Chevallier S, Forclaz A, Tenkorang J, et al. New electrocardiographic criteria for discriminating between Brugada types 2 and 3 patterns and incomplete right bundle branch block. *J Am Coll Cardiol.* 2011;58:2290–2298.

110. Schimpf R, Wolpert C, Gaita F, et al. Short QT syndrome. *Cardiovasc Res.* 2005;67:357–366.

111. Richter S, Gebauer R, Hindricks G, et al. A classic electrocardiographic manifestation of catecholaminergic polymorphic ventricular tachycardia. *J Cardiovasc Electrophysiol.* 2012;23:560.

第 **8** 章

早期复极综合征：心电图表现与风险分层

Arn on Adler, Ofer Havakuk, Raphael Rosso, Sami Viskin

历史进程

"……有时，急性心包炎所致 ST 段异常与正常早期复极(ER)所致 ST 段异常很难区分"。1951 年，Grant[1]在无意间创造了"早期复极"这一术语。早在 1936 年 Shipley 和 Hallaran[2]二人与 1947 年 Myers 等[3]共同描述了一种出现于健康年轻人的心电图特征，即"QRS 波群终点与 ST 段连接处的 J 点抬高"。因此，"ER 为良性变异"受到广泛认可且无可争议[4]。这种观点持续了近半个世纪。随后一些关于毫无预兆发生心室颤动(VF)的报道引起了人们的注意，这些报道最初来自东南亚[5,6]，后来也包括有一些其他国家描述过这种现象。起初这方面资料稀少，所以比较令人费解。虽然作者有时对 ER 进行明确的描述(如"特发性心室颤动患者 J 波和 ST 段抬高多见于下壁导联")[7]，但要公认 ER 是否可能为引起恶性室性心律失常的原因之一，还需要等待进一步研究。

1996 年，Yan 和 An tzelevitch 阐述了心电图 J 波的细胞学基础[8]，随后说明早期复极综合征(ERS)的细胞和离子机制[9]。它们的组织模型表明，高度致心律失常性 Brugada 综合征(BrS)和仍被认为是良性的 ER 图形之间可能存在联系。他们的研究突出强调瞬时外向钾电流(I_{to})，其具有致心律失常的跨室壁电压梯度作用。然而，在未来十几年内，仍然会缺乏与这种单纯致心律失常的心电图变化有关的临床证据。

2008 年，Haïssaguerre[10]、Nam[11]和我们团队[12]几乎同时报道在匹配的病例对照组的研究中，ER 与特发性心室颤动(IVF)明确相关。Haïssaguerre[10]和 Nam[13]进一步提供了支持因果关系的数据，描述在 VF 发作前 J 波振幅增大。此后不久，大样本的人群研究[14,15]从一个不同的角度进一步证实了这个结果，即表面无症状且伴有 ER 的个体，在长期随访中有较高的猝死率。

如下文所述，对于 ER 患者，自发性 VF 的风险可能会因一种常见病而轻度增加(如心肌梗死时的缺血性 VF)，或可能因一种罕见病而显著增加(浦肯野来源期前收缩诱发的 IVF)。然而在这两种情况下，无症状个体的风险均很小。最后一点至关重要：大多数无症状的 ER 个体预后良好。

心电图特征

"ER"的心电图表现有两种现象：J 点抬高和 ST 段抬高。目前，这两种现象中的任何一种都足以定义 ER。然而，如别处所概述[16]，ST 段抬高仍是 ER 的主要讨论点。直至 2008 年 Haïssaguerre[10]的学术论文发表后,人们的注意力从 ST 段抬高转移到 J 点抬高,认为 J 点抬高应该作为 ER 更令人关注的部分(至少在心律失常的风险方面)。这一关于 ER 定义的变化引起相当大的争议,一些专家呼吁要明确区分"J 点抬高"和"典型 ER"[17]的概念。由于这些争议仍未得到解决,以下章节的定义主要来源于近期研究中使用的定义,应该在目前的争论中加以考虑。

J 点抬高

J 点抬高定义为:两个及两个导联以上的 QRS-ST 连接处抬高,抬高幅度至少 0.1mV[10,14]。既往为了区分 ER 和 BrS,只考虑下壁导联(Ⅱ、Ⅲ 和 aVF 导联)和前外侧壁导联(Ⅰ、aVL 和 V_{4-6} 导联)J 点抬高即可。近期研究数据表明[18],这种区别并不总是那么简单明了[19]。

J 点抬高的心电图形态可以是个"切迹"(在 QRS 波终末期有一个明显的正向波,有时被称为"J 波")或是个挫折波(从 QRS 波逐渐过渡到 ST 段)(图 8.1)。在一些患者身上,这两种形态间可能相互转换,也可能共存于一些患者心电图的不同导联中(见图 8.1)。

虽然这些(和图形)为"J 点抬高"的定义奠定了坚实的基础,但仍留下足够的解释空间。关于挫折波的确切定义仍然未解决,未解决的还有 QRS 波终末期的定义,以及 J 波振幅的精确测量方法(关于这些争议的进一步讨论,详见 Macfarlane 等[20]的论述)。

ST 段抬高

与 J 点抬高的定义类似,ST 段抬高的定义也至少需要两个导联以上。这里也描述了两种形态:下斜型/水平型 ST 段和上斜型 ST 段(图 8.2)。在最近的研究中,为了区分这两种形态,定义为在 J 点后 100ms 内,ST 段抬高>0.1mV 和 ST 段水平/下降 ≤0.1mV[21]。如下文所述,"下斜型/水平型" ST 段与心律失常的风险增加有关[22]。

鉴别诊断

ER 的鉴别诊断包括可能出现 J 点或 ST 段抬高的主要临床情况(表 8.1)。如图 8.3 所示,大多数情况下,J 点抬高的形态与上文中 ER 定义有很大不同

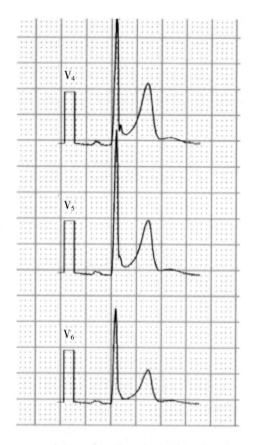

图 8.1 J 点抬高的心电图形态。V_4 导联 QRS 波终末期可见一个切迹,V_5 导联中不甚明显,V_6 导联中为一个挫折波形。(Modidied with permission.[20])

(挫折或切迹)。此外,在许多情况下(例如,典型的急性 ST 段抬高型心肌梗死、低温)诊断是非常明确的。因此,在对 ER 患者进行评估时,首先要排除与这些心电图相似的疾病。

在鉴别诊断中,BrS 是其中特别重要的,因其与无器质性心脏病的 ERS 年轻个体(见下文)相似,也表现为心律失常的晕厥或死亡。一些人提出将 BrS 和 ERS 统一定义为"J 波综合征"[23]。尽管典型的 BrS 心电图(见图 8.3)形态(J 点抬高与 ST 段穹隆样抬高)和导联位置(右胸前导联)均不同于 ERS,但在少数病例中,Brugada 图形也会出现在下壁和侧壁导联[24]。此外,在 10%~12%[25-27]BrS 病例中,ER 可作为伴随症状出现。如果重复检查心电图,检出率则高达 63%[28]。事实上,BrS 的这些非典型心电图表现在大多数研究[24,26-28](但并非全部[25])中是预后不良的标志。

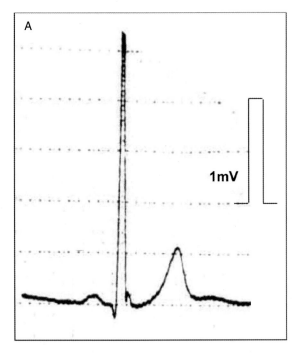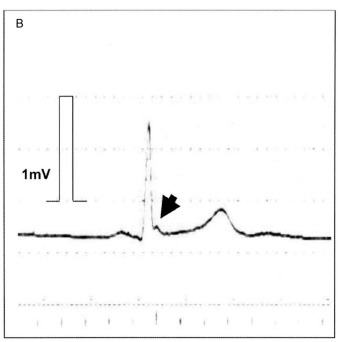

图 8.2　J 点抬高伴不同的 ST 段形态。显示 J 点抬高导联上的快速上斜型(**A**)和水平型(**B**)ST 段。(Modified with permission from Rosso et al. Heart Rhythm 2012;9:225–9.)

表 8.1　ER 的鉴别诊断

ST 段抬高型心肌梗死
陈旧性心肌梗死
急性心包炎
左心室肥大
左束支传导阻滞 (LBBB)
低钾血症
Brugada 综合征 (BrS)
致心律失常性右心室发育不良

ERS

　　ERS 是一种非常罕见的疾病，心电图表现特征为 ER 图形和自发性 VF/多形性 VT，这对区分 ERS 和 ER 来说是非常重要的，因为绝大多数具有 ER 波的个体表现为终身无症状。此外，ER 在人群中的高发病率 (3%~24%)[4,15,29-32] 意味着即使在有症状的患者中，ER 可能也是"无辜的旁观者"。因此，只有在排除其他所有致心律失常的病因后，才能诊断 ERS。

诊断

　　由美国心律协会、欧洲心律协会和亚太心律学会发表的联合共识声明指出："ERS 的诊断标准为在不明原因的 VF/多形性 VT 复苏后患者的标准 12 导联心电图中，两个及两个以上相邻的下壁和(或)侧壁导联 J 点抬高 ≥1mm"[33]。此外还指出："心源性猝死 (SCD) 但尸检阴性的患者，可通过复查以前的标准 12 导联心电图中，是否存在两个及两个以上相邻下壁和(或)侧壁导联的 J 点抬高 ≥1mm 来确诊 ERS"。前提条件是必须排除其他所有病因。

　　我们对一个符合共识声明中 ERS 临床表现和心电图特征的患者采用了更严格的定义，并使用"确定性 ERS"一词，患者至少记录到一次自发性 VF 发作(通常在 VF 风暴期间)，并且为典型的 IVF 形态(即由一个偶联间期非常短的室性期前收缩引发的多形性 VT)[34]，表现为 VF 发作前 J 波振幅增加[10]。

　　ERS 不像其他的致心律失常性综合征，没有公认的辅助检查可以帮助诊断 ERS。Holter 有助于评估心动过缓中 ER 的表现和特征[33]。Valsalva 动作也

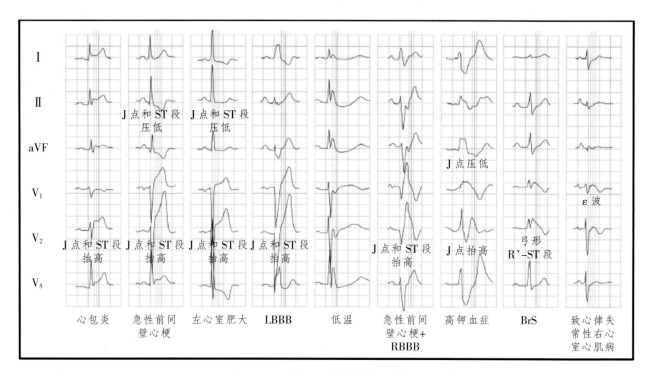

图 8.3　J 点抬高的鉴别诊断。自发或间歇出现的异常终末 R 波或 J–ST 段、J 点抬高和 J 波的患者的心电图。RBBB,右束支传导阻滞。(Modified with permission from Postema at al.,J Electrocardiol 2013;46:461–5.)

有助于通过增加 ERS 患者的 J 波振幅和揭示 ER 特征来帮助诊断[35]。然而,Valsalva 动作的诊断率仅在有症状的 ERS 患者的家族中研究得出。因该试验没有对患者进行心电图检查,所以得出的诊断率会更小。

　　基因检测可能有助于检查出可疑的 ERS 患者。编码 ATP 敏感性钾离子通道(*KCNJ8*)[36,37]、L 型钙离子通道(*CACNA1C*、*CACNB2B* 和 *CAC-NA2D1*)[38]和钠离子通道(*SCN5A*)[39]的基因突变与 ERS 相关。然而,这些突变仅在单个病例和少数 ERS 患者中检测到。因此,我们建议在专业的遗传检测中心进行 ERS 的基因检测和病情咨询。

　　由于上述情况所限(缺乏辅助检查和基因检测的局限性),不建议对 ERS 患者家庭成员进行筛查[33]。但对于有高危家族史、独特的心电图特征或基因检测阳性的罕见病例来说,应考虑采取这种筛查手段。

治疗

　　对诊断为 ERS 的患者(即 CA 复苏的患者)采取的是植入 ICD 治疗[33]。对于那些强烈怀疑心律失常性晕厥、心电图可见 ER 波,但未见心律失常证据的

患者,难以决定是否植入 ICD 治疗,因为我们无法根据症状识别是否属于心律失常性晕厥[40]。

　　应给予出现心律失常电风暴和(或)反复 ICD 适当电击的 ERS 患者药物治疗。一些个案报道和小型研究报道[11,41,42]证实异丙肾上腺素和奎尼丁治疗该疾病的效果显著。这些药物也被证实在某些情况下有改善甚至消除 ER 波的作用[41,42]。其他药物包括胺碘酮、美西律、维拉帕米、β 受体阻滞剂和 IC 类抗心律失常药物,在这类患者中无明显心律失常预防作用或作用相当有限。快速起搏也可以有效终止 ERS 患者的心律失常电风暴[11]。VF 电风暴在 ERS 中并不罕见,即使对植入了 ICD 的患者来说也可能是致命的一击。因此,ERS 患者行 ICD 植入术后,应考虑服用奎尼丁作为预防性治疗。

　　图 8.4 显示出一种用于治疗 ERS 的临床思路。

一般人群中的早期复极现象

　　因研究人群和心电图解释方法的不同,一般人群中 ER 的发病率为 3%~24%(表 8.2)。青壮年[43]、男性[14,43]、非洲裔美国人[31]和运动员[21,44]是已知 ER 发病率

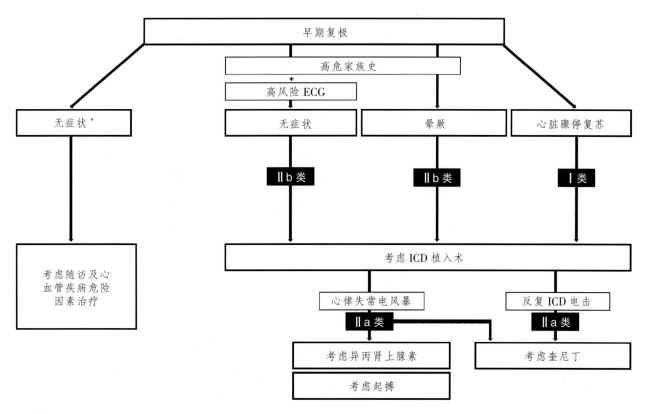

图 8.4　治疗 ERS 的临床思路。专家共识推荐的流程图[33]。* 不是 ERS,而是无症状 ER。CA,心脏骤停;CV,心血管;ICD,植入式心律转复除颤器。

较高的亚群。如上所述,第一个表明 ER 与猝死相关的证据来源于 IVF 病例对照组。直到 2009 年 Tikkanen 的人群研究[14]发表后,人们才意识到这种相关性也存在一般人群中。本研究显示,在 ER 患者中,校正后心源性猝死的相对风险为 1.3。一些其他人群研究[15,29,32]的回顾[45]也支持这项发现,但不是全部[31]。重要的是,Tikkanen(以及随后其他大多数人群研究)研究的群体为中年人(平均年龄 44 岁,范围 30~59 岁),平均随访时间为 30 年。在核对本研究的 Kaplan-Meier 图时,那些伴或不伴有 ER 的个体的生存曲线在 20 年后才开始出现变化。换句话说,心脏性死亡的风险在 60 岁左右才显现出来[45]。这一点很重要,因为 IVF(伴心脏骤停)在 40 岁之前最常见。因此,很难相信 Tikkanen 在他的成年人群研究中所观察到的心律失常死亡率增加是由 IVF 引起的。基于上述结论,我们假设 3 年前,ER 是一种"易损基质"的心电图标志,这些患者在某一特定的触发因素作用下易发生室性心律失常,最常见的因素是心肌缺血。近期的病例对照实验证实了这一假设,若急性冠脉

综合征患者的基线心电图(即在缺血事件之前)中可见 ER 波,则会增加 VF 发作的风险[46-48]。此外,日本最近的一项人群研究显示,J 点抬高会增加中年人死于冠状动脉疾病的风险[49]。目前尚不清楚其他诱因是否会增加 ER 阳性患者的死亡风险。

死亡风险和风险分层

表 8.2 总结了主要人群研究的结果,评估了下壁导联 ER 的预后价值。由于主要方法的差异(如人口特征、研究设计、终点事件、变量校正以及 ECG 的评估方法等),不同的研究之间很难进行直接比较。尽管如此,大多数研究发现 ER 患者的死亡风险增加。再加上基础研究的数据[23]、病例报告[6,36,50-53]及 IVF 组[10-12,54,55]等,这些发现变得难以忽视。但在一般人群中,ER 的高发病率使得这些数据难以用于预防措施的实施。因此,找到更具体的 ER 特征是至关重要的,因为它可以精确定位一个相对风险较高的小范围人群。到目前为止,已经发现了几个这样的特征。

表 8.2　下壁导联早复极的死亡率风险的人群研究

	Tikkanen[+14]	Sinner[§15]	Olson[§29]	Haruta[§30]	Uberoi[§31]	Rollin[§32]
病例数	10 864	6213	15 141	5976	29 281	1161
随访时间(年)	30	19	17	24	8	14
早复极阳性比例(所有导联)	6	13	12	24	3	13
国家	芬兰	德国	美国	日本	美国	法国
总死亡率						
未调整	1.25(1.1~1.42)	2.17(1.11~4.23)	1.52(1.11~2.08)			2.85(1.62~5.02)
调整后	1.1(0.97~1.26)		1.57(1.12~2.20)			
心脏病死亡率						
未调整	1.47(1.19~1.82)				1.29(0.72~2.18)	
调整后	1.28(1.04~1.59)	3.71(1.44~9.53)			1.73(0.93~3.3)	5.28(1.96~14.2)
心律失常死亡率						
未调整	1.79(1.33~2.41)		1.69(0.54~5.27)	1.91(0.88~0.14)		
调整后	1.43(1.06~1.94)		1.88(0.60~5.91)			
调整变量	年龄、性别、BMI、吸烟史、BP、心电图LVH 或 CAD	年龄、性别、BMI、胆固醇、吸烟史、HTN、S/P MI、DM、HR、QTc	年龄、性别、种族、HR、BP、BMI、LDL、DM、明显的心电图异常、LVH、CAD、脑卒中、吸烟史、运动、血钾	年龄、性别	年龄、性别、BMI、HR、黑人种族、心电图异常	年龄、性别、HTN、DM、GGT
备注		Complex case-cohort design	基于电脑的心电图分析,部分经人工确认	原子弹爆炸幸存者队列	基于电脑的心电图分析,部分经人工确认	

+,相对风险;§,风险比。BMI,体重指数;BP,血压;CAD,冠心病;DM,糖尿病;GGT,γ-谷氨酰转移酶;HR,心率;HTN,高血压;LDL,低密度脂蛋白;LVH,左心室肥大;QTc,校正的 QT 间期;S/P MIS,心肌梗死后状态。

J 波振幅

与长 QT 综合征中的 QT 间期的时长和 BrS 中 ST 段抬高幅度相似[56]，人群研究中较高的 J 波振幅存在更大的风险。在 Tikkanen 的研究中，J 点抬高>0.2mV 的相关风险约为 J 点抬高≤0.2mV（但≥0.1mV）的两倍[21]。这一发现也在 Haïssaguerre 的 IVF 病例中指出[10]，但在其他人群研究中还未得到证实[32]。虽然需要特别注意"巨大的"J 波，但在 0.2mV 上下浮动可能实际意义不大。

ER 定位

大多数的研究可证实 ER 的导联分为下壁导联（Ⅱ、Ⅲ和 aVF 导联）和前侧壁导联（Ⅰ、aVL 和 V_{4-6} 导联）。如上所述，为了排除 BrS，ER 定义中没有包含右胸前导联。在大多数的研究中[14,30,32]，但不是全部[29,31]，ER 位于下壁的相关风险要高于前侧壁。但在一些研究中，前侧壁导联并不会增加相关风险[14]。

J 点抬高形态

J 点抬高分为两种形态：切迹和顿挫（见图 8.1）。但当人们试图从两种形态中发现哪一种形态学与更大的风险相关时，却并没有得到确切的结果。这并不奇怪，因为在某些个体中，不同的心电图记录中可有不同的形态。此外，同一张心电图中的不同导联上也可见不同的形态（见图 8.1），在某些情况下，还可发现 J 点抬高形态随心搏逐搏变化。

ST 段形态

ST 段形态的研究可能是对 ER 风险分层最重要的依据[21]。有人观察到，运动员是一个具有 ER 高患病率但表面看起来健康的群体，上斜型 ST 段是最主要的 ER 图形[12,21,44]。除一项研究外[57]，绝大多数（>95%）伴有 ER 的运动员都有快速上斜型 ST 段[22]。重新查看原始队列[14]，Tikkanen 表示 ER 伴水平型/下斜型 ST 段与更高的猝死风险相关，上斜型 ST 段改变与风险增加没有关联[21]。另一项研究显示，水平型/下斜型 ST 段会增加心血管疾病死亡的风险[32]。

此外，在研究不同人群中水平型/下斜型与上斜型 ST 段的比例时，发现水平型/下斜型 ST 段在猝死高危人群中更为常见（图 8.5）。也就是说，运动员主要表现为上斜型 ST 段，而 IVF 患者则为水平型/下斜型 ST 段[22]。

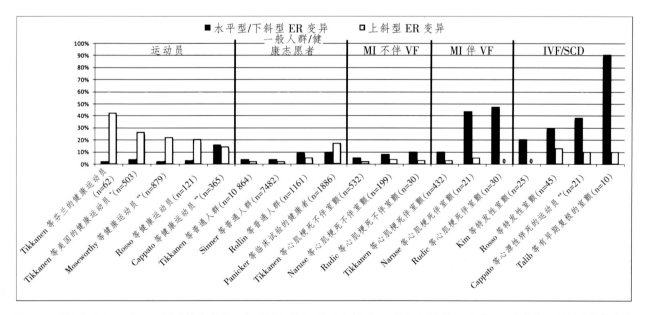

图 8.5 不同人群中 ST 段 ER 图形的发病率。在不同人群中，快速上斜型 ST 段和水平型 ST 段的 ER 发病率。括号中的数字表示每项研究中纳入的患者数量。* 151 例 ER 阳性的 ECG 中仅有 107 名可用于 ST 段形态评估，并且根据可用的数据估计图中的值。** 图中所有研究采用的上斜型 ST 段的定义均参照 Tikkanen 等[14]的研究（在 J 点后 100ms 内 ST 段抬高>0.1mV，或 ST 段持续升高 0.1mV），除了 Cappato 等（高于基线 0.05mV 以上）[57]和 Noseworthy 等（仅肉眼分析，没有临界值）[44]。MI，心肌梗死；SCD，心源性猝死；VF，心室颤动。（Modified with permission.[22]）

将上述所有心电图特征结合在一起,很明显,与长期以来被认为是良性的"经典的ER"图形(主要为快速上斜型 ST 段抬高)相反,"潜在恶性"的 ER 由高 J 波组成,而高 J 波很少或没有 ST 段抬高。

话虽如此,但必须强调的是,"潜在恶性"只是相对风险。换句话说,虽然高 J 波伴下壁导联水平型 ST 段的风险高于小 J 波伴前侧壁导联显著的(上斜型) ST 段改变,但大多数为无症状个体,无论具有哪种形态的 ER,一般状况良好。

治疗

综上所述,医生在会诊无症状的 ER 患者时,应注意以下两点:①在急性心肌梗死的情况下,缺血性 VF 的风险增加;②IVF 猝死的风险增加。

即使将所有与高风险相关的 ER 心电图特征结合起来,死亡率的相对风险也不高,不足以为无症状的患者提供特定的预防措施。此外, 在一般人群中 ER 的高发病率,以及我们目前缺乏对该病的发病机制的了解,无法进行诊断实验来评估风险。

因此,预防 ER 患者的"缺血性 VF"的唯一可行的措施,就是在一般人群中预防冠状动脉疾病的有效措施(如积极治疗高血压、血脂异常等公认准则)[58]。对于无家族病史 IVF 的"死亡"风险,应强调的是根据现有认知[22],即使所有的"高风险"ECG 特征均存在,ER 无症状个体的发病风险仅为 1:3000。

总结

当接诊 ER 患者时,需要注意以下几点:

- ER 包括两个可能独立的心电图现象:J 点抬高和 ST 段抬高。然而在大多数研究中,ER 的死亡率主要与 J 点抬高伴水平型/下斜型 ST 段有关。

- 有症状的 ER 患者(即有心脏骤停史的患者)则是具有 SCD 高风险的罕见群体。在这些病例中,应考虑植入 ICD 和奎尼丁治疗。

- 无症状 ER 患者即使符合心电图"高风险"标准,也是 SCD 的低风险群体。除了非常特殊和罕见的病例外,目前还没有针对这些患者的预防措施。

参考文献

1. Grant RP, Estes EH, Jr., Doyle JT. Spatial vector electrocardiography; the clinical characteristics of S-T and T vectors. *Circulation*. 1951;3(2):182–197.
2. Shipley RA, Hallaran WR. The four lead electrocardiogram in 200 normal men and women. *Am Heart J*. 1936;11(3):325–345.
3. Myers GB, Kelin HA, Stofer BE, Hiratzka T. Normal variations in multiple precordial leads. *Am Heart J*. 1947;34(6):785–808.
4. Mehta M, Jain AC, Mehta A. Early repolarization. *Clin Cardiol*. 1999;22(2):59–65.
5. Otto CM, Tauxe RV, Cobb LA, et al. Ventricular fibrillation causes sudden death in Southeast Asian immigrants. *Ann Intern Med*. 1984;101(1):45–47.
6. Takagi M, Aihara N, Takaki H, et al. Clinical characteristics of patients with spontaneous or inducible ventricular fibrillation without apparent heart disease presenting with J wave and ST segment elevation in inferior leads. *J Cardiovasc Electrophysiol*. 2000;11(8):844–848.
7. Kalla H, Yan GX, Marinchak R. Ventricular fibrillation in a patient with prominent J (Osborn) waves and ST segment elevation in the inferior electrocardiographic leads: a Brugada syndrome variant? *J Cardiovasc Electrophysiol*. 2000;11(1):95–98.
8. Yan GX, Antzelevitch C. Cellular basis for the electrocardiographic J wave. *Circulation*. 1996;93(2):372–379.
9. Gussak I, Antzelevitch C. Early repolarization syndrome: clinical characteristics and possible cellular and ionic mechanisms. *J Electrocardiol*. 2000;33(4):299–309.
10. Haïssaguerre M, Derval N, Sacher F, et al. Sudden cardiac arrest associated with early repolarization. *N Engl J Med*. 2008;358(19):2016–2023.
11. Nam GB, Kim YH, Antzelevitch C. Augmentation of J waves and electrical storms in patients with early repolarization. *N Engl J Med*. 2008;358(19):2078–2079.
12. Rosso R, Kogan E, Belhassen B, et al. J-point elevation in survivors of primary ventricular fibrillation and matched control subjects: Incidence and clinical significance. *J Am Coll Cardiol*. 2008;52(15):1231–1238.
13. Nam GB, Ko KH, Kim J, et al. Mode of onset of ventricular fibrillation in patients with early repolarization pattern vs. Brugada syndrome. *Eur Heart J*. 2010;31(3):330–339.
14. Tikkanen JT, Anttonen O, Junttila MJ, et al. Long-term outcome associated with early repolarization on electrocardiography. *N Engl J Med*. 2009;361(26):2529–2537.
15. Sinner MF, Reinhard W, Muller M, et al. Association of early repolarization pattern on ECG with risk of cardiac and all-cause mortality: A population-based prospective cohort study (MONICA/ KORA). *PLoS Med*. 2010;7(7):e1000314.
16. Viskin S, Rosso R, Halkin A. Making sense of early repolarization. *Heart Rhythm*. 2012;9(4):566–568.
17. Froelicher V, Wagner G. Symposium on the J wave

patterns and a J wave syndrome. *J Electrocardiol.* 2013;46(5):381–382.

18. Kamakura T, Kawata H, Nakajima I, et al. Significance of non-type 1 anterior early repolarization in patients with inferolateral early repolarization syndrome. *J Am Coll Cardiol.* 2013;62(17):1610–1618.

19. Viskin S. Is there anyone left with a normal electrocardiogram? *J Am Coll Cardiol.* 2013;62(17):1619–1620.

20. Macfarlane PW, Clark EN. ECG measurements in end QRS notching and slurring. *J Electrocardiol.* 2013;46(5):385–389.

21. Tikkanen JT, Junttila MJ, Anttonen O, et al. Early repolarization: Electrocardiographic phenotypes associated with favorable long-term outcome. *Circulation.* 2011;123(23):2666–2673.

22. Adler A, Rosso R, Viskin D, Halkin A, Viskin S. What do we know about the "malignant form" of early repolarization? *J Am Coll Cardiol.* 2013;62(10):863–868.

23. Antzelevitch C, Yan GX. J wave syndromes. *Heart Rhythm.* 2010;7(4):549–558.

24. Rollin A, Sacher F, Gourraud JB, et al. Prevalence, characteristics, and prognosis role of type 1 ST elevation in the peripheral ECG leads in patients with Brugada syndrome. *Heart Rhythm.* 2013;10(7):1012–1018.

25. Letsas KP, Sacher F, Probst V, et al. Prevalence of early repolarization pattern in inferolateral leads in patients with Brugada syndrome. *Heart Rhythm.* 2008;5(12):1685–1689.

26. Sarkozy A, Chierchia GB, Paparella G, et al. Inferior and lateral electrocardiographic repolarization abnormalities in Brugada syndrome. *Circ Arrhythm Electrophysiol.* 2009;2(2):154–161.

27. Takagi M, Aonuma K, Sekiguchi Y, et al. The prognostic value of early repolarization (J wave) and ST-segment morphology after J wave in Brugada syndrome: Multicenter study in Japan. *Heart Rhythm.* 2013;10(4):533–539.

28. Kawata H, Morita H, Yamada Y, et al. Prognostic significance of early repolarization in inferolateral leads in Brugada patients with documented ventricular fibrillation: A novel risk factor for Brugada syndrome with ventricular fibrillation. *Heart Rhythm.* 2013;10(8):1161–1168.

29. Olson KA, Viera AJ, Soliman EZ, Crow RS, Rosamond WD. Long-term prognosis associated with J-point elevation in a large middle-aged biracial cohort: The ARIC study. *Eur Heart J.* 2011;32(24):3098–3106.

30. Haruta D, Matsuo K, Tsuneto A, et al. Incidence and prognostic value of early repolarization pattern in the 12-lead electrocardiogram. *Circulation.* 2011;123(25):2931–2937.

31. Uberoi A, Jain NA, Perez M, et al. Early repolarization in an ambulatory clinical population. *Circulation.* 2011;124(20):2208–2214.

32. Rollin A, Maury P, Bongard V, et al. Prevalence, prognosis, and identification of the malignant form of early repolarization pattern in a population-based study. *Am J Cardiol.* 2012;110(9):1302–1308.

33. Priori SG, Wilde AA, Horie M, et al. HRS/ EHRA/ APHRS expert consensus statement on the diagnosis and management of patients with inherited primary arrhythmia syndromes: Document endorsed by HRS, EHRA, and APHRS in May 2013 and by ACCF, AHA, PACES, and AEPC in June 2013. *Heart Rhythm.* 2013;10(12):1932–1963.

34. Viskin S, Lesh MD, Eldar M, et al. Mode of onset of malignant ventricular arrhythmias in idiopathic ventricular fibrillation. *J Cardiovasc Electrophysiol.* 1997;8(10):1115–1120.

35. Gourraud JB, Le Scouarnec S, Sacher F, et al. Identification of large families in early repolarization syndrome. *J Am Coll Cardiol.* 2013;61(2):164–172.

36. Haïssaguerre M, Chatel S, Sacher F, et al. Ventricular fibrillation with prominent early repolarization associated with a rare variant of KCNJ8/ KATP channel. *J Cardiovasc Electrophysiol.* 2009;20(1):93–98.

37. Medeiros-Domingo A, Tan BH, Crotti L, et al. Gain-of-function mutation S422L in the KCNJ8-encoded cardiac K(ATP) channel Kir6.1 as a pathogenic substrate for J-wave syndromes. *Heart Rhythm.* 2010;7(10):1466–1471.

38. Burashnikov E, Pfeiffer R, Barajas-Martinez H, et al. Mutations in the cardiac L-type calcium channel associated with inherited J-wave syndromes and sudden cardiac death. *Heart Rhythm.* 2010;7(12):1872–1882.

39. Watanabe H, Nogami A, Ohkubo K, et al. Electrocardiographic characteristics and SCN5A mutations in idiopathic ventricular fibrillation associated with early repolarization. *Circ Arrhythm Electrophysiol.* 2011;4(6):874–881.

40. Adler A, Viskin S. Syncope in hereditary arrhythmogenic syndromes. *Card Electrophysiol Clin.* 2013;5(4):479–486.

41. Haïssaguerre M, Sacher F, Nogami A, et al. Characteristics of recurrent ventricular fibrillation associated with inferolateral early repolarization role of drug therapy. *J Am Coll Cardiol.* 2009;53(7):612–619.

42. Sacher F, Derval N, Horlitz M, Haïssaguerre M. J wave elevation to monitor quinidine efficacy in early repolarization syndrome. *J Electrocardiol.* 2013;47(2):223–225.

43. Panicker GK, Manohar D, Karnad DR, et al. Early repolarization and short QT interval in healthy subjects. *Heart Rhythm.* 2012;9(8):1265–1271.

44. Noseworthy PA, Weiner R, Kim J, et al. Early repolarization pattern in competitive athletes: clinical correlates and the effects of exercise training. *Circ Arrhythm Electrophysiol.* 2011;4(4):432–440.

45. Rosso R, Adler A, Halkin A, Viskin S. Risk of sudden death among young individuals with J waves and early repolarization: Putting the evidence into perspective. *Heart Rhythm.* 2011;8(6):923–929.

46. Tikkanen JT, Wichmann V, Junttila MJ, et al. Association of early repolarization and sudden cardiac death during an acute coronary event. *Circ Arrhythm Electrophysiol.* 2012;5(4):714–718.

47. Naruse Y, Tada H, Harimura Y, et al. Early repolarization is an independent predictor of occurrences of ventricular fibrillation in the very early phase of acute myocardial infarction. *Circ Arrhythm Electrophysiol.* 2012;5(3):506–513.

48. Rudic B, Veltmann C, Kuntz E, et al. Early repolarization pattern is associated with ventricular fibrillation in patients with acute myocardial infarction. *Heart Rhythm.* 2012;9(8):1295–1300.

49. Hisamatsu T, Ohkubo T, Miura K, et al. Association

between J-point elevation and death from coronary artery disease — 15-year follow up of the NIPPON DATA90. *Circ J.* 2013;77(5):1260–1266.

50. Sahara M, Sagara K, Yamashita T, et al. J wave and ST segment elevation in the inferior leads: a latent type of variant Brugada syndrome? *Jpn Heart J.* 2002;43(1):55–60.

51. Shinohara T, Takahashi N, Saikawa T, Yoshimatsu H. Characterization of J wave in a patient with idiopathic ventricular fibrillation. *Heart Rhythm.* 2006;3(9):1082–1084.

52. Takeuchi T, Sato N, Kawamura Y, et al. A case of a short-coupled variant of torsades de pointes with electrical storm. *Pacing Clin Electrophysiol.* 2003;26(2 Pt 1):632–636.

53. Tsunoda Y, Takeishi Y, Nozaki N, Kitahara T, Kubota I. Presence of intermittent J waves in multiple leads in relation to episode of atrial and ventricular fibrillation. *J Electrocardiol.* 2004;37(4):311–314.

54. Abe A, Ikeda T, Tsukada T, et al. Circadian variation of late potentials in idiopathic ventricular fibrillation associated with J waves: insights into alternative pathophysiology and risk stratification. *Heart Rhythm.*
2010;7(5):675–682.

55. Merchant FM, Noseworthy PA, Weiner RB, et al. Ability of terminal QRS notching to distinguish benign from malignant electrocardiographic forms of early repolarization. *Am J Cardiol.* 2009;104(10):1402–1406.

56. Viskin S, Adler A, Rosso R. Brugada burden in Brugada syndrome: The way to go in risk stratification? *Heart Rhythm.* 2013;10(7):1019–1020.

57. Cappato R, Furlanello F, Giovinazzo V, et al. J wave, QRS slurring, and ST elevation in athletes with cardiac arrest in the absence of heart disease: Marker of risk or innocent bystander? *Circ Arrhythm Electrophysiol.* 2010;3(4):305–311.

58. Perk J, De Backer G, Gohlke H, et al. European Guidelines on cardiovascular disease prevention in clinical practice (version 2012). The Fifth Joint Task Force of the European Society of Cardiology and Other Societies on Cardiovascular Disease Prevention in Clinical Practice (constituted by representatives of nine societies and by invited experts). *Eur Heart J.* 2012;33(13):1635–1701.

第 **9** 章

早期复极的心电图诊断标准和特发性心室颤动

Mélèze Hocini, Ashok J. Shah, Pierre Jaïs,
Michel Haïssaguerre

概述

心源性猝死(SCD)主要发生于已知患有心脏疾病或以往未诊断但患有潜在心脏疾病的患者中。冠心病是心源性猝死的首要原因,约占 80%;其他结构性心脏异常包括特发性、肥厚型心肌病和心律失常性心肌病等, 位列心源性猝死的第二大原因,占 10%~15%;还有 5%~10%的心源性猝死患者没有结构性心脏病。特发性室颤(IVF)和异常早期复极综合征的诊断需要建立在排除潜在心脏疾病的基础上。

早期复极是一个模糊的概念,指心肌细胞的提早复极。在过去,早期复极被认为是一种良性心电图变异。然而,目前认为早期复极,尤其是下壁和下侧壁导联的早期复极,是心源性猝死风险的标志。此外,早期复极还与特发性室颤相关,该规律在一般人群中也成立[1-3]。虽然早期复极是一种常见的心电图表现,但心源性猝死仍不常见,如何评估每个早期复极发生心源性猝死的风险是今后追求的目标。本章将会阐述早期复极的心电图诊断标准和早期复极与特发性室颤的关系。

早期复极的定义

QRS 波终末部的顿挫或切迹,也被称为 Osborn波,是一种体表心电图上紧跟 QRS 波群后的波形,通常认为是一种良性发现,常见于男性、运动员和黑种人。早期复极主要发生于心电图前侧壁导联,定义为两个或两个以上导联 QRS 波末端 ST 段抬高大于0.1mv(图 9.1),为避免与 Brugada 综合征(BrS)混淆,除 V_1~V_3 导联外。不同时期记录的心电图,J 点抬高程度不同,且随着时间推移,J 点抬高幅度总体来说会降低[4]。此外,ST 段和 T 波形态也认为与心源性猝死相关, 如 J 点后 100ms 内 ST 段迅速上抬超过 0.1mv或 ST 段保持水平;J 点后 100ms 内 ST 段水平或者下压型的抬高 ≤0.1mv(图 9.2)。

一般人群中早期复极的发病率

在高加索人中,不同种族间早期复极的发病率波动为 4.5%~24%。早期复极图形被认为与室颤相关,取决于早期复极的导联、J 波的振幅和 ST 段抬高

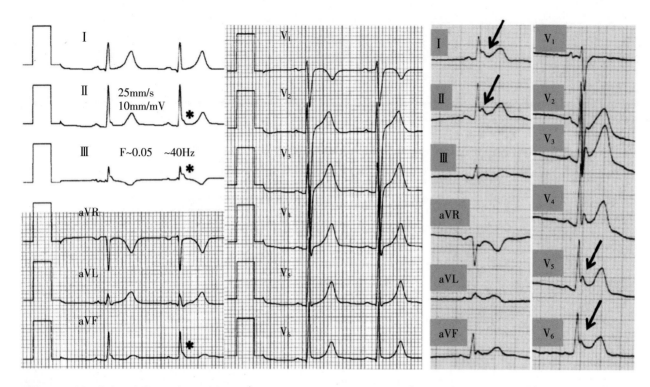

图 9.1 室颤患者中 J 波位于下壁(*)或侧壁(↓)导联,表现为顿挫(*)或切迹(↓)的不同形态。(Modified with permission. [18])

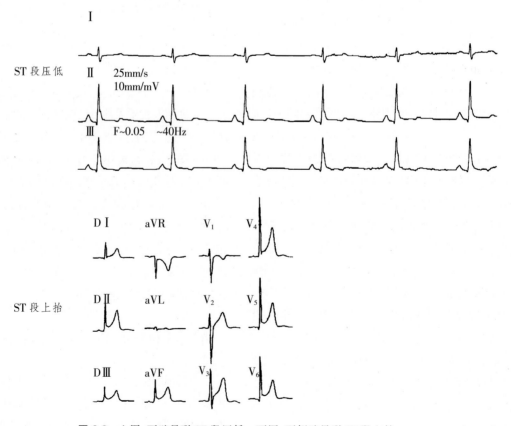

图 9.2 上图:下壁导联 ST 段压低。下图:下侧壁导联 ST 段上抬。

的程度。欧洲白种人下壁导联出现早期复极,心源性猝死风险增加 2~4 倍。相似地,下壁导联早期复极、J 点抬高≥0.2mV、ST 段呈水平或下斜型,与侧壁导联早期复极和(或)迅速上升型 ST 段,与心源性猝死风险增加 3 倍独立相关[1,5]。Tikkanen 等[3]系统分析了一般人群中早期复极的长期预后。作者在一项纳入 10 864 例中年人的社区冠心病调查研究中,评估了常规心电图检查中早期复极的发病率和预后。平均随访时间为(30±11)年,首要终点为心脏原因导致的死亡,次要终点为全因死亡率和心律失常导致的死亡。该队列中早期复极的发病率为 5.8%。重要的是,该研究发现一般人群下壁导联的早期复极与心源性猝死风险增加有关 [校正后的相对危险度(RR) 1.28;95%CI,1.04~1.59;P=0.03]。侧壁导联 J 点抬高对于预测心脏原因导致的死亡和全因死亡率具有临界意义。尽管过去 20 年心脏病的治疗和预后已有明显的改善,但是本项研究发现 20 世纪 80 年代早期第一份心电图描记后 15 年,生存曲线开始分离,并且在随访期间以恒定的比率持续分离。虽然对心脏原因导致的死亡是否为心律失常导致的分类是回顾性的,但研究结果对于长期以来早期复极是良性改变的说法提出了强烈的挑战。

早期复极和特发性室颤

在特发性室颤的幸存者中,早期复极的发病率明显高于健康对照组,发病率为 23%~68%[1,2,8]。206 例特发性室颤患者与 412 例健康人比较,特发性室颤组中早期复极发病率更高(31% 比 5%)。并且,特发性室颤组早期复极的幅度比对照组高(2.15±1.2mm 比 1.5±0.2mm)。特发性室颤患者,早期复极位于下壁导联的占 91%,早期复极位于侧壁导联的占 9%。相比没有早期复极者,有早期复极者更多为青年男性,更多是在睡眠中发生晕厥和心脏骤停[1,9]。这一队列中,所有猝死患者均安装 ICD,平均随访监测 5 年,发现有早期复极的患者比没有早期复极的患者室颤再发率明显升高(42% 比 23%),提示早期复极图形不仅是首发心源性猝死的危险因素,也是室颤再发的危险因素。值得注意的是,发生的心律失常事件中没有一件是室性心动过速。有意思的是,室颤发生前 J

波的振幅比基线短暂地升高,之后又恢复到基线水平。其他研究组也报道 J 点抬高的振幅在心律失常发生前增大[8,10]。此外,本研究组还标测了 8 例患者异位室性激动的起源位置,并且发现了异位节律点符合心电图复极化异常的部位(图 9.3)。当早期复极位于下壁导联时,异位节律点呈现电轴左偏,广泛导联出现早期复极时,心电图形态也发生变化。

早期复极伴室颤的 J 波特征

J 波的振幅

特发性室颤组比健康对照组 J 波幅度更高(2.15± 1.2mm 比 1.05±0.2mm)[1]。Tikkanen 等报道 J 点抬高 0.2mV 者[相对危险度(RR)3.03;95%CI:1.88~4.90; P=0.001]比 J 点抬高 0.1mV 者[相对危险度(RR)1.30; 95% CI:1.05~1.61;P=0.02]心源性猝死的风险更高[3]。

自发的动态改变

因为临床大多数散发是难以预测的室颤,因此很难进一步确定早期复极在室颤发生机制中的作用。然而,通过研究一些住院期间发生室颤电风暴的患者,发现在发生室颤时早期复极动态变化的特点。Haïssaguerre 等[11]记录了 16 名患者发生电风暴(包括频发的异位室性节律和室颤发作)时的一系列心电图,发现所有患者在电风暴发生时较基础心电图均会出现显著的 J 波振幅增加(从 2.6±1mm 增加到4.1± 2mm;P<0.001)。除此之外,J 波振幅在室颤电风暴发生前突然升高,其形态也自发地出现逐搏的变化[1]。Nam 等[12]报道的 11 名室颤合并早期复极的患者中,有 5 名患者在监护室内出现室颤电风暴。室颤电风暴后 30 分钟内的心电图出现广泛导联的 J 波。这些心电图早期复极的动态变化在室颤电风暴自发出现并短暂维持,揭示了心律失常存在的功能性"基质"。

J 点的导联和心律失常的起源部位

之前提到过,作者对早期复极合并室颤的患者进行了针对诱发室颤的异位节律点的电生理标测(如图 9.3)。仅在下壁导联记录到早期复极者,所有的异位节律点都起源于左心室下壁。广泛导联出现早期复极者,如下壁和侧壁导联均出现早期复极者,

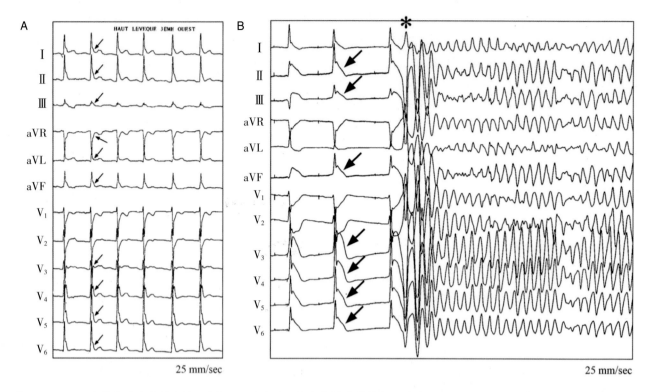

图 9.3 （A）心脏骤停幸存者的基线心电图（16 岁女孩）；该患者排除结构性心脏病和原发性心电疾病（包括长/短 QT 综合征、Brugada 综合征和儿茶酚胺敏感性室性心动过速）。心电图仅有的显著异常是除 V_1、V_2 导联外的所有导联出现显著 J 波（↓）。（B）电生理检查中，一个来自左心室下后壁的室性异位激动诱发室颤，偶联间期很短（*）。室颤发生前下壁和胸前导联的 J 波显著增宽。心电图走纸速度为 25mm/s。（Modified with permission. [18]）

异位节律点起源于多个部位[1,13]。这些研究结果证实早期复极的异常可能局限于心室的一个区域，也可能同时影响多个区域。J 波是否确实代表复极化异常仍存争议[14]，但现有研究有助于佐证早期复极是一种与浦肯野纤维网远端、与其连接心室肌或浦肯野-心室肌交界处相关的异常。

风险分层

虽然早期复极很常见，但年轻人发生不明原因的心脏骤停仍非常少见。一些研究者用条件概率贝叶斯法来解释这一现象。Rosso 等[2]称年轻人出现 J 波会使室颤发病率从 3.4:100 000 增加到 11:100 000，这是一个可以忽略的增长幅度。他们认为常规体检偶然发现 J 波并不是猝死的"高危"标志，因为这种致死性疾病的发病率仍只有 1:10 000 左右。现在的问题是：如何鉴别"高危"早期复极与所谓的良性早期复极？

病史

对于早期复极合并不明原因晕厥或有不明原因猝死的家族史者，应进行密切随访。Abe 等[15] 报道 222 名没有器质性疾病的晕厥患者中早期复极的发病率为 18.5%，这是 3915 名健康对照组中发病率的 10 倍（2%）。因此，至少在部分患者中，早期复极相关的晕厥不能被排除在外。早期复极的遗传因素仍不十分清楚。并且，在室颤合并早期复极的患者中，有猝死家族史的比例高于无早期复极者（16% 比 9%；P=0.17）[1]。尽管如此，也不能认为家族史在早期复极患者的病史采集过程中不重要。

J 波的大小

Tikkanen 等[3]的研究中，下壁导联 J 点抬高超过 0.2mV 与抬高幅度超过 0.1mV 相比，不仅心脏原因导致的死亡风险增加[校正后相对危险度（RR）2.98；95% CI：1.85~4.92；P<0.001]，而且心律失常导致的死亡风

险也显著增加[校正后相对危险度(RR)2.92;95% CI:1.45~5.89;*P*=0.01]。这项研究结果提示 J 点抬高的程度可能代表风险的大小。然而,这项研究并没有提供该项测量指标预示终点事件的敏感性和特异性。与此发现一致,Haïssaguerre 等[1]也发现试验组比对照组 J 波抬高的程度更高(2±0.8mv 比 1.2±0.4mV; *P*<0.001)。而正常人群中 J 点抬高>0.2mV 十分少见。Tikkanen 等[3]发现 10 864 名早期复极患者中有 630 名 J 点抬高>0.2mV,约占总人群的 0.33%。然而需要指出的是,J 点抬高的幅度在没有药物或者运动刺激时也可出现波动(图 9.4),这意味着低振幅 J 波也不总是低振幅,其振幅也可能增加。然而,当前没有可靠的刺激试验能使下侧壁导联早期复极波的振幅增加。

J 波的分布

正常情况下,大多数早期复极局限于下壁、侧壁(Ⅰ/aVL)或左胸前导联。据 Tikkanen 等[3]报道,630 名早期复极患者中仅有 16 名(2.5%)在下壁和侧壁导联同时有早期复极的表现。Haïssaguerre 等发现室颤合并早期复极患者中有 46.9%的下壁和侧壁导联均出现早期复极。相似地,未发生室颤的患者中仅有 46 名全部导联都存在早期复极(来自 1395 名的一般人群),而发生室颤的患者中有 45.5%全导联都存在

早期复极[12]。

J 波的形态

最近,Merchant 等[16]比较了 9 名早期复极合并室颤/室速(所谓的"恶性早期复极"组)和 61 名年龄、性别匹配后的正常早期复极(所谓的"良性早期复极"组)的基线心电图。相比"良性"早期复极组,恶性早期复极组在 V_4 导联(44%比 5%;*P*=0.001);V_5 导联(44%比 8%;*P*=0.006)和 V_6 导联(33%比 5%;*P*=0.013)更常出现 QRS 波切迹。文章认为恶性早期复极组左胸前导联的 QRS 波终末切迹比良性早期复极组更常见,并可能成为早期复极风险分层的预测因素之一。然而,此研究中恶性早期复极的例数少,其中还包括 3 名特发性单形性室速,但没有室颤的患者。

碎裂 QRS 波(fQRS)

Liu 等[17]研究了 16 名植入 ICD,并具有早期复极且发生室颤的患者的 fQRS 波(fQRS 波定义为至少两个连续导联的 QRS 波,包括 R 波顶部或 S 波底部出现顿挫或切迹)。其中 7 名患者(43.8%)在 2~4 个导联上有 fQRS 波(平均:2.7),随访 67±66 个月后,发现 7 名患者中有 5 名(71.4%)再次发生室颤(ICD 电除颤次数 1~8 次,平均 3.8 次)(图 9.5)。另外 9 名患

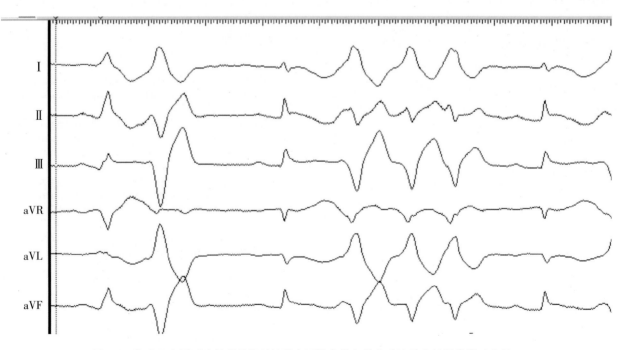

图 9.4 体表心电图下壁导联早期复极形态逐跳变化与单个或连续室性异位激动有关。

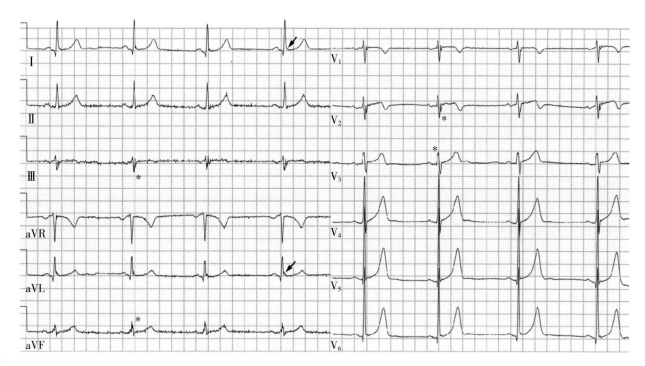

图 9.5　侧壁导联可见典型 J 波(↓)，复发性室颤相关的 fQRS 波(*)。(Modified with permission. [18])

者中没有 fQRS 波，也没有 ICD 正常放电(P<0.01)。作者总结 fQRS 波提示除极化异常，增加了室颤合并早期复极患者再发室性心律失常，的风险。

早期复极的有创诱发

132 名室颤患者尝试诱发室颤，操作方法为用最短的偶联间期 209±30ms 在两个不同的心室部位，给予超过 3 个额外刺激进行诱发。早期复极的患者比没有早期复极的患者并没有显示出更高的发病率(16/47 比 17/85；P=0.07)[1]。更甚者，心电图表现为早期复极的患者诱发出室颤的比例低(34%)，提示电生理检查对于无症状的早期复极人群进行风险预测并不敏感。

总结

1.早期复极是常见的心电图现象，在青年男性，从事规律体育锻炼和(或)黑种人中更为常见。

2.早期复极潜在的电生理机制是复极化异常还是除极化异常仍存在争议。

3.过去早期复极被认为是存在于一般人群中的良性表现，若存在于侧壁导联伴快速上升的 ST 段和对称 T 波仍认为是良性的。

4.早期复极的定义已经更新，下壁导联 J 点抬高与特发性室颤和一般人群发生心源性猝死相关。

5.早期复极综合征，即早期复极伴特发性室颤还是比较少见的。

6.具有早期复极的无症状人群，如果直系亲属没有期前收缩或突发的心律失常性猝死或者早期复极综合征，没有任何临床提示意义。

参考文献

1. Haïssaguerre M, Derval N, Sacher F, et al. Sudden cardiac arrest associated with early repolarization. *N Engl J Med.* 2008;358:2016–2023.

2. Rosso R, Kogan E, Belhassen B, et al. J-Point elevation in survivors of primary ventricular fibrillation and matched control subjects: Incidence and clinical significance. *J Am Coll Cardiol.* 2008;52:1231–1248.

3. Tikkanen JT, Anttonen O, Junttila MJ, et al. Long-term outcome associated with early repolarization on electrocardiography. *N Engl J Med.* 2009;361:2529–2537.

4. Klatsky AL, Oehm R, Cooper RA, et al. The early repolarization normal variant electrocardiogram: Correlates and consequences. *Am J Med.* 2003;115:171–177.

5. Tikkanen JT, Junttila MJ, Anttonen O, et al. Early repolarization: Electrocardiographic phenotypes associated with favorable long-term outcome. *Circulation.* 2011;123:2666–2673.

6. Haruta D, Matsuo K, Tsuneto A, et al. Incidence and prognostic value of early repolarization pattern

in the 12-lead electrocardiogram. *Circulation*. 2011;123:2931–2937.

7. Noseworthy PA, Tikkanen JT, Porthan K, et al. The early repolarization pattern in the general population: clinical correlates and heritability. *J Am Coll Cardiol*. 2011;57:2284–2289.

8. Nam GB, Kim YH, Antzelevitch C. Augmentation of J waves and electrical storms in patients with early repolarization. *N Engl J Med*. 2008;358:2078–2079.

9. Abe A, Ikeda T, Tsukada T, et al. Circadian variation of late potentials in idiopathic ventricular fibrillation associated with J waves: Insights into alternative pathophysiology and risk stratification. *Heart Rhythm*. 2010;7:675–682.

10. Derval N, Simpson CS, Birnie DH, et al. Prevalence and characteristics of early repolarization in the CASPER registry: Cardiac Arrest Survivors with Preserved Ejection Fraction registry. *J Am Coll Cardiol*. 2011;58:722–728.

11. Haïssaguerre M, Sacher F, Nogami A, et al. Characteristics of recurrent ventricular fibrillation associated with inferolateral early repolarization role of drug therapy. *J Am Coll Cardiol*. 2009;53:612–619.

12. Nam GB, Ko KH, Kim J, et al. Mode of onset of ventricular fibrillation in patients with early repolarization pattern vs Brugada syndrome. *Eur Heart J*. 2010;31(3):330–339.

13. Sacher F, Derval N, Jesel L, et al. Initiation of ventricular arrhythmia in idiopathic ventricular fibrillation associated with early repolarization syndrome. *Heart Rhythm*. 2008;5S:S150;PO1–PO136.

14. Borggrefe M, Schimpf R. J-wave syndromes caused by repolarization or depolarization mechanisms a debated issue among experimental and clinical electrophysiologists. *J Am Coll Cardiol*. 2010;55(8):798–800.

15. Abe A, Yoshino H, Ishiguro H, et al. Prevalence of J waves in 12-lead electrocardiogram in patients with syncope and no organic disorder. *J Cardiovasc Electrophysiol*. 2007;18(suppl 2):S88.

16. Merchant FM, Noseworthy PA, Weiner RB, et al. Ability of terminal QRS notching to distinguish benign from malignant electrocardiographic forms of early repolarization. *Am J Cardiol*. 2009;104:1402–1406.

17. Liu X, Hocini M, Derval N, et al. Fragmented QRS complexes as a predictor of ventricular arrhythmic events in patients with idiopathic ventricular fibrillation and early repolarization (abstract). *Heart Rhythm*. 2010;7(5):S175.

18. Shah AJ, Sacher F, Chatel S, et al. Early Repolarization Disease. *Card Electro Clinics*. 2010;2(4):559–569.

第 10 章

早期复极的流行病学特点及意义

Victor Froelicher

概述

本章应该首先基于某些观点详细的阐述。前两章是由我们这个时代最有成就的电生理学家中的两位撰写的。在他们的临床实践和研究中,他们遇到了一些罕见的特发性室颤(VF)患者。他们两人是首次发现这种新的离子通道病变的研究者,其中特发性室性心动过速(特发性室速或室颤),患者的心律失常事件往往会提前出现大量动态 J 波[1],类似于低体温状态下的 Osborne 波(图 10.1)。尽管他们在文章里提到这个,但没有提供令人信服的数据,也没有很

确定的心电图数据上的支持, 即在这些患者疾病的过程中某一稳定时段记录下来的常规 10 秒 ECG 上,能够确认他们患有该种离子通道病变的相关变化。

相反,尽管与心脏病患者有广泛的临床接触,并筛查了一些运动员心源性猝死(SCD)的风险,但该作者从未诊断出患有这种新的离子通道病的患者。此外,尽管多年来从患者和运动员身上研究了大量 ECG、Holter 和事件记录器,但他从未观察到动态 J 波。这并不是说它们不存在,而是强调它们很少见,我们大多数人只会在文献中看到它们出现的案例。但是,现在我们越来越多地认识到了它,更多的病例将得到确认,并且患者也会得到帮助。

A

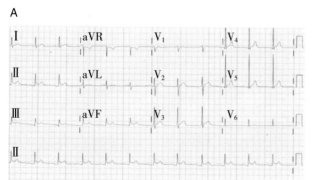

B

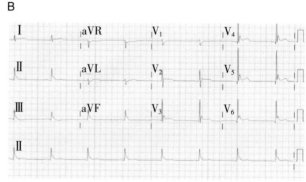

图 10.1 Osborne 波。这两份电图均来自当地医院 1 名 56 岁男性脑瘫合并肺炎败血症患者,由一位家长长期在护理机构期护理。由于心电图不正常,请心内科进行会诊,第二天患者的体温降至 33°C,患者接受抗生素治疗,然后心电图恢复到基线水平。(Bing Liem 博士)。(**A**)第一次的心电图。(**B**)第二天的心电图(可惜没有获得连续的心电图,此时心电图可见 Osborne 波消失)。

对这种新综合征,我的主要工作是在于分析筛查静息 10 秒心电图,由 R 波向下或 S 波向上的组成来识别有猝死危险的个体。对 R 波向下或 S 波上升(即心室除极化和复极化相重叠的区域)的这些现象前所未有的研究,使其他复杂的问题变得更加突出。这些包括:如何在准确测量判断 QRS 间期(当前正常值的 QRS 持续时间是否正确),什么是 J 点,ST 水平如何设置,目前的心电图在模糊不清或者 J 波存在的情况下是否还能做到检测准确?

来自法国多个医疗中心对 IVT/VF 患者的研究,并在新英格兰医学杂志(NEJM)发表了一篇重要的论文,关于早期复极化(ER)的研究引起其他人对这种新的离子通道病变的兴趣,并达到了顶峰[2]。对于大多数的美国医生来说,这是一个与良性心电图 ST 段抬高有关的术语(有时伴有 J 波和模糊),常见于非洲裔健康的年轻运动员[3]。它与 ST 段抬高性的心包炎、STEMI、变异型心绞痛和急性透壁缺血在临床上有相似性[4]。其提示这种 ECG 的改变未必就会发生与心律失常相关性的猝死,但是如果年轻运动员突然死亡,一旦确定存在相关的标志物,就应该进一步去寻找证据。另外,针对这种静息状态下 ECG 的改变可以用于预测心律失常发病率的研究,芬兰的一项随访 30 年的单中心研究,结果出来后不久文章就发表在 EJM[5]。随后我们假设这项研究和其他支持的证据同时存在时,静息下的 ECG 可以作为 CV 死亡的预测因子,包括 J 波和模糊的 Q 波,ST 段压低,T 波异常,但这仍需要进一步探索[6]。

更接近于前沿的新的结果发现,ER 有一个被临床心电学家和临床医生长期使用的定义(在正常的心电图上的 ST 段抬高);对电生理学家和细胞生理学家来说是心肌细胞动作电位复极化的第一部分,反映到心电图就是 J 波或在 QRS 波终末出现顿挫[7]。图 10.2 对比"经典"的 ER 与"新"的 ER 的体表心电图。而 Viskin 和 Kukla 首先提出新的通道病被称为 Haïssaguerre 综合征[8,9],Wagner 建议将 J 波综合征看作是另一种通道疾病,但大多数电生理学家依然(作为本书的编辑)使用令人困惑的"ER"。

我们的研究实验室有一项大型的有关退伍军人和运动员心电图的数据库,在 2010 年的夏天,一群年轻的研究人员集中在一起开展了一项新的调查研究。第一步是仔细回顾文献,确定新的 ECG 测量方法。这个时候发现各种定义比较混乱且缺乏细节的描述,如"J 点""QRS 终末部"和"ST 段"已经在指南中被明确定义,但是在建议书中并没有被延续使用。经常使用的方法只能从 ECG 的例子中解读出来。对于这种新综合征标准的 10 秒 ECG 的解释似乎由于 ECG 动态的改变发生困惑。我们对这个领域工作的专家发送电子邮件,试图进行交流,但是发现专家对于如何确定 QRS 时间并未达成一个共同意见。此外,细胞生理学家关于 J 波是晚期除极化还是 ER 早期复极化,也并未达成共同意见。这里有一种观点,从狗的心脏中孤立出的部分动作电位,在通道疾病的病因学上并没有重要的意义。这无疑对心电图和心脏学杂志的编辑包括许多世界级别的专家,均提出一个特殊的问题[10]。

美国广泛应用很多的自动 ECG 程序,包括应用于退伍军人事务部(退伍军人事务部)医疗中心的 GE12 导联心电信息管理系统,其中对于"ER"的解释是基于正常的 Q 波和 T 波的 ST 段抬高(不包括

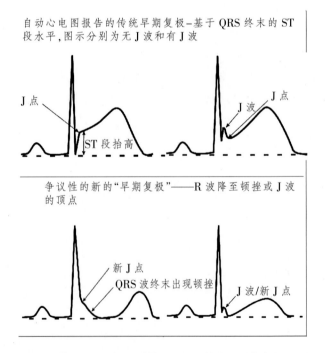

自动心电图报告的传统早期复极–基于 QRS 终末的 ST 段水平,图示分别为无 J 波和有 J 波

争议性的新的"早期复极"——R 波降至顿挫或 J 波的顶点

图 10.2 体表心电图的早期复极对比。传统的早期复极,心电图不能有诊断意义的 Q 波、ST 段压低和 T 波倒置,而新的早期复极则不然。传统的心电图将 J 点定义为 QRS 波的终点,并判断 ST 段是否发生缺血性改变,而"新"ER 认为它是 J 波或顿挫波的顶点。

ST 段压低）。没有一个可利用的商业软件程序可以代码或测量 QRS J 波或模糊出现时的终点，其通常被认为是 QRS 波的一部分。因此，我们的 ECG 必须重新读取并编码为 J 波、模糊出现和 QRS 的终点。对于促进数字化的应用，这仍需要进一步耗费时间去提高。亲自重新阅读和编码来自退伍军人的 4000 名工作人员，在 10 年的随访中发现这种 ER 测量技术和编码与死亡率没有相关性。我们再次通过 20 000 名 ECG 患者来验证这种测量技术和编码，进行 15 年的随访，以治疗心血管疾病。

我们所应用的测量 ST 水平方法及数据是可靠的，所以我们开展一个在运动员中 ST 段抬高的研究[11]，利用通常心肌梗死的定义（UDMI）诊断心肌缺血[12]。下面列出有关 ST 段抬高的原因（表 10.1）和 UDMI 诊断标准（表 10.2）。

UDMI 诊断标准的经验性因素太多，且过于复杂，没有考虑种族因素。我们分析了许多符合稳定标准的临床患者，但存在假阳性。类似的研究还有对运动员和已经诊断 ER 患者的心电图观察。记录到最初的 ST 段抬高的 ER，及相关的因素包括年龄、性别、种族和心率，如表 10.3。图 10.3 是由于心包炎引起 ST 段抬高的病例，依据 ER 经典的心电图的特征很容易鉴别。我们还注意到在健康和年轻的心电图正常人群中，J 波通常与 ST 段抬高并存，而在老年人群中更常见的是 Q 波或 T 波反转，不伴随 ST 段抬高。

表 10.1　静息心电图上 ST 段抬高的原因

急性（动态）

1. 缺血（定位、致心律失常性）
2. 变异型心绞痛
3. ST 段抬高心肌梗死
4. 在特发性 VT/VF 之前

慢性（稳定）

1. ER–心率相关
2. 心包炎
3. 与 LV 动脉瘤/壁运动异常相关的 Q 波（WMA）
4. 脊髓损伤和精神患者——迷走神经张力
5. Brugada 改变（V_{123}）——动态改变即是综合征
6. 31% 的特发性 VT/VF（侧、低）

表 10.2　依据第三次 UDMIT 针对 ST 段抬高的标准。在 J 点处的 ST 段相邻两个导联（除 V_1、Ⅲ 和 aVR 导联外），并结合年龄

1. 所有导联，年龄和性别，而 V_2~V_3=≥0.1mV
2. 对于 V_2~V_3 导联
   a. ≥0.2mV 男性 ≥40 岁
   b. ≥0.25mV，男性<40 岁
   c. ≥0.15mV 女性

J 波的自然历史、模糊出现和 ST 段抬高

在年轻人中 ST 段抬高、J 波和模糊出现更为常见，随着年龄的增长逐渐减退，关于其预后的研究及自然发展情况仍不确定。研究显示 QRS 波终末现象可以自然地消失，而不是广泛地下降。因此，我们可利用动态心电图在门诊患者中发现下壁及侧壁的心电图改变，以发现其自然历史。

在 250 名被选中的 ST 段抬高的患者中，伴随有 J 波或模糊出现。6 名由于心电图存在其他异常被排除。122 名患者在 5 个月后复查 ECG[13]。他们的平均年龄是 42±10 岁和每两次 ECG 的间隔时间平均为 10 年。在 122 名患者中，47 名（38%）ST 段抬高的振幅依然存在，但是大多数（62%）不再符合诊断标准。这并不是因为心率增快，两次心电图间隔时间长，死亡，急性疾病或 ECG 诊断标准的改变。图 10.4 和图 10.5 是侧壁导联心电图的诊断标准。

我们接下来研究入选下壁导联 QRS 波终末部电压最高的患者，成为预测死亡率的独立风险因素。从最高的振幅开始，仔细回顾 ECG 和病历记录的第一个 85%[14]。其中 36 名患者由于存在其他心电图异常被排除（心肌缺血或梗死和心包炎）。257 名至少在 5 个月后再次行 ECG，其中 136 名仍满足了这个

表 10.3　ST 段抬高时生理性与病理性的鉴别

1. 心率（低或不高）
2. 年龄（年轻或不老）
3. 性别（男或不是女）
4. 所有 ST 段抬高（<0.2mV，而不是更多）
5. 种族（美国黑人，而不是其他的）
6. 运动状态（是的，不是久坐的）

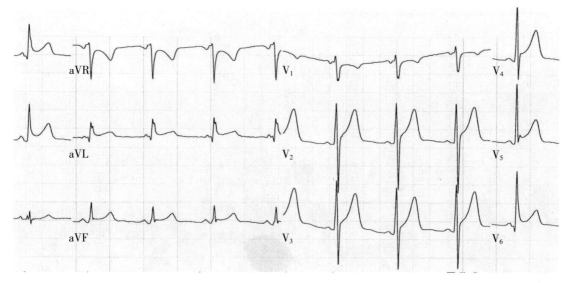

图 10.3　1 名 60 岁患有心包炎的男性白种人(因服用 β 受体阻滞剂,心率 85 次/分)的心电图。

诊断标准。所有 ECG 均由 4 个翻译来编码程序进行配比、打印及编码。他们的平均年龄是 47±13 岁,每两次 ECG 间隔时间是 10 年。在 136 名患者中,64 名(47%)符合标准,72 名(53%)不符合。虽然在最初的心率或在最初两次 ECG 间隔时间无明显差异,但是不符合标准的人群中发现心率存在明显差异 (0 比 10 次/分)和在随访期间心血管事件发病率升高。总

之,在年轻临床患者中存在 ER 改变 ECG,10 年的时间里超过一半的已经消失。由于心率和心血管时间发生较高的人群中, 可以接受部分患者失去符合标准的原因,而不是两次 ECG 间隔的时间,联合侧壁 J 波/模糊出现的诊断标准,或其他的心电图改变的诊断特征。下面是从连续的下壁导联中记录的 ECG 的例子(图 10.6 至图 10.8)。

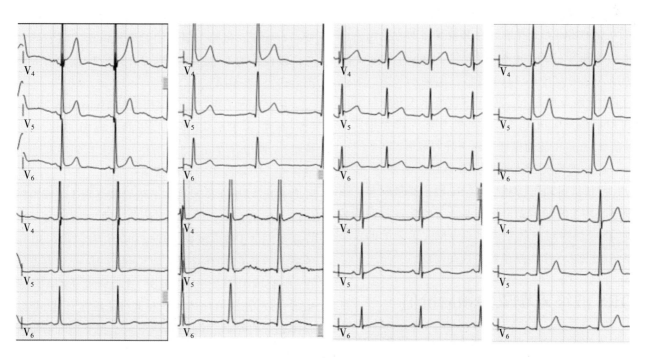

图 10.4　4 份 ECG,在侧壁导联对比振幅最大与 J 波或模糊出现的波消失(发病率为 62%)。

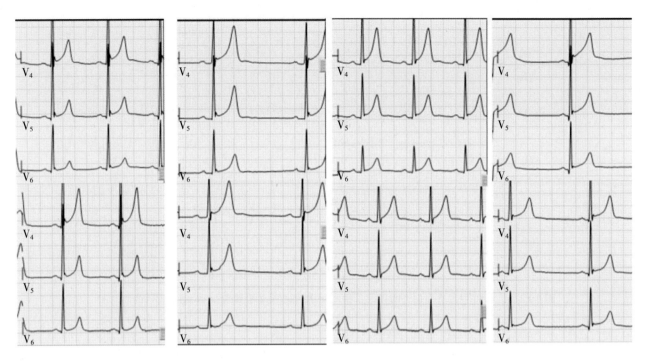

图 10.5　4 份心电图,侧壁导联出现的最小振幅的 J 波或模糊出现地波(发病率为 38%)。

QRS 波终末现象的发病率

研究所有 QRS 波终末现象(ST 段抬高、J 波或模糊出现),我们回顾性研究了 1997—1999 年的 the Veterans Affairs Palo Alto Healthcare System,多个种族的 5085 份 ECG,排除存在其他异常的心电图。同时也分析了 2007 年和 2008 年 Stanford University 的预入学考试中的 1114 名学校队运动员[15]。研究的 ER 诊断标准如下:从 QRS 波终末段开始计算的 ST 段抬高≥1mm;以 J 波开始到 QRS 下降至最低点的值≥1mm;R 波前模糊出现下降的波形。

在非洲裔美国人群中,ER 男性发病率高,接近 1/3,尤其是运动员,侧壁导联 ST 段抬高最明显。下壁导联的 J 波和模糊出现与心血管疾病风险明确相关,临床观察对象的发病率是 9.6%,运动员的发病率是 12.3%。图 10.9 说明了这些发现。

QRS 波终末现象的预后价值

在那些表现稳定的 Haïssaguerre 心电图改变(R 波有向下的切迹和模糊出现),体表心电图可以识别到,并可以预测心血管疾病的风险死亡和(或)晕厥,从而发展 Haïssaguerre 综合征。这是非常重要的,因为在猝死的年轻人中 50%的心脏形态正常[16]。对这个和类似 ECG 的 16 项预后研究中有不同的结果,但在 QRS 波终末的现象还是一致的,尤其是在下壁导联出现下斜型抬高的 ST 段,提示存在极高的猝死及心血管死亡风险。研究的差异是由于术语和研究方法及设计的不足所致[17,18]。2013 年 2 月,共有 8 项预后研究(表 10.4)。

最好的而不重复的一项研究是 Tikkannen 等[19]所做的研究,由于是 30 年前收集的心电图,并没有计算机化,所以存在一定"限制性"(要求相邻导联的精细标准,而不同于现代的诊断标准依靠平均超过 10 秒的波形)。研究显示只在下壁导联出现 J 波或模糊出现的病例存在 CV 或死亡风险。而在前壁及侧壁导联出现的 J 波或模糊出现也并不存在风险。30 年的随访是至关重要的,尤其是 Kaplan-Meier 生存曲线在 10~15 年后开始分离。此外,这项研究受益于国家标准化政策,通过尸体解剖和调查来确定死因,包括心律失常的死亡。Sinner 等[20]记录了在下壁导联出现 Haïssaguerre 心电图改变,与 CV 的死亡率明显相关。然而,这项病例的队列研究只是选择了更年轻的社

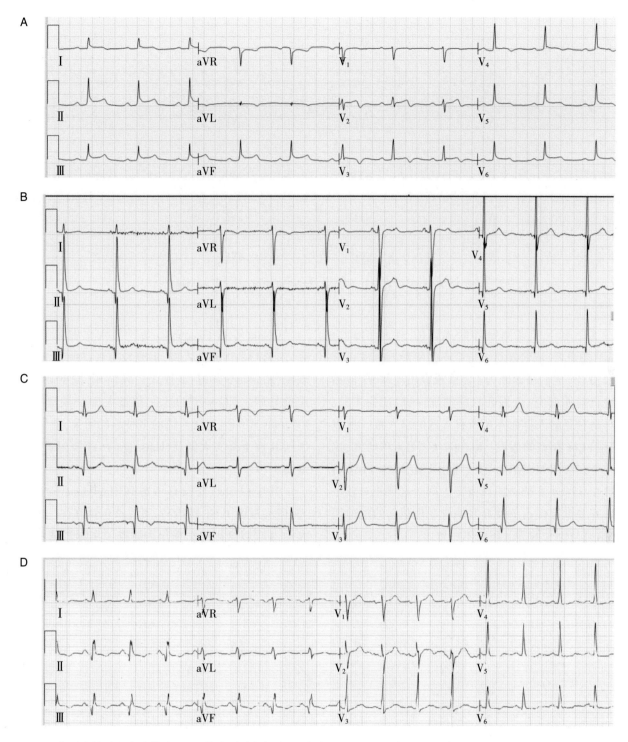

图 10.6　从下壁导联研究中排除 ECG，排除原因包括(**A**)心包炎，(**B**)HCM Q 波，(**C,D**)陈旧下壁心肌梗死。这些疾病的 ECG 改变通常与下壁的 J 波或模糊出现相混淆。

区为基础人群，他们被那些由于存在 J 波或模糊出现的老年人群所掩盖。这违反了 Cox 模型假设，结果是年龄和死亡率相关，而不是 Haïssaguerre 特征性改变。Haruta 等[21]第三项研究结果显示，ER 只是预测

不明原因的死亡。虽然不明原因的死亡是为了成为 SCD 的替代品，但在这个编码中包含的类别是无法解释的意外死亡。

Stavrakis 等[22]的第四项研究，从 VA ECG 系统下

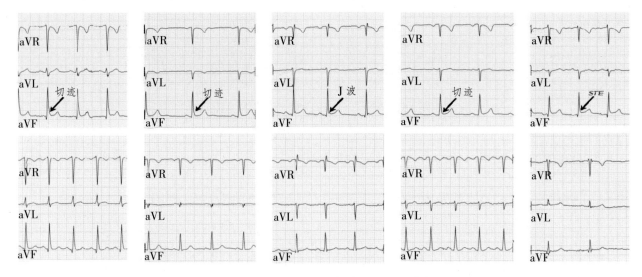

图 10.7 5 份 ECG 对比消失的 J 波/模糊出现(发病率为 53%)。

入选 852 名下壁或侧壁导联连续的 ST 段抬高≥ 0.1mV 的患者,同时随机入选 257 名年龄匹配的正常 ECG 患者。他们被诊断为 J 波或模糊出现和 ST 段抬高进行对照研究,全因死亡率增加(风险比为 1.5)。相对是对照的人群而不是所有入选的总人数, 所以违反了 Cox 模型的假设。Rollins 等[23]第五项研究,这是一个在法国 MONICA 的回顾性研究,入选 1161 名年龄在 35~64 岁的法国西南部人群。这项相对较小的研究并没有提出下壁导联的改变是独立的危险因素,结果与更大的芬兰研究不一致。

Olson 等和 Hisamatsu 等[24]第六次和第七次研究,入选的是优秀的人群,但是没有考虑到 R 波下降现象(Haïssaguerre/J-波模式),只是 ST 段抬高,包括前壁导联。Uberoi[25]的研究是最大的一项研究,从 Veterans Affairs 进行入选的多种族的研究,并且也考虑到 R 波下降支现象及(Haïssaguerre/J 波模式)ST段抬高。

其中两项研究没有考虑到 Haïssaguerre/J 波模式,但只报道了 ST 段抬高,不应该包括在内。6 项研究中,1 项以全因死亡率作为终点, 实际上是一项病

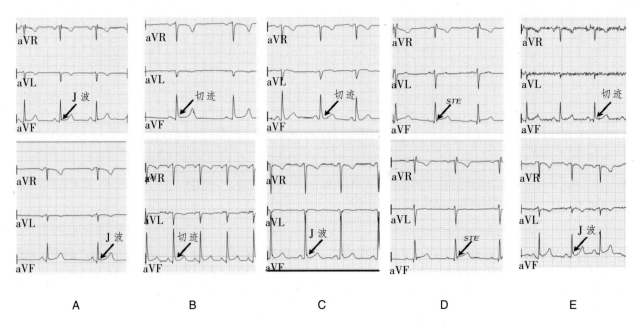

图 10.8 5 份 ECG 对比持续存在的 J 波/模糊出现(发病率为 47%)。

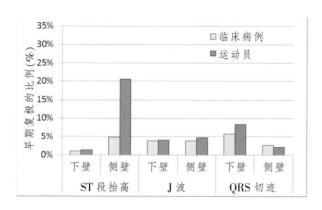

图 10.9 临床试验对象和运动员中早期复极成分的流行率。

例对照研究而不是一项前瞻性的研究，只报道一个弱危险比(1.5)，其余 5 个研究表格中,4 个均考虑到 "Haïssaguerre 模式"，并发现了对 CV 和(或)心律失常性死亡的危险。在这些研究的结果中，必须考虑到发表偏倚:作者和编辑支持积极的、令人兴奋的，而不是消极的结果。这些研究的缺点已经在上面提出，共同的观点是 "Haïssaguerre 模式"与 CV 的风险存在相关性。平均大约 3 的危险系数，可以降低的风险因素(高血压和吸烟)，但没有提供足够的临床证据，特别是风险在 10~15 年后才能出现时。

芬兰的研究证实 R 波下降支现象(Haïssaguerre/J 波模式)是最强的预测风险因素。它指出只有在下壁导联才有这样的风险，而在侧壁导联却不存在，这变得越来越普遍。研究表明，预测风险只有随访到10~15 年时发生，并且在 CAD 老年人中可以预测心律失

常发生的风险。高达 4 倍的危险是有意义的,虽然危险因素可以改善,但是在没有安全治疗的情况下进行改善的价值非常小。

在明显有 Haïssaguerre 模式中对特发性 VT 的研究中,仔细地观察结果显示,对于猝死或心血管死亡风险只有 33%的敏感性,并不是很具体。巨大的 J 波动态模式很少见,而且可能有不同的临床意义。负荷的方法,例如 Valsalva 动作、药物、动态监测及运动可能会帮助划分风险分层。在心电图复极第一阶段,心律失常的风险有标志性改变。当然,更希望在 SCD 正常心脏的年轻人群中,寻找这一阶段的病因,但似乎还远远没有发展到预期的理想。这场关于 Haïssaguerre/J 波模式是由于 ER 还是晚期除极化的争论始终没有改变[26]。许多研究和谨慎的流行病学研究,急需要现代的心电图记录技术。

心电图测量问题

在此之前 Haïssaguerre 模式的预后价值已经被证实,但是必须有准确统一的测量方法。看起来,对于 ECG 稳定的 QRS 波(包括 QRS 终末部,J 波/模糊出现)小于 120ms,我们应该关注计算机社会心电描记法(CSE)测量(1985)[27],并考虑到 J 点(QRS 终末部,j-交叉点,ST 段起始 0ms,或 ST 段初始),在 R-波下降顿挫/模糊地/或 J 波之后,通过 12 导联的波确定。测量基线设置在 QRS 波开始前,根据 CSE 的

表 10.4 早期复极的预后研究的具体情况

作者	年,杂志	样本量	女性(%)	非洲裔(%)	平均年龄(SD)	FU(yrs)	国家	方法
Tikkannen	2009,NEJM	10 864	48	0	44±8	30	芬兰	社区前瞻性
Sinner	2010,PLOS	1945	51	0	35~45	18.9	德国	MONICA,临床性
Uberoi	2011,Circulation	29 281	13	13	55±14	7.6	美国	临床性,前瞻性
Haruta	2011,Circulation	5976	56	0	45	24	日本	原子弹幸存者,前瞻性
Olson	2011,EHJ	15 141	56	27	54±6	17	美国	美国国际招生协会,前瞻性
Stavrakis	2012,ANEC	早期复极 825 限制 255	1	40	49±12	6.4	美国	临床性,前瞻性
Rollin	2012,AJC	1161	48	0	50±9	14.2	法国	MONICA,前瞻性
Hisamatsu	2013,Circ Japan	7630	59	0	52±4	15	日本	全国循环调查

表 10.5　早期复极的预后研究的结果

作者	终点	ER 发生比	CVD 风险	测量(1mm)	导联	J 波/模糊出现	ST 段抬高
Tikkannen	CV 死亡率,心律失常相关死亡	5.8%	2~3 倍仅仅下壁	测量 2 个连续的	下,侧	是	否
Sinner	CV 死亡率	13%	2~4 倍	测量 2 个连续的	下,侧	是	否
Uberoi	CV 死亡率	14%	无	ST 段抬高 0	下,侧	是	否
Haruta	CV 死亡率　未预知的死亡	24%	无　无法解释的死亡	测量 2 个连续的	下,侧	是	否
Olson	心源性猝死	STE 12.3%	1.2 倍(白种女 2 倍)	ST 段抬高 0	前,下,侧	否	是
Stavrakis	全因死亡率	NA	1.5 倍全因死亡	测量 2 个连续的	下,侧	是	否
Rollin	CV 死亡率	13%	3~8 倍下壁和侧壁	测量 2 个连续的	下,侧	是	否 *
Hisamatsu	CV 死亡率	STE 3.5%	2.5 倍前壁(>2mm)	任一连续的导联	前,下,侧	否	是

测量方法设定,一些特殊的和动态的 ECG 可能需要其他的测量规则,但是现在应该遵循 CSE 的测量方法。

研究中关于 ER 和 J 波的主要问题是编码不一致。一些定义为 ST 段抬高(经典的 ER),而另一些则将其定义为存在 R 波下降支现象(J 波或模糊出现),这与我们的 Haïssaguerre(新的 ER)定义是一致的。静息 ECG 正常,就像经典的 ER 一样?许多正确的术语需要被应用:J 点是开始的 ST 段(经典的 J 点)或者是顶部 J 波或模糊出现(新的 J 点)?QRS 波时限是什么?如同时存在 J 波/模糊出现时,是否包括这些波形的时间呢?表 10.5 列出了通过 8 项研究测量结果而确定的这些定义。甚至仔细阅读这些研究,也并不能给出这些问题的答案。

总结

一种新的离子通道病变,或者我们应该称为 Haïssaguerre 或 J 波综合征,是一种罕见的新情况,其特征为睡眠时死亡,尤其是特发性 VT/VF 前发生的有或不伴有 ST 段抬高的大量 J 波的动态出现。不幸的是,研究人员往往将其标记为"ER",这导致临床医生的困惑,因为临床医生被教导过 ER 是生理性 ST 抬高,它可以出现在正常的心电图上。运动中不大可能会导致运动员发生心源性猝死。此外,常规 10s 心

电图上的现象不太可能预测谁将表现出特发性 VT/VF。横向研究提示大的 J 波在患者人群中出现,说明可能与 Q 波和其他 ECG 的异常相关联。所有 ER 研究,尤其是后续研究,很难被确切定义[28]。令人遗憾的是,由于缺乏对当前所有心电图波形正确的判断和定义,"J 波植入式心脏转复除颤器反射"可能会给患者造成更多的伤害[29]。

参考文献

1. Derval N, Lim H, Haïssaguerre M. Dynamic electrocardiographic recordings in patients with idiopathic ventricular fibrillation. *J Electrocardiol.* 2013;46(5):452–455.
2. Haïssaguerre M, Derval N, Sacher F, et al. Sudden cardiac arrest associated with early repolarization. *N Engl J Med.* 2008;358:2016–2023.
3. Kambara H, Phillips J. Long-term evaluation of early repolarization syndrome (normal variant RS-T segment elevation). *Am J Cardiol.* 1976;38:157–161.
4. Jayroe JB, Spodick DH, Nikus K, et al. Differentiating ST elevation myocardial infarction and nonischemic causes of ST elevation by analyzing the presenting electrocardiogram. *Am J Cardiol.* 2009;103(3):301–306.
5. Tikkanen JT, Anttonen O, Junttila MJ, et al. Long-term outcome associated with early repolarization on electrocardiography. *N Engl J Med.* 2009;361:2529–2537.
6. Uberoi A, Sallam K, Perez M, et al. Prognostic implications of Q waves and T-wave inversion associated with early repolarization. *Mayo Clin Proc.* 2012;87(7):614–619.

7. Perez MV, Friday K, Froelicher V. Semantic confusion: The case of early repolarization and the J point. *Am J Med.* 2012;125(9):843–844.

8. Viskin S. Idiopathic ventricular fibrillation "Le Syndrome d'Haïssaguerre" and the fear of J waves. *J Am Coll Cardiol.* 2009;53(7):620–622.

9. Kukla P, Jastrzebski M. Haïssaguerre syndrome – a new clinical entity in the spectrum of primary electrical diseases? *Kardiol Pol.* 2009;67(2):178–184.

10. Froelicher V, Wagner G. Co-editors of symposium issue on J wave patterns and a syndrome. *J Electrocardiol.* 2013;46:381–382.

11. Leo T, Uberoi A, Jain NA, et al. The impact of ST elevation on athletic screening. *Clin J Sport Med.* 2011;21(5):433–440.

12. Thygesen K, Alpert JS, Jaffe AS, et al. Joint ESC/ACCF/AHA/WHF task force for the universal definition of myocardial infarction. *Eur Heart J.* 2012;50(184):2173–2195.

13. Adhikarla C, Boga M, Wood AD, Froelicher VF. Natural history of the electrocardiographic pattern of early repolarization in ambulatory patients. *Am J Cardiol.* 2011;108(12):1831–1835.

14. Stein R, Sallam K, Adhikarla C, et al. Natural history of early repolarization in the inferior leads. *Ann Noninvasive Electrocardiol.* 2012;17(4):331–339.

15. Muramoto D, Singh N, Aggarwal S, et al. Spectrum of ST amplitude: athletes and an ambulatory clinical population. *J Electrocardiol.* 2013;46(5):427–433.

16. Perez M, Fonda H, Le VV, et al. Adding an electrocardiogram to the pre-participation examination in competitive athletes: A systematic review. *Curr Probl Cardiol.* 2009;34(12):586–662.

17. Perez MV, Friday K, Froelicher V. Semantic confusion: The case of early repolarization and the J point. *Am J Med.* 2012;125(9): 843–844.

18. Surawicz B, Macfarlane PW. Inappropriate and confusing electrocardiographic terms: J-wave syndromes and early repolarization. *J Am Coll Cardiol.* 2011;57(15):1584–1586.

19. Tikkanen JT, Anttonen O, Junttila MJ, et al. Long-term outcome associated with early repolarization on electrocardiography. *N Engl J Med.* 2009;361(26):2529–2537.

20. Sinner MF, Reinhard W, Müller M. Association of early repolarization pattern on ECG with risk of cardiac and all-cause mortality: a population-based prospective cohort study (MONICA/KORA). *PLoS Med.* 2010;7(7):e1000314.

21. Haruta D, Matsuo K, Tsuneto A. Incidence and prognostic value of early repolarization pattern in the 12-lead electrocardiogram. *Circulation.* 2011;123(25):2931–2937.

22. Stavrakis S, Patel N, Te C, et al. Development and validation of a prognostic index for risk stratification of patients with early repolarization. *Ann Noninvasive Electrocardiol.* 2012;17(4):361–371.

23. Rollin A, Maury P, Bongard V, et al. Prevalence, prognosis, and identification of the malignant form of early repolarization pattern in a population-based study. *Am J Cardiol.* 2012;110(9):1302–1308.

24. Hisamatsu T, Ohkubo T, Miura K, et al. Association between J-point elevation and death from coronary heart disease. *Circ J.* 2013;77(5):1260–1266.

25. Uberoi A, Jain NA, Perez M, et al. Early repolarization in an ambulatory clinical population. *Circulation.* 2011;124(20):2208–2214.

26. Borggrefe M, Schimpf R. J-wave syndromes caused by repolarization or depolarization mechanisms: A debated issue among experimental and clinical electrophysiologists. *J Am Coll Cardiol.* 2010;55(8):798–800.

27. The CSE Working Party. Recommendations for measurement standards in quantitative Electrocardiography. *Eur Heart J.* 1985;6:815–825.

28. Froelicher V. Early repolarization redux: the devil is in the methods. *Ann Noninvasive Electrocardiol.* 2012;17(1):63–64.

29. Martini B, Wu J, Nava A. A rare lethal syndrome in search of its identity: sudden death, right bundle branch block and ST segment elevation. In: Wu Y, Wu J, eds. *Sudden Death: Causes, Risk Factors and Prevention.* New York, NY: Nova Science Publishers Inc.; 2013:2–12.

第 **11** 章

T 波电交替：心电图特征和临床价值

Stefan H. Hohnloser

临床心电图的电交替现象

重复出现的心电图振幅随心搏交替变化的现象称为电交替，可出现在 QRS 波、ST 段或 T 波。1908年，Hering 首次报道心电图的电交替现象（如"大振幅"电交替），最初发现这种现象仅仅是出于一种对心电图的好奇[1]。不久之后，Lewis 注意到不仅在正常心脏的心率增加后可以发生电交替现象，在心脏疾病和中毒状态下亦可发生[2]。有一种电交替是除极化电交替，对 QRS 波影响极大。这种 QRS 波的改变经常发生于室上性心动过速，即房室结折返性心动过速（AVNRT）或房室折返性心动过速（AVRT）。另一种电交替会影响 ST 段和 T 波，即复极化电交替。有证据表明，后者易发生于室性快速型心律失常。因此复极化电交替是本章的重点。

最初，在多种临床情况下，共有数百例的电交替现象的描述。大多数病例报道均为复极化电交替，主要涉及 ST 段和 T 波。

1948 年 Kalter 和 Schwartz 开始进行关于 T 波电交替（TWA）和恶性心律失常之间关系的系统性心电图描记[3]。他们检查了 6059 名患者的心电图，发现 T 波电交替（5 名患者可见）和患者死亡率增加之间存在联系。在许多不同的临床疾病中已提出复极化电交替与致死性室性心律失常之间存在强相关性的概念。复极化电交替可出现在心室颤动（VF）发生前，

可见于急性缺血性心肌病[4]、冠状动脉痉挛、电解质紊乱或者一系列先天[5,6]或者后天[7]的长 QT 综合征患者。图 11.1 显示先天长 QT 综合征患者出现典型的 T 波电交替，图 11.2 显示由抗心律失常药物诱发的复极化电交替。

由此进行一系列的系统化试验和临床研究，用来评估在体表心电图上不可见的复极化电交替（如"小振幅"电交替）是否存在，或者是否能成为室性快速型心律失常的标志物。

1982 年[8]应用计算机进行复杂的分析后，首次报道了对微小 TWA（MTWA）的评估。19 世纪 80 年代 Cohen 等建立了犬动物模型，证实了 MTWA 与 VF 易感性之间有密切关联[8,9]。随后 Nearing 等运用不同的分析手段测量 MTWA 并报道类似的发现[10]。自广泛应用 MTWA 的评估方法后，大量实验和临床研究进一步提供 MTWA 与室性快速型心律失常之

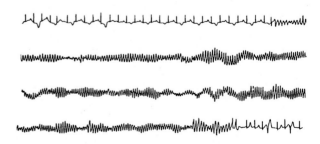

图 11.1 1 名疑似先天长 QT 综合征患者的大振幅的 TWA。心电图描记显示多形性 VT 发作前可见明显的 TWA[6]。

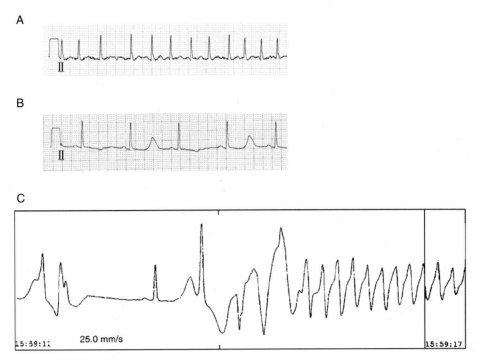

图 11.2 (A)62 岁男性新发房颤,静脉注射胺碘酮后转复 SR。(B)显著延长的 QT 间期。(C)尖端扭转型室性快速型心律失常前的宏观 TWA。(Adapted with permission.[7])

间相关联的有力证据。Shusterman 等[11]近期报道了一项有趣的研究,他们分析了植入型心律转复除颤器(ICD)储存一系列心电图并证明在室性快速型心律失常发生前,以 MTWA 为表现形式复极化的不稳定性显著增加。在过去的 30 年里,报道许多关于 MTWA 潜在机制、本方法在临床实践中的应用,以及无创心电图作为风险标志物的预后价值方面有重要的新发现。本章综合近年的综述报道,主要着眼于 MTWA 评估及预测临床风险的作用,MTWA 的机制和细胞基础不在此讨论[12,13]。

TWA 的评估方法

目前,MTWA 可用光谱法[9]或改良的移动平均数法(MMA)测量[10]。这两种技术已被用于有猝死风险的患者风险分层的临床研究中。

光谱法

对 MTWA 的正确评估在很大程度上取决于所收集的数据质量。因为 MTWA 振幅低且相对低频,易被伪迹所掩盖(如基线漂移和肌电干扰)。所以

MTWA 测量时需要仔细备皮,以减少电极与皮肤之间的阻抗。目前已研发出特殊电极,可记录和处理来自多个电极片段的 ECG 信号以及阻抗。

对 MTWA 进行评估时需要增加心率,并且每个患者都要显示一个特定的心率阈值,高于此阈值的 MTWA 将变得明显。在最初的临床研究中通过心房起搏来增加心率,但是随着技术的发展,通过无创性的平板运动或踏车运动实验来提高心率。目前 MTWA 的评估均为无创性。

光谱法从 3 个 Frank 正交导联中记录至少 128 次搏动的心电图信号的矢量大小(图 11.3),同时测量每一个 T 波与 QRS 波。由于该频谱是在每次心搏的测量中产生的,因此频率以每次搏动的周期为单位。对应于每 0.5 个周期的光谱点,则表明了每次搏动 T 波波前的交替水平(见图 11.3)。电交替功率(μV_2)是交替频率功率与噪声频带功率之间的差值(在参考频率范围内计算,每次搏动 0.44~0.49 个周期)。这是对真实的生理交替水平的测量。交替电压(瓦特)仅仅是电交替功率的平方根,相当于心搏总平均值和任一偶数或奇数的平均心搏电压之间的(T 波平均值)均方根差值。

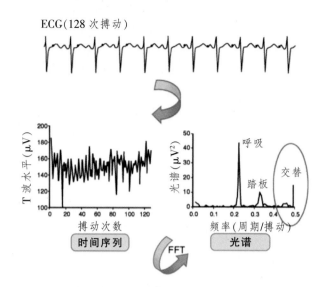

图 11.3 利用光谱法进行 MTWA 评估的示意图。测量 T 波上 128 次搏动对应点的振幅。利用快速频谱转换方法计算该时间序列的功率谱。在踏车运动记录的功率谱中，标示出与呼吸频率、踏板和交替频率相对应的峰值。MTWA 的峰值正好是次搏动频率的一半(每次搏动为 0.5 个周期)。该峰值的振幅与参考"噪声频带"的频谱中均值和标准差进行比较。FFT，快速频谱转换。(Adapted with permission. [12])

基于光谱分析，MTWA 描记结果分为阳性、阴性或不确定这 3 类。若 MTWA 描记为阳性，只需要确定是否存在持续性电交替并确定发作时的心率。阴性或不确定描记之间的区别由最大负性心率和最大心率决定。目前已有对二者的详细描述[14]。

MMA 法

基于 MMA 的 MTWA 可以在运动负荷试验期间、运动后恢复期间或动态心电图记录中进行评估[15]。MMA 根据递归平均法的噪声抑制原理，如图 11.4 所示，该算法不断地将奇数次和偶数次的搏动输入到不同的单元中，并为每个单元创建中值[10]。将这些波叠加起来，在 JT 段的任意点上，奇数和偶数中间值之间的最大差异定义为 MTWA 值，平均每 10~15s 出现一次。移动平均数用来控制新传入的搏动对中值的影响，并带有一个可调节的更新因子，也就是说，一个传入的搏动可以使部分波形产生变化，可通过降噪软件减少呼吸和运动的伪迹。基于 MMA 的 MTWA 可以在常规的、症状受限的运动负荷实验、监测胸前导联的动态心电图中进行无创性评估。该算

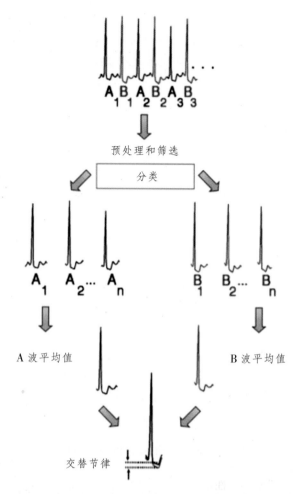

图 11.4 基于 MMA 方法对 MTWA 评估的示意图。(Adapted with permission. [15])

法排除期前收缩、心搏噪声和之前心搏的影响。风险分层则是根据 24 小时 ECG 记录或运动实验的 MTWA 峰值得出；临床研究中发现，在常规运动实验或动态心电图监测[15-17]中，MTWA≥60μV 与心源性猝死和(或)心血管疾病死亡风险的增加有关。在心肌梗死后早期伴或不伴心力衰竭的患者中，更低的节点即 MTWA≥47μV 即可预测心源性猝死[18,19]。Leino 等[20]的研究证实 MTWA 每增加 20μV，心血管疾病和心源性猝死的风险分别增加 55% 和 58%。

MTWA 的临床研究

最初采用心房起搏的方式增加心率，从而诱发 MTWA。但在证实了运动负荷试验中 MTWA 评估的准确后，这种无创性检查便成了猝死风险分层的标

准技术。电交替阳性人群中平均心率几乎与运动时相同,而起搏诱导的电交替再度确认了 MTWA 患者的特异性发病心率[21]。因此,现在的 MTWA 评估均使用踏车运动或平板运动来提高心率,这种方法是完全无创性的。

这种方法的一个潜在的局限性是不确定的 MT-WA 达到 12%~40%。多种因素诸如心率<105 次/分的患者(即存在心力衰竭史)、心室过度异位,以及过度的噪音或运动导致心率急速上升(技术因素)等,均可导致 MTWA 结果不确定。就预后而言,因患者因素造成的 MTWA 不确定或阳性的结果具有相似的预后[22]。因此,近期的研究已将其分为阴性与"非阴性"测试结果(即阳性和不确定)。

对易发生室性快速型心律失常和猝死的患者来说,MTWA 在房颤患者中不太容易确诊是 MTWA 评估预测风险的一个主要局限性。

无创性风险分层——MTWA 评估

大量的临床研究仔细分析了无创性 MTWA 评估猝死高危者风险分层的能力[12,15]。植入 ICD 是一种预防致死性心律失常的有效工具,但这是一种侵入性的治疗方法且伴随着一定的风险,而且受限于产品成本高和对医务人员的专业素质需求较高。因此,更好地识别患者的致死性心律失常的风险具有重要的临床意义。

正如 Verrier 等[15]近期所总结的那样,利用光谱法 MTWA 分析,已经发表了至少 29 项、纳入超过 100 名患者的研究。这些研究是在扩张型或缺血性心肌病(n=8)、先天性心脏病(n=1)、左心室射血分数(LVEF)下降(n=6)、心力衰竭(n=3)、心肌梗死(MI)幸存者(n=8)、EP 检测(n=2)和 Brugada 综合征患者(n=1)中进行的。大多数的研究(22/29)证实了 MT-WA 的有效预测能力,即检测结果为阳性或不确定的患者,其猝死/室性快速型心律失常的风险显著高于检测阴性的患者。这些研究还对 MTWA 不可预测的若干原因进行了讨论,包括心肌梗死(MI)后过早评估、β 受体阻滞剂治疗或作为猝死的替代终点而采用的 ICD 治疗(见下文)。

至少有 12 项研究、纳入超过 4800 名患者,发表

应用 MMA 法测量 MTWA 对心血管疾病、猝死或严重室性心律失常的预测有效性的论文[15]。与光谱法测量 MTWA 评估相比,这些研究使用了不同的 MTWA 评估测试条件,如在运动峰值时测量、在运动恢复期间测量或者监测动态心电图。因此,与光谱法测量 MTWA 研究相比,用 MMA 法直接比较各研究方法之间的预测有效性要困难得多。但总的来说,这些研究也报道了 MTWA 阳性结果的有效预测性。芬兰心血管研究试验是迄今为止最大的 MTWA 研究之一,因为该研究同时登记录入了非选择性的低风险患者[20]。这项研究包括 1972 例进行常规的运动实验患者的资料,并跟踪随访 4 年。在对常见的冠状动脉风险因素进行校正后的多变量 Cox 分析中,高强度运动的 MTWA 的心血管疾病死亡率相对风险为 12.3(95% CI 2.1~12.2,$P<0.01$)。高恢复率的 MTWA 的心血管疾病死亡率相对风险为 8.0(95%CI 2.9~22.0,$P<0.01$)。

基于 MTWA 的 MI 后或扩张型心肌病的风险评估

超过 12 项研究同时利用光谱和时域测量技术来测定 MTWA,评估其对 MI 后风险分层的价值[15]。研究纳入 100~1000 名患者,随访 1~2.5 年。大多数调查中发现 MTWA 可识别出猝死、心血管疾病死亡率高和重度室性快速型心律失常风险突然增加的患者。

Exner 等[23]在这一领域进行了最全面的研究。他们对 322 名心肌梗死后第一周的幸存者进行了评估,LVEF<0.50,平均随访 47 个月,对自主神经张力(心率振荡,压力感受器敏感性)和电解质进行连续评估。主要终点事件是心源性猝死或心脏骤停复苏。在心肌梗死 2~4 周后进行 MTWA 评估,10~14 周后复查。值得注意的是,异常的 MTWA 结果在 2~4 周后并没有准确地预测终点事件(HR=2.42,95%CI 0.96~7.71),但心肌梗死 10~14 周后的 HR 却为 2.91(95%CI 1.13~7.48;$P=0.026$)。当自主神经功能异常与 MTWA 阳性结果相结合时,预测准确性升高 HR 为 3.27(95%CI 1.42~7.00)。

扩张型心肌病患者中的猝死事件很常见。传统的风险分层,如自发性室性心律失常、自主神经标志物或电生理测试通常不能预测未来的快速心律失常

事件。虽然在此类患者中行预防性 ICD 治疗可改善预后，但死亡率的绝对值下降相对较小（即在 MADIT Ⅱ 研究中超过 20 个月的占 5.6%）。在美国，约有 400 000 名患者被诊断为冠状动脉疾病和晚期左心室功能不全，若对这类人群进行常规植入 ICD，则会是一笔巨大的开销。这些想法促使一些研究探讨 MTWA 在指导扩张型心肌病 ICD 治疗中的作用，共纳入 750 名患者，随访时间与心肌梗死后的研究相似。这些研究的共同特征是观察到 MTWA 阴性患者的死亡率非常低，尤其心律失常死亡率特别低（阴性预测值>95%）。在最大的一项试验中[24]，入选 768 名缺血性心肌病（LVEF≤0.35）患者，进行检测并随访 18 个月。将患者分为 MTWA 阴性组或非阴性组（包括 MTWA 阳性和不确定患者）。在对重要的基线变量进行校正后，MTWA 非阴性组与全因死亡率（HR=2.24，95%CI 1.34~3.75，P=0.002）和心律失常死亡率（HR=2.29，95% CI 1.0~5.25，P=0.049）的风险明显相关。非心律失常死亡率在 MTWA 阴性或非阴性患者中，则无明显差异。

然而，部分对缺血性或非缺血性心肌病患者的研究未能显示出 MTWA 的预测价值[25-27]。经仔细分析后发现，这些阴性结论的研究与上述阳性结果研究之间有重大的差异，特别是关于 MTWA 测试之前是否进行过 β 受体阻滞剂治疗。有证据表明 β 受体阻滞剂可抑制 MTWA 振幅，并对测试过程中的 MTWA 产生影响[28]。这一观点在各种关于 MTWA 研究的 Meta 分析中得到了证实。与中断抗肾上腺素能治疗的研究相比，不中断 β 受体阻滞剂[29]的研究，MTWA 有明显有效的预测性。因此，MTWA 应在与患者治疗一致的药理学环境中进行评估，以确保测试结果能反映慢性药物治疗的潜在益处。

基于 MTWA 的猝死风险预测与 ICD 植入预测

一些关于 MTWA 在高危患者的预测能力方面的研究取得的结果令人不甚满意。例如，在心源性猝死心力衰竭试验（SCDHeFT）的亚组研究中，MTWA 对 37 个中心的 490 名患者进行了评估[26]。平均随访 30 个月，MTWA 不确定结果的比例较高（41%），MTWA 阳性或阴性患者中发现猝死、VT/VF 或适当 ICD

治疗的事件发病率基本相同。值得注意的是，大多数终点事件为 ICD 治疗。同样地，MASTER 研究招募了 575 名 MAIDIT-Ⅱ 的患者，随访 2.1 年[27]，终点事件为猝死或适当的 ICD 放电。MTWA 非阴性组与总死亡率增加有关（HR=2.04，P=0.02），但主要终点事件的预测并没有显著增加（HR=1.26，P=0.37）。

为了解释这些存在争议的现象，我们近期进行了一项 Meta 分析，包括 14 项一级预防试验。其中 9 项试验中仅有少数患者植入了 ICD（因此 ICD 治疗占所有终点事件的比例≤15%），另 5 项试验中，则多数患者植入了 ICD，因此 ICD 治疗为主要终点事件[30]。"低 ICD 植入组"中包含 3682 名患者，MTWA 非阴性组与阴性组的相关猝死/心脏骤停的死亡危险指数（hazard ratio）为 13.6（95%CI 8.5~30.4），且 MTWA 阴性患者的年事件率为 0.3%（95%CI 0.1%~0.5%）。"高 ICD 植入组"包含在 2234 名患者中，死亡危险指数仅为 1.6（95%CI 1.2%~2.1%），但 MTWA 阴性患者的年事件率升高至 5.4%（95%CI 4.1%~6.7%）。这些数据表明，MTWA 主要预测致死性室性快速型心律失常事件，而对于非持续性室性快速型心律失常触发 ICD 治疗这样的良性事件，往往不能进行很好的预测。这一观察结果可能归因于许多"恰当"的 ICD 治疗既能终止心律失常，又可能在随后的治疗中诱发心律失常。

以 MTWA 为基础对左心室功能不全或保留患者的风险预测

大多数猝死事件发生在左心室功能保留的患者中。另一方面，LVEF≤0.35 目前被用作一级预防性 ICD 治疗的唯一风险分层。此外，只有一小部分接受一级预防性植入 ICD 的患者在长期随访中获益。由此我们对 5 项 MTWA 检测的前瞻性研究进行了患者层面的数据分析，这些研究针对的是没有室性快速型心律失常病史的患者，并且根据 LVEF 对患者进行进一步的亚组分类[31]。在 LVEF≤35% 的患者中，阳性组、阴性组和不确定组的每年猝死事件的发病率分别为 4%、0.9% 和 4.6%。因此，在 LVEF≤35% 的患者中 MTWA 阳性组或不确定组具有相似的预后信息，但阴性组猝死事件发病率显著降低（P 均<0.001）。

在 LVEF>35% 的患者中，MTWA 结果显示年猝死事件发病率分别为:阳性组(3%)、阴性组(0.3%)和不确定组(0.3%)。在这类患者中,MTWA 阳性组患者的存活率明显低于阴性组(P<0.001)或不确定组(P=0.003),而无事件生存率在 LVEF>35%的阴性组和不确定组之间无显著差异(P=0.801)。这些数据明确指出,若 MTWA 测试结果为阴性,不论患者左心室功能如何,猝死风险都非常低。因此对于 MTWA 阴性的患者,即使 LVEF≤35%,也不太可能从预防性植入 ICD 中获益。

第二个重要的发现是与左心室功能保留的患者有关。在 LVEF>35%的受试者中,MTWA 阳性患者猝死风险显著增加,而植入 ICD 可能会降低心律失常的风险。最后,研究表明,MTWA 不确定的患者猝死风险可能与左心室功能有关。在 LVEF≤35%的患者中,若 MTWA 结果不确定,尤其是在那些因心脏过度转位或心率不足而不确定的患者中,预示猝死风险增加(类似于阳性测试结果)。在左心室功能保留的受试者(LVEF>35%)中,不确定的 MTWA 测试结果似乎与风险增加无关,因此,这些患者不应该与阳性患者分为一组。

未解决的问题

如上所述,关于 MTWA 风险预测评估的实用性,最具争议性的问题之一是 MTWA 测试结果的时间依赖性。对于个体患者来说,目前尚不清楚 MTWA 是否反映了心源性猝死的时间依赖性风险。为解决这一问题,需要定期重复 MTWA 评估,如每年一次或两年一次。最终,需要对 MTWA 预测的有效性进行一个确定的、精心设计的和随机的研究试验。在该试验中,患者将根据 MTWA 测试结果被随机分配到 ICD 组或药物治疗组。鉴于 MTWA 预测有效性的累积数据,不仅包括在左心室功能受损的患者中,而且也包括在 LVEF 保留的患者中,因此大部分患者可以考虑采用这项试验。幸运的是,这项试验已经开始入选患者(心肌梗死后无创性风险评估:REFINE-ICD;NCT 00673842)[32]。未来,其结果将提示 MTWA 是否可作为室性快速型心律失常和猝死风险的预测因素。

参考文献

1. Hering HE. Das Wesen des Herzalternans. *Muenchner Med Wochenschr* 1908;4:1417–1421.
2. Lewis T. Notes upon alternation of the heart. *QJ Med.* 1910;4:141–144.
3. Kalter HH, Schwartz ML. Electrical alternans. *NY State J Med.* 1948;1:1164–1166.
4. Raeder EA, Rosenbaum DS, Cohen RJ. Alternating morphology of the QRST complex preceding sudden death. *N Engl J Med.* 1992;326:271–272.
5. Schwartz PJ, Malliani A. Electrical alternation of the T wave: clinical and experimental evidence of its relationship with the sympathetic nervous system and with the long-QT syndrome. *Am Heart J* 1975;89:45–50.
6. Armoundas AA, Nanke T, Cohen RJ. T-wave alternans preceding torsade de pointes ventricular tachycardia. *Circulation.* 2000;101:25–50.
7. Wegener FT, Ehrlich JR, Hohnloser SH. Amiodarone-associated macroscopic T-wave alternans and torsade de pointes unmasking the inherited long QT syndrome. *Europace.* 2008;10:112–113.
8. Adam DR, Powell AO, Gordon H, Cohen RJ. Ventricular fibrillation and fluctuations in the magnitude of the repolarization vector. *IEEE Comp Cardiol.* 1982;8:241–244.
9. Smith JM, Clancy EA, Valeri CR, Ruskin JN, Cohen RJ. Electrical alternans and cardiac electrical instability. *Circulation.* 1988;77:110–121.
10. Nearing B, Huang HA, Verrier RL. Dynamic tracking of cardiac vulnerability by complex demodulation of the T wave. *Science.* 1991;252:437–440.
11. Shusterman V, Goldberg A, London B. Upsurge in T-wave alternans and nonalternating repolarization instability precedes spontaneous initiation of ventricular tachyarrhythmias in humans. *Circulation.* 2006;113:2880–2887.
12. Hohnloser SH. T wave alternans. In: Zipes D, Jalife J, eds. *Cardiac Electrophysiology.* 6th ed. Philadelphia, PA: Elsevier Inc.;2013:665–676.
13. Merchant FM, Armoundas AA. Role of substrate and triggers in the genesis of cardiac alternans, from myocyte to the whole heart. *Circulation.* 2012;125:539–549.
14. Bloomfield DM, Hohnloser SH, Cohen RJ. Interpretation and classification of microvolt T wave alternans tests. *J Cardiovasc Electrophysiol.* 2002;13:502–512.
15. Verrier RL, Klingenheben T, Malik M, et al. Microvolt T-wave alternans. *J Am Coll Cardiol.* 2011;58:1309–1324.
16. Nieminen T, Lehtimaki T, Viik J, et al. T-wave alternans predicts mortality in a population undergoing a clinically indicated exercise test. *Eur Heart J.* 2007;28:2332–2337.
17. Slawnych MP, Nieminen T, Kahonen M, et al. Post-exercise assessment of cardiac repolarization alternans in patients with coronary artery disease using the

modified moving average method. *J Am Coll Cardiol.* 2009;53:1130–1137.

18. Verrier RL, Nearing BD, La Rovere MT, et al. Ambulatory electrocardiogram-based tracking of T wave alternans in post-myocardial infarction patients to assess risk of cardiac arrest or arrhythmic death. *J Cardiovasc Electrophysiol.* 2003;14:705–711.

19. Stein PK, Sanghavi D, Domitrovich PP, Mackey RA, Deedwania P. Ambulatory ECG-based T-wave alternans predicts sudden cardiac death in high-risk post-MI patients with left ventricular dysfunction in the EPHESUS study. *J Cardiovasc Electrophysiol.* 2008;19:1037–1042.

20. Leino J, Minkkinen M, Nieminen T, et al. Combined assessment of heart rate recovery and T-wave alternans during routine exercise testing improves prediction of total and cardiovascular mortality: The Finnish Cardiovascular Study. *Heart Rhythm.* 2009;6:1765–1771.

21. Hohnloser SH, Klingenheben T, Zabel M, et al. T wave alternans during exercise and atrial pacing in humans. *J Cardiovasc Electrophysiol.* 1997;8:987–993.

22. Kaufman E, Bloomfield D, Steinman R, et al. "Indeterminate" microvolt T-wave alternans tests predict high risk of death or sustained ventricular arrhythmias in patients with left ventricular dysfunction. *J Am Coll Cardiol.* 2006;48:1399–1404.

23. Exner DV, Kavanagh KM, Slawnych MP, et al. Noninvasive risk assessment early after a myocardial infarction: the REFINE study. *J Am Coll Cardiol.* 2007;50:2275–2284.

24. Chow T, Kereiakes DJ, Bartone C, et al. Microvolt T-wave alternans identifies patients with ischemic cardiomyopathy who benefit from implantable cardioverter-defibrillator therapy. *J Am Coll Cardiol.* 2007;49:50–58.

25. Grimm W, Christ M, Bach J, Muller HH, Maisch B. Noninvasive arrhythmia risk stratification in idiopathic dilated cardiomyopathy: results of the Marburg cardiomyopathy study. *Circulation.* 2003;108:2883–2891.

26. Gold MR, Ip JH, Costantini O, et al. Role of microvolt T-wave alternans in assessment of arrhythmia vulnerability among patients with heart failure and systolic dysfunction: primary results from the T-wave alternans sudden cardiac death in heart failure trial substudy. *Circulation.* 2008;118:2022–2028.

27. Chow T, Kereiakes DJ, Onufer J, et al. Does microvolt T-wave alternans testing predict ventricular tachyarrhythmias in patients with ischemic cardiomyopathy and prophylactic defibrillators? The MASTER (Microvolt T-wave Alternans Testing for Risk Stratification of Post-Myocardial Infarction Patients) trial. *J Am Coll Cardiol.* 2008;52:1607–1615.

28. Klingenheben T, Grönefeld G, Li YG, Hohnloser SH. Effect of metoprolol and d,l-sotalol on microvolt-level T-wave alternans. *J Am Coll Cardiol.* 2001;38:2013–2019.

29. Chan PS, Gold MR, Nallamothu BK. Do beta-blockers impact microvolt T-wave alternans testing in patients at risk for ventricular arrhythmias? A meta-analysis. *J Cardiovasc Electrophysiol.* 201;21:1009–1014.

30. Hohnloser SH, Ikeda T, Cohen RJ. Evidence regarding clinical use of microvolt T-wave alternans. *Heart Rhythm.* 2009;6:S36–S44.

31. Merchant FM, Ikeda T, Pedretti RFE, et al. Clinical utility of microvolt T-wave alternans testing in identifying patients at high or low risk of sudden cardiac death. *Heart Rhythm.* 2012;9:1256–1264.

32. http://www.ClinicalTrials.gov. Accessed October 10, 2012.

第 12 章

3 相与 4 相房室传导阻滞及进展为完全性心脏传导阻滞的心电图标志

John M. Miller, Rahul Jain, Eric L. Krivitsky

导言

3 相与 4 相传导阻滞是指传导异常(通常指希氏束-浦肯野系统,HPS),前者是由于即将除极的波遇到了不应期(3 相),后者是由于除极波正好遇到了已经开始的自动除极(4 相)的波而被抑制。这些传导障碍可以是生理性的或病理性的,后一种情况可能是结构性心脏病的唯一迹象。

概述

短暂功能性束支传导阻滞或差异性传导(简称差传)可以发生于不同情况,室内传导的这种差传可以是正常的心脏电生理表现,也可以是某些疾病进展影响到希氏束-浦肯野系统的结果。在本章,我们将从两个方面探讨束支传导阻滞的进展模式,以及应用心电图的方法鉴别异常波形是差传还是起源于心室。最后,讨论短暂束支传导阻滞对完全性心脏传导阻滞后续进展的意义。

正常希氏束-浦肯野系统的生理

在正常情况下,HPS 细胞在整个传导系统中的有

效不应期(ERP)最长。在心率相对较慢时,HPS 内右束支 (RBB) 近端的有效不应期最长,其次为左束支(LBB)近端。在心率较快时,所有 HPS 细胞的有效不应期逐渐缩短,但 RBB 比 LBB 缩短更明显。因此,在传入冲动周期<600ms 时,这种关系会反转过来(即LBB 的不应期超过 RBB)。此外, 在任何特定时刻,HPS 中的不应期取决于其前面的 RR 间期长度:RR 间期越长,与 QRS 波群相关的有效不应期越长。复极化使动作电位恢复到基线水平,等待下一次除极波的到来。复极后不应期在正常的 HPS 细胞中是不存在的,但可在 HPS 疾病时发生。HPS 细胞具有自动 4 相除极化的能力,即大约 40 次/分的除极频率,但在没有显著窦房结功能障碍或房室传导阻滞的情况下,通常观察不到。

3 相阻滞

3 相阻滞,有时称之为"心动过速依赖性"或"加速依赖性"传导阻滞,是由于传入冲动到达 HPS 时,其尚在动作电位的 3 相(复极化)期间,此时这些细胞尚未完全重新复极化。因此,只有很少的钠离子通道处于激活状态,并参与下一次动作电位的正常 0 相上升期。这可导致单个心室波显示为束支传导阻滞、分支传导阻滞或房室传导阻滞,或传导阻滞可能

持续数个周期，其取决于之后是否有快速冲动继续传入以及受累细胞不应期的频率调整影响[3]。3 相阻滞可能是 HPS 的正常生理性的表现。

当室上性冲动发生于正常健康 HPS 组织完全复极化之前，生理性或功能性 3 相阻滞就可发生（图 12.1 顶部）。此现象最常见的表现形式为相对较早的房性期前收缩(PAC)之后跟随束支传导阻滞，类似阿什曼现象(长短周期现象;图 12.2)[1,2]。在心率低于 100 次/分时，RBB 的不应期最长，在这种情况下最常见的是右束支传导阻滞(RBBB)(75%)。在较快的心率下，当超过 100 次/分时，PAC 可能会产生左束支传导阻滞(LBBB)，这是由于 RBB 的 ERP 缩短程度大于 LBB(如上所述)。在心房颤动(房颤)时最易出现长短序列，因此最常见到阿什曼现象。然而，其也可以发生于二度房室传导阻滞时。如上所述，因 3 相阻滞差传可以局限于单个 QRS 波群（因为仅有 1 个房性期前收缩或长短序列），也可以连续出现，只要受影响的束支，传入冲动周期短于有效不应期(即使是频率调整)，或反复跨间隔逆向传导侵入，隐匿性、持续性激动右束支致向前传导阻滞（"蝉联现象"，见其他章节)。

非生理性 3 相阻滞发生在 HPS 的部分不应期异常延长（由于 3 期复极化延长或复极后不应期的存在）或不能正常随心率加快调整不应期，或两者兼而有之(见图 12.1，中间)。这可能是由慢性缺血性心脏病、浸润性疾病或 HPS 的退行性疾病引起的。在这种情况下，LBBB 比 RBBB 更常见，它的出现应引起人们对某些病理过程的怀疑（如果不是显而易见的话）。典型的临床情况为随着心率的逐渐加快(HPS

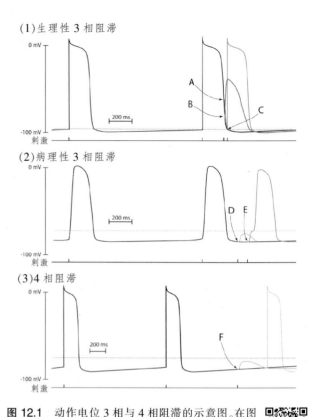

(1)生理性 3 相阻滞

(2)病理性 3 相阻滞

(3)4 相阻滞

图 12.1 动作电位 3 相与 4 相阻滞的示意图。在图形中，显示来自 HPS 的单个细胞以 1000ms 的间期刺激(在"刺激"线上的钉号标记表示刺激)，在不同的条件下，都有电压刻度和时间指示器;水平虚线是阈电位。(1):正常动作电位伴 A 期前刺激，其位于复极期的绝对不应期，未产生任何反应(红线);在 B 期前刺激时，位于刚过相对不应期，产生一个延迟上升的动作电位(蓝线);在 C 期前刺激时，已经完全复极化，产生一个正常动作电位(绿线)。(2):HPS 疾病发生时基线静息电位升高、延迟动作电位上升和复极后的不应期，在 D(完全复极后)的过早刺激会产生小的除极(橙色线)，但不能达到阈值(本身由于疾病而升高);在 E，延迟反应确实达到阈值产生动作电位(绿线)。(3):病态 HPS 异常快速 4 相除极化，在 F 期前收缩刺激产生阈下反应(橙色线)，并阻止接下来的阈上刺激产生动作电位(灰虚线)。

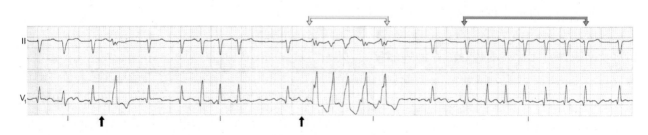

图 12.2 房颤时 3 相阻滞(阿什曼现象)。心律条带显示房颤期间不稳定的房室传导，长短序列(黑箭头所示)之后出现 RBBB 形态心室波。请注意双黑箭头处明显不同的偶联间期。在 RBBB 形态心室波（浅灰色上条）出现过程中的心室率与随后的窄 QRS 波(深灰色上条)出现期间的心室率相似。最后，RBBB 形态 QRS 波非常不规整，窄 QRS 波也是如此，这些都是与差异性传导相一致的特征。

的不应期应该缩短)出现差异性传导;在某些其他情况下,这种差传是在相对较慢的心率下出现(<70 次/分;图 12.3),在几个周期后加速到一个稳定的速率(但是没有明显的频率变化)。加速依赖性差传可以持续存在,只要心率仍在升高,或恢复到正常的 QRS 波,如果有足够的调整频率适应性的不应期[3]。

表 12.1 列出了鉴别 3 相阻滞与室性期前收缩(PVC)的心电图方法,并在下面详述。

1.当以单个 QRS 波群出现时

a. 期前心房激动的出现。因为 3 相阻滞是由于室上性冲动遇到了 HPS 的不应期,因此其必须有期前心房激动(当发生房性期前收缩或房颤时)。当 PAC

出现在一个宽 QRS 波群前,如果其 PR 间期小于基线 PR 间期,则 3 相阻滞并不能造成这种情况(因此该波为室性期前收缩)。

b. 出现方式(启动)–必要性。3 相阻滞要求在 HPS 不应期恢复前发生室上性冲动,因此常见典型的方式为长短序列(长 RR 间期后跟短 RR 间期;见图 12.2)。尽管这种方式在室性期前收缩时不是必须的,因期前收缩的特性,与较长间期相比,则表现为结束于短间期,因此长短序列在鉴别差传与室性期前收缩时受到了限制[4]。

c. 重复序列的偶联间期–来自同一起源点的室性期前收缩通常与之前的正常 QRS 波群保持固定

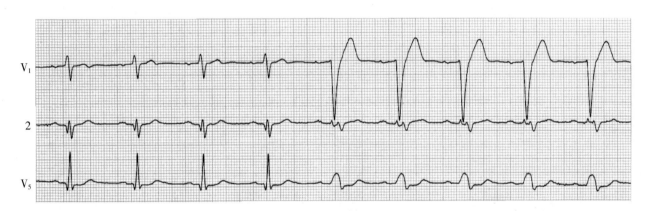

图 12.3　差传(LBBB 型)出现于心率变化小且频率慢时,窦性心律约为 62 次/分,在观察过程中变化小于 1 次/分。差异性传导时缺乏突然的心率变化、心率缓慢,同时 LBBB,均为病理性 HPS 的 3 相阻滞。

表 12.1　3 相阻滞与室性异位波的心电图鉴别

标准	3 相阻滞	室性异位波
单个波		
期前心房激动	必需	无或不相关
出现方式	长短序列,典型	长短序列非必需
多次出现的偶联间期	随机	相对固定
宽 QRS 波群后间歇	无代偿期	代偿间期
常见束支阻滞形态	RBBB >> LBBB	RBBB ≈ LBBB
QRS 波群形态特征	与差传一致	与心肌起源一致
房颤时的宽 QRS 波群		
心率,相比附近窄 QRS 波群	窄、宽时心率类似	宽波快于窄波
规整性,相比附近窄 QRS	绝对不规整	极小不规整
波群传导的合理性	基线 PR 间期正常	基线 PR 间期长(室上性心动过速不大可能在快速心动过速时进行 1:1 下传心室)

RBBB,右束支传导阻滞;LBBB,左束支传导阻滞;AF,心房颤动;SVT,室上性心动过速。

的偶联间期。而当发生 3 相阻滞时，其偶联间期是可变的(见图 12.2)[5]。

d. 在窦性心律期间出现的室性期前收缩后出现的间歇，通常是完全代偿性的(也就是说，下一次窦性冲动到达的间期)，然而房性期前收缩后出现的 3 相阻滞后的间期短于完全代偿间期。另外，如果宽 QRS 波群之后的 PR 间期延长，则可能是室性期前收缩逆向隐匿性侵入房室结所致(而 3 相阻滞时宽 QRS 波群则不会出现)。

e. 束支传导阻滞模式-由于 3 相阻滞 QRS 波群形态多样，且与差传一致，而起源于心肌的室性期前收缩则不会[6]。另外，由于 3 相阻滞所致的宽 QRS 波群 90%的病例表现为 RBBB 形态，而室性期前收缩时 RBBB 与 LBBB 两者大概相同。

2.房颤时出现连续宽 QRS 波群

a. 等频性-房颤时由于 3 相阻滞导致的连续宽 QRS 波群出现时的心率，应该与当时的窄 QRS 波群心率相同(见图 12.2)。而典型的室性心动过速的频率，则要明显快于其附近窄 QRS 波群的频率。

b. 规整性-在房颤期间，由于 3 相阻滞而产生的宽 QRS 波群有不规则的 RR 间期，很容易被发现。而室速时则相对规整(见图 12.2)。

c. 房室传导的合理性-如果窦性心律时的 PR 间期较长，则快速宽 QRS 波群心动过速不太可能是由室性心动过速(SVT)伴差传引起的(见图 12.4)。

4 相阻滞

4 相阻滞，也称"慢频率依赖性"或"递减依赖性"传导阻滞，是由于传入冲动到达 HPS 时，其已经位于受影响细胞动作电位完成复极化 4 相(舒张期除极)后较长的间期(图 12.1 底部及图 12.5)[7,8]。自动 4 相除极化是 HPS 细胞的正常特征，是在房室传导阻滞期间膜电位达到阈值时逸搏心律的机制，但当窦性心律> 40 次/分时，则表现不出来。然而，在某些病理条件下，4 相除极化加速，因此它可能在正常心率时出现。当发生这种情况时，膜电位逐渐变小(不那么负)，激活状态的钠离子通道太少，因此可能发生缓慢传导或阻滞。值得注意的是，这种膜电位与正常 HPS 细胞的阈值电位大致相同(−70mv)。然而，在病态的 HPS 中[8]，阈值电位也变得小了，产生一个膜电位"窗口"，当窗口足够高时，到来的冲动不能传导

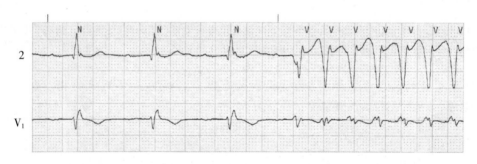

图 12.4   宽 QRS 波群心动过速，周长 320ms，一次期前收缩之后出现。基线 PR 间期延长(320ms)，提示 SVT 伴差传在这种 1:1 心率下传几乎不可能。另外，室性心动过速下传的 QRS 波为 RBBB 形态，而宽 QRS 波群心动过速(室速)呈更 LBBB 的形态，也提示其不能为差传。(N，正常 QRS 波；V，室性心动过速波)。

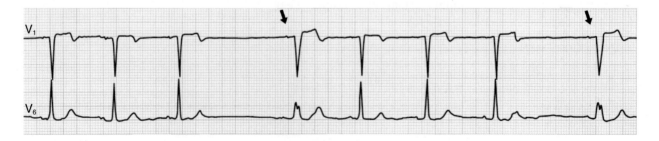

图 12.5   左束支 4 相阻滞。窦性心律，窦性停搏；停搏之后的窦性 QRS 波群呈 LBBB 差传形态(箭头所示)。

（基于上述原因）。同时膜电位相对太小，以至于不能自动除极化。因为 HPS 的某些功能障碍导致静息电位升高（较小负值），增强 4 相除极化频率，膜对刺激反应减弱，而 4 相阻滞的存在几乎总是提示一种病理状态（退行性疾病、缺血、梗死和浸润性疾病等）。

4 相阻滞是在心率慢时发生的，因为病理因素对左 HPS 的影响大于对右 HPS 的影响，以及 LBB 比 RBB 有更快的 4 相除极化频率的趋势，所以 4 相阻滞通常表现为 LBBB 形态。

当加速的 4 相自动除极化确实发生在病态 HPS 的细胞中，但其对阻滞的进展来说是不必要的。Jalife 等[9]已在对照试验中表明：①尽管 4 相除极化到膜电位使几乎所有钠离子通道失活，但可能通过激活缓慢的钙离子通道而一直持续传导；②心动过缓依赖的阻滞可能发生在无 4 相除极化的情况下，反之亦然；③受抑制传导远端 4 相除极化，实际上可能会促进该区域的传导。因为试验条件不是人类 HPS 在各种疾病状态下的完美体现，递减依赖性 4 相除极化的理论可能过于简单化。

从上述讨论中可以清楚地看到，3 相和 4 相阻滞可发生在结构性心脏病的同一个体，这取决于当时的心率[10]。

进展至完全性房室传导阻滞

既然生理性不应期造成的 3 相阻滞是一种正常的现象，那么它没有进展成完全性房室传导阻滞的倾向。然而，在 3 相阻滞的病例中，是由于某种结构性病理因素（尤其所有 4 相阻滞的病例）导致，可进展到完全性房室传导阻滞。这种进展发生与否以及速度更多地依赖于潜在的心脏病变，而非 3 相阻滞或 4 相阻滞。LBBB 是 4 相阻滞最常见的表现，一般但并不总是与心血管预后不佳有关（尤其心力衰竭）[11,12]。这可能与潜在的心脏异常有关，而不是与阻滞本身有关。

一种特别值得注意的情况是阵发性房室传导阻滞（PAVB），可出现突发性和持续性房室传导阻滞，最常见的情况是在期前收缩之后出现停顿（图 12.6）[4]。4 相阻滞，通常在希氏束[13]，已被认为是主要的机制。在规整的节律期间，每次期前收缩可产生一个间歇，当接下来的房性激动波扩散至希氏束，后者正好处

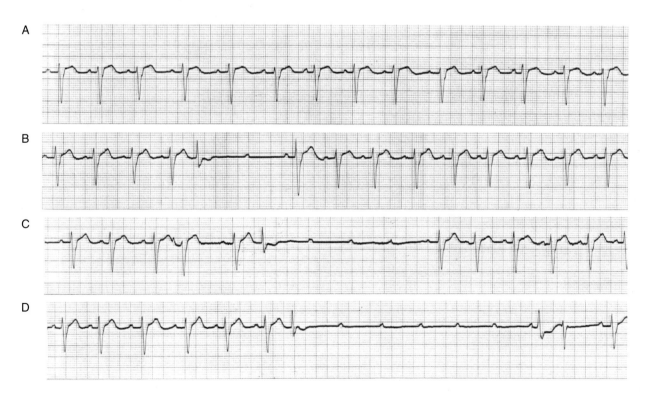

图 12.6　阵发性房室传导阻滞。（A）基线状态窦性心律均下传心室。（B）室性期前收缩触发一次阵发性房室传导阻滞事件的发生，即 1 次没有下传的 P 波。（C）窦性心律之前出现 1 次房性期前收缩，之后出现 1 次室性期前收缩，触发更长的房室传导阻滞的事件。（D）室性期前收缩引起并终止 1 次较长的房室传导阻滞事件，并伴有头晕的症状。（Courtesy of M. Shenasa, MD.）

于间歇中的 4 相自动除极化,结果必然是钠离子通道处于失活状态,于是发生了阻滞。既然动作电位没有产生,那么复极化的钾离子通道就没有被激活[14],自然膜电位会抑制接下来的传导,直至另外一个期前收缩打破这个循环。许多患有 PAVB 的患者的年龄相对较大,可表现为突发性心律失常,出现晕厥或心脏骤停。而其中许多都有 HPS 疾病的一些表现,如 RBBB,但也有一些患者没有。在后一种情况下,单一的希氏束疾病似乎很可能。有些受影响的患者是相对较年轻的,因为单一的希氏束疾病,可以有正常的 PR 间期和 QRS 波群(形态及时限),晕厥的常规检查也没发现异常。因此,PAVB 表现隐匿,会导致复发性晕厥或心脏骤停[15]。

其他应用

到目前为止,3 相和 4 相阻滞最常见的临床基础是 HPS 的细胞。然而,3、4 相传导异常在正常和患病的 HPS 中有相同的生理机制,可以应用于其他类似的情况,如被周围细胞环绕的狭窄心肌带,如房室旁道和肺静脉肌束(图 12.7)[16]。在前一种情况下,两种类型的传导阻滞都有报道。尽管 3 相阻滞在肺静脉传导阻滞中很常见,但 4 相阻滞尚未见报道。

总结

发作性的短暂束支传导阻滞可能具有不同的机制和临床含义,这取决于潜在的心脏疾病的性质和严重程度(如果存在)。3 相阻滞,或泛泛地称为心动过速依赖性阻滞,可能是正常生理机制的表现,也可能是 HPS 疾病所致。一些已经明确的心电图线索有助于区分。其他心电图标准也有助于鉴别差传和室性期前收缩。反过来说,4 相阻滞或心动过缓依赖性阻滞,几乎总是严重的(虽然不总在临床上出现)结构性心脏病,会影响到传导系统。在有显著 HPS 疾病的情况下,更有可能进展为完全性心脏传导阻滞,而

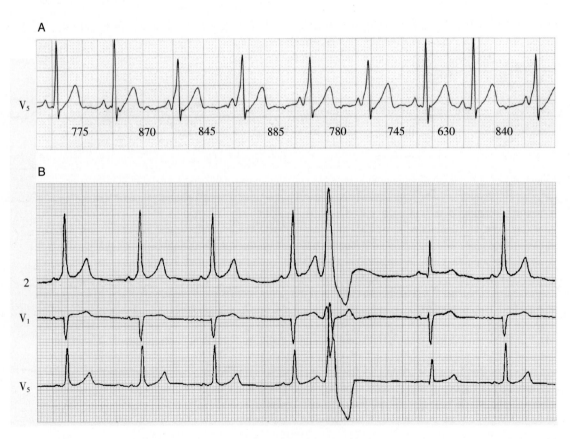

图 12.7　房室旁道的 3 相和 4 相阻滞。(A)3 相阻滞,窦性心律轻微减慢(PP 间期以 ms 显示在下方)允许传导经房室旁道(δ波),当窦性心律加快到周长小于 760ms 时,可导致旁道 3 相阻滞。(B)4 相阻滞,窦性心律伴有预激,1 次室性期前收缩发生并逆向传导重整窦房结产生一次间歇,间歇后的窦性心跳因旁道出现 4 相阻滞而不能经旁道下传。

生理性 3 相阻滞对此影响很小,在 4 相或非生理性 3 相阻滞的情况下,更容易进展为完全性心脏传导阻滞。PAVB 被认为是一种相对罕见的疾病,它很可能是由于 4 相阻滞引起的,尽管可能有更复杂的机制。

重点

• 3 相阻滞,由于冲动在组织兴奋完全恢复之前到达,可以是正常现象(仅在快频率时出现 RBBB 差传),也可以是提示疾病(发生于慢频率时的 LBBB 差传)。

• 4 相阻滞,由于舒张期除极化到一个膜电位水平,大部分钠离子通道失活从而不能形成动作电位,几乎总是表明存在心脏疾病。

• 3 相和 4 相阻滞可以出现于同一个体的不同时间段。

• 3 相和 4 相阻滞通常指的是 HPS,但它们也可以发生于其他情况下,如被其他细胞隔离的条带状传导组织(如房室旁道)。

• 4 相阻滞和非生理性 3 相阻滞可以进展为完全性心脏传导阻滞,根据相关结构性心脏病的存在、类型和严重程度,通常提示预后不良。

参考文献

1. Lewis T. Paroxysmal tachycardia, the result of ectopic impulse formation. *Heart.* 1910;1:262–282.
2. Gouaux JL, Ashman R. Auricular fibrillation with aberration simulating ventricular paroxysmal tachycardia. *Am Heart J.* 1947;34(3):366–373.
3. Fisch C, Knoebel SB. Vagaries of acceleration dependent aberration. *Br Heart J.* 1992;67(1):16–24.
4. Gulamhusein S, Yee R, Ko PT, Klein GJ. Electrocardiographic criteria for differentiating aberrancy and ventricular extrasystole in chronic atrial fibrillation: validation by intracardiac recordings. *J Electrocardiol.* 1985;18(1):41–50.
5. Suyama AC, Sunagawa K, Sugimachi M, et al. Differentiation between aberrant ventricular conduction and ventricular ectopy in atrial fibrillation using RR interval scattergram. *Circulation.* 1993;88(5 Pt 1):2307–2314.
6. Miller JM, Das MK. Differential diagnosis of wide and narrow QRS complex tachycardia. In: Zipes DP, Jalife J, eds. *Cardiac Electrophysiology: From Cell to Bedside.* 6th ed. Philadelphia, PA: Elsevier; 2013:575–580.
7. Kretz A, Da Rous HO, Palumbo JR. Delay and block of cardiac impulse caused by enhanced phase-4 depolarization in the His-Purkinje system. *Br Heart J.* 1975;37(2):136–149.
8. Singer DH, Lazzara R, Hoffman BF. Interrelationships between automaticity and conduction in Purkinje fibers. *Circulation Res.* 1967;12:537–558.
9. Jalife J, Antzelevitch C, Lamanna V, Moe GK. Rate-dependent changes in excitability of depressed cardiac Purkinje fibers as a mechanism of intermittent bundle branch block. *Circulation.* 1983;67(4):912–922.
10. Rosenbaum MB, Lazzari JO, Elizari MV. The role of phase 3 and phase 4 block in clinical electrocardiography. In: Wellens HJJ, Lie KI, Janse MJ, eds. *The Conduction System of the Heart. Structure, Function, and Clinical Implications.* Philadelphia, PA: Lea & Febiger; 1976:126–144.
11. Imanishi R, Seto S, Ichimaru S, et al. Prognostic significance of incident complete left bundle branch block observed over a 40-year period. *Am J Cardiol.* 2006;98(5):644–648.
12. Schneider JF, Thomas HE, Jr., Kreger BE, McNamara PM, Kannel WB. Newly acquired left bundle-branch block: The Framingham study. *Ann Intern Med.* 1979;90(3):303–310.
13. El-Sherif N, Jalife J. Paroxysmal atrioventricular block: Are phase 3 and phase 4 block mechanisms or misnomers? *Heart Rhythm.* 2009;6(10):1514–1521.
14. Lee S, Wellens HJ, Josephson ME. Paroxysmal atrioventricular block. *Heart Rhythm.* 2009;6(8):1229–1234.
15. Lerman BB, Josephson ME. Automaticity of the Kent bundle: Confirmation by phase 3 and phase 4 block. *J Am Coll Cardiol.* 1985;5(4):996–998.
16. Sauer WH, Lowery CM, Callans DJ, Lewkowiez L. Phase 4 conduction block of a right midseptal accessory pathway. *Heart Rhythm.* 2007;4(5):686–687.

第 **13** 章

左束支传导阻滞或右心室起搏时的心肌梗死心电图

Cory M. Tschabrunn, Mark E. Josephson

概述

快速准确地诊断急性冠脉综合征对缺血症状的患者至关重要,以便及时开始进行再灌注治疗[1]。在出现急性心肌梗死(MI)的个体中,当 ST 段达到手术标准时,早期识别和随后的患者分诊主要依赖于标准的 12 导联心电图。毫无疑问,12 导联心电图是诊断心肌梗死、冠状动脉病变罪魁祸首的位置和组织损伤的严重程度,最有效和最便宜的检查[2]。然而,存在左束支传导阻滞(LBBB)的情况下,识别 ST 段抬高心肌梗死(STEMI)可能特别困难。用于诊断 MI 的传统心电图标准在 LBBB 患者中无效,因此限制了这些患者中 12 导联 ECG 的急性诊断价值[3-5]。

鉴于这些诊断难点,1996 年和 2004 年美国心脏病学会和美国心脏协会(ACC/AHA)STEMI 指南推荐对新发现的或可能是新发的 LBBB,有 STEMI 临床表现的患者,在 12 小时内进行急诊再灌注治疗,包括纤维蛋白溶解药或原发性经皮冠状动脉介入治疗[6-8]。患者到急诊室后,接诊者通常很难确定新发和既往存在的 LBBB,导致随后紧急转诊到心脏导管室,使患者进行不必要的血管侵入性操作,从而导致出现并发症的风险、住院时间延长以及额外费用[9]。此外,最新的和大量的临床试验数据表明,LBBB 患者发生需要

紧急血运重建的冠状动脉闭塞发病率低,并且心肌梗死时,新发的 LBBB 非常罕见[10-13]。

本章将回顾左束支(LBB)解剖,LBBB 的基本机制、诊断挑战,以及慢性 LBBB 和 RV 起搏下诊断心肌梗死的 ECG 标准。我们还将讨论心电图定位 LBBB 下陈旧性心肌梗死的解剖位置。

解剖学、病理生理学和 LBBB 心电图标准

当希氏束-浦肯野系统中的正常电活动中断时,可观察到 LBBB。希氏束在室间隔(IVS)的纤维和心肌交界处分为右束支(RBB)和 LBB。LBB 主干在主动脉瓣下穿过室间隔 (IVS),然后再分为 3~4 个分支。这些分支包括:①延伸支;②左前分支:穿过左心室流出道(LVOT),并终止于左心室前侧壁浦肯野系统;③左后分支:延伸到浦肯野纤维;④在一部分患者中插入 IVS 的中间支[14-16]。

只有很少的数据可用于评估 LBBB 患者传导异常的特定部位。现有的数据表明,右心室激动不变,只有左心室激动发生改变[17]。LBBB 患者的病理生理学研究表明,传导阻滞部位可能位于 IVS 的近端(特别是弥漫性心肌病),但也可能位于远端分支。据推测,左束中最易受损的部分位于希氏束和 LBB 的近

端连接处[15]。该区域在伴有结构性心脏病的情况下，更容易发生纤维化。重要的是，心电图上表现为LBBB 可能是由于束支发生明显的传导延迟，并不一定代表左束支或其分支发生完全性传导阻滞[14]。无论如何，发生 LBBB 时，左心室传导开始于右束支激动终点。这种传导异常的病理生理学结果导致心电图上可识别的心室激动不同步。在大多数患者中，心电图上的 LBBB 表现有一些共同特征，因此可使用以下诊断标准：

1. QRS 时间≥120ms。

2. Ⅰ、aVL、V₅ 和 V₆ 导联中顿挫 R 波。

3. Ⅰ、V₅ 和 V₆ 导联无 Q 波。

4. V₅ 和 V₆ 导联的 R 波达峰时间＞60ms。

5. ST 段和 T 波与 QRS 方向不一致。

表 13.1[2]总结了 AHA/ACCF/HRS 心电图指南中 LBBB 的诊断标准。ST-T 波与 QRS 波向量不一致，代表着 LBBB 期间心室除极化，可掩藏急性冠状动脉闭塞时的 ST 段改变，而传导正常时则很容易发现这种 ST 段改变[4-6,18,19]。这种现象是 LBBB 时诊断急性心肌梗死的难点，也是无法使用常规心电图标准的原因。

病因

结构性或功能性的原因均可能引起 LBBB。通常，LBBB 与传导系统的进行性病变有关，很少是由单个临床事件引起（包括急性心梗）。因此，许多慢性

表 13.1　完全性左束支传导阻滞心电图标准

1. QRS 时限≥120ms

2. Ⅰ，aVL，V₅ 和 V₆ 导联中的宽大、切迹或顿挫 R 波，由于移行改变导致 V₅ 和 V₆ 导联中的偶尔呈 RS 图形

3. Ⅰ，V₅ 和 V₆ 导联中没有 Q 波，但在没有结构性心脏病的情况下，aVL 导联可能有窄 Q 波

4. V₅ 和 V₆ 导联 R 波达峰值时间＞60ms，但在 V₁，V₂ 和 V₃ 导联中如果存在 R 时，达峰值时间正常

5. ST 和 T 波通常与 QRS 方向相反

6. 直立 QRS 导联中的 T 波正向可能是正常的（正向一致性）

7. 在某些情况下，LBBB 可能会出现频率依赖的 QRS 额面电轴向右、左或向上偏

Modified with permission. [2]

病如高血压，冠状动脉疾病和（或）其他心肌病，导致心肌肥大、扩张和继而出现的纤维化，往往是导致 LBBB 传导延迟或阻滞的罪魁祸首[20,21]。有时，一些功能性原因可导致 LBBB，如高钾血症、药物毒性、频率依赖的差异性传导或急性炎症[22]。劳累性的胸痛患者，可出现一过性的频率依赖性 LBBB。这种现象称为"疼痛 LBBB 综合征"，在文献中偶尔有报道，并且经常被误认为急性冠脉事件，导致不必要的紧急心脏介入手术。Ellis 等描述这种罕见但常常管理不善的综合征，其特征为劳累性胸痛突然发作同时伴 LBBB，随后恢复正常传导[23]。

另外同样也要注意，LBBB 形态可以出现在单形性室性心动过速，或窦性心动过速伴右侧旁路顺向传导（图 13.1）。这些患者可能会因心律失常出现心悸和胸痛，但与急性冠脉事件无关。应始终仔细评估基础心律、PR 间期以及是否存在 δ 波，以免误诊。

LBBB 的发病率

LBBB 在普通人群中的发病率约为 1%，但随着年龄的增长，发病率显著增加。在 80 岁以上的个体中 LBBB 的发病率高达 5.7%。小于 30 岁、没有基础疾病的年轻人中 LBBB 较为罕见，并且往往是良性的[24-27]。无论如何，始终应考虑潜在的结构和功能病因。

早期临床试验数据发现，由冠状动脉闭塞所致 LBBB 的发病率约为 7%[28]。随着人们越来越清楚地认识到 LBBB 患者 MI 后死亡明显高于没有 LBBB 的患者。这些发现得到了更多研究的证实，最初被认为是由于 LBBB 形态下对缺血的认识不足，而导致再灌注治疗的延迟[20,28,29]。随之诞生了目前有问题的 ACC/AHA 指南，该指南推荐当出现新发的 LBBB 或推测出现新发的 LBBB 时，应进行冠状动脉评估。最近的数据表明结果存在差异，LBBB 可能是其他心脏危险因素或因结构性心脏病所致[30,31]。

更多的大型临床试验证实（慢性或推测为新发的），LBBB 的发病率比最初报道的低得多。来自 GUSTO-1 研究的结果得出结论，确诊 MI 的患者中 LBBB 的生物标志物仅为 0.5%[18,32]。这些发现得到了 Hero-2 试验的证实，该试验证实急性心肌梗死新发的 LBBB 发病率为 0.15%，这表明大多数患者被误认为是"推测

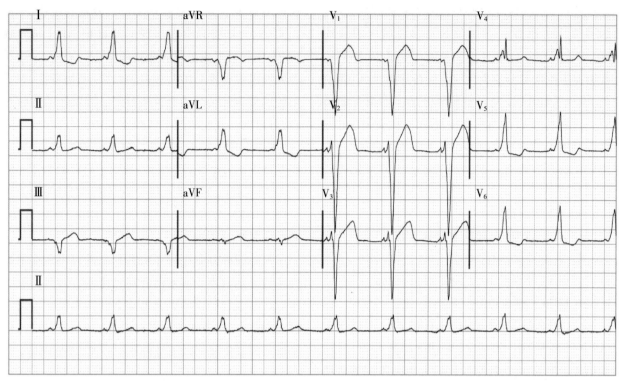

25 mm/sec, 10mm/mV

图 13.1　1 名有胸痛症状的 45 岁男性患者,12 导联心电图提示可能有新发的 LBBB, 紧急进行心脏介入手术。心电图显示短 PR 间期和预激形态,提示右侧游离壁旁路。冠状动脉造影正常,进一步检查证实症状继发于室上性心动过速(SVT)。

新发的 LBBB",实际上是既往未发现的慢性 LBBB[10,33]。急性心肌梗死导致左束支显著传导延迟或阻滞的情况极为罕见。

LBBB 时急性心肌梗死的诊断

　　尽管过去几年有大量的证据表明,新发的 LBBB 与急性心肌梗死之间关联甚少,但仍然有必要制订心电图标准,用于排除慢性 LBBB 或确认患者是否发生急性心肌梗死。在过去的几十年中,已有大量的工作修正心电图标准,该标准可以有效地和可重复地确定这些患者的急性冠状动脉闭塞[5,18,19]。虽然在这个过程中提出了许多心电图方法,但由于其敏感性和特异性较低,还需要进一步的评价。由于无法准确地对这些数量不大,但很重要的患者群体进行风险分层,加之未修正的 ACC/AHA 指南,已导致许多不必要的冠状动脉介入手术。

　　正如讨论那样,LBBB 图形会掩盖传统的 STEMI 心电图标准,因此需要提出新的替代方法,以发现心室激动异常时的组织缺血。许多心电图的方法试图发现非典型 LBBB 的特征,例如 Q 波的分布和(或)S 波切迹图形。这些图形可用于发现既往梗死的解剖位置,虽然反复试图修改评分并添加更多标准,但对于评估急性心肌梗死并不可靠。1996 年,Sgarbossa 等描述一种利用 ST 段一致性和不一致性的改进方法。当评分≥3 分时,该方法的特异性可达到至少 90%。表 13.2 列出的 Sgarbossa 标准自此经过严格的验证,相比其他 12 导联心电图方法的特异性最高。该标准是利用 GUSTO-1 数据库创建的,包含大量患有慢性 LBBB 和 MI 的患者[10-12,34,35]。该方法确定了 3 个具体指标和相关的评分系统, 以确定在 LBBB 情况下冠状动脉闭塞的风险。图 13.2 展示了每个标准的一个例子。

　　1. ST 段与 QRS 波方向(相同方向)一致,抬高≥1mm(5 分)。

　　2. V_1,V_2 或 V_3 导联 ST 段压低≥ 1mm(3 分)。

　　3. ST 段与 QRS 波方向(相反方向)不一致,抬高≥5mm(2 分)。

　　第 3 点已被证明不太有用,因为在左心室肥大

表 13.2 诊断 LBBB MI 的 ECG 标准:"Sgarbossa 标准"

标准	优势比 (95% CI)	分值
ST 段抬高 ≥ 1mm		
与 QRS 波方向一致(相同方向)	25.2(11.6~54.7)	5
V₁、V₂ 或 V₃ 导联 ST 段压低≥1mm	6.0(1.9~19.3)	3
*ST 段抬高≥5mm		
与 QRS 波方向不一致(相反方向)	4.3(1.8~10.6)	2

总分≥3 分特异性高,但敏感性低。

* 在左心室肥大的情况下,V_1~V_2 可能出现 J 点明显抬高。Modified with permission. [32]

的情况下,无并发症的 LBBB 患者可出现类似的 J 点升高,因此对这一条标准几乎没有诊断价值。虽然 Sgarbossa 标准相比以前的方法有更高的特异性,但经一系列研究发现其敏感性较低(20%~36%)[33,34]。进行连续 ECG 检查和(或)查看先前的 ECG,可能有助于进一步提高敏感性。尽管如此,Sgarbossa 标准依然是用于评估 LBBB 伴 MI 症状患者最有效的心电图标准。

在诊断过程中,鉴别新发的还是慢性 LBBB 仍然非常重要。Sh vilkin 等通过评估 QRS/T 和最大 S/T 比值,提出了心电图标准。这个方法在区分新发和慢性

LBBB 时具有 100%的敏感性,临界值分别为<2.25mV 和<2.5mV(图 13.3)[36],这在一些罕见情况中尤其有效,例如急性心肌梗死累及传导系统导致 LBBB,或用于疑似疼痛 LBBB 综合征患者的评估。本章将详细描述区分新发和慢性 LBBB 的方法。

尽管使用诸如心脏磁共振(CMR)成像、计算机断层扫描血管造影(CTA)和(或)经胸超声心动图(TTE)等影像学检查,可能有助于诊断 LBBB 情况下的急性 MI,但应谨慎使用。需要注意这些检查方法的结果并不完全准确,特别是在 CMR 和 CTA。TTE 更加难以帮助诊断,因为在 LBBB 时本身就伴有间隔运动异常,并且 LBBB 很可能合并基础的结构性心脏病,使其诊断价值降低。

利用心电图诊断右心室起搏节律时的心肌梗死

右心室(RV)起搏时诊断心肌梗死具有很大的局限性。与 LBBB 的情况相似,RV 起搏节律时也存在如何识别异常 ST 段改变,异常 T 波极性和 QRS 异常等均提示 MI 的问题[37]。GUSTO-1 试验中的 32 名患者(纳入患者的 0.1%)为心室起搏节律。对于诊断

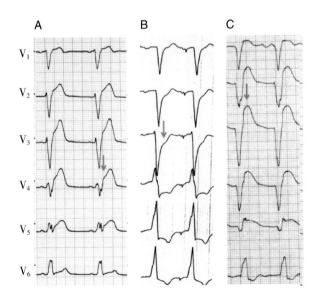

图 13.2 3 名 LBBB 患者的胸前导联心电图,箭头所示为 Sgarbossa 标准。(A)ST 段抬高与 QRS 波群方向不一致。(B)V₃ 导联 ST 段压低。(C)ST 段抬高与 V₃ 导联 QRS 波群不一致。(Adapted with permission. [42])

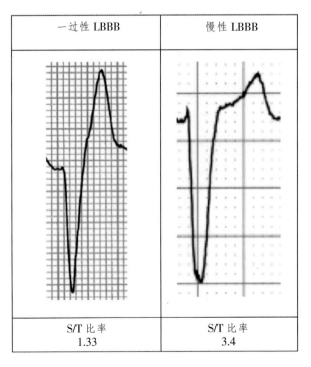

一过性 LBBB	慢性 LBBB
S/T 比率 1.33	S/T 比率 3.4

图 13.3 如 Shvilkin 等所述,S/T 波比率算法可准确鉴别 2 名新发和慢性的 LBBB 患者[36]。

急性心肌梗死具有高度特异性的唯一 ECG 标准是：QRS 波群负向的导联 ST 段抬高≥5mm。此外，与 QRS 波群方向一致的 ST 段抬高≥1mm，以及 V₁、V₂、V₃ 导联 ST 段压低≥1mm 也有一定的诊断特异性，但尚未得到广泛证实[19]。如果患者不依赖起搏器，可暂时关闭起搏器，以记录自身心律下的心电图来评估缺血性改变，并且 T 波记忆不能解释这种改变。

在评估胸痛伴有慢性 LBBB 或 RV 起搏的患者时，如不满足 Sgarbossa 标准，我们推荐使用一些心脏生物标志物来鉴别其他疾病。需要记住这些 ECG 方法均不能达到 100% 的敏感性和特异性。对一些时机重要和诊断困难的案例，我们推荐应详细询问病史、查体，以及临床判断和询问上级。

进展为完全性心脏传导阻滞（CHB）

完全性心脏传导阻滞是下壁和前壁心肌梗死常见的并发症。慢性 LBBB 患者发生完全性心脏阻滞的风险较高。除了心肌梗死相关的心脏传导阻滞风险外，新发的右束支传导阻滞（RBBB）也将导致慢性 LBBB 患者发生 CHB。急性心肌梗死很少见新发 RBBB（0.9%），但发病率高于 LBBB，在前间壁心肌梗死时最常见[33,38]。急性心肌梗死伴慢性 LBBB 患者应该严密监测，因为他们有更高的发生严重的传导阻滞的风险，可能需要立即干预（经皮或经静脉起搏）。

LBBB 心电图评估陈旧性心肌梗死

LBBB 时心肌除极异常，无法使用常规心电图标准来评估陈旧性透壁心梗。Kindwall 等通过在不同类型心肌梗死患者和无心肌梗死患者的两个部位起搏右心室，评估了各种 ECG 标准的预测价值。这项研究表明，尽管 Cabrera 征[39]（在 V₃、V₄ 或 V₅ 导联的 S 波的升支切迹时限 0.04 秒）评估急性心肌梗死的敏感性和特异性不高，但在评估前壁心肌梗死时有一定价值（图 13.4）[40]。这项研究还表明，Ⅰ、aVL 和 aVF 导联的 Q 波可用于定位陈旧 MI（下壁或前壁），但也不适用于急性心肌梗死。另外，Ⅱ 导联 S 波切迹的位置也提示瘢痕传导延迟（图 13.5）。LBBB 时左心室激动延迟，在陈旧性下壁心肌梗死患者中，Ⅱ 导联 S 波切迹出现在 QRS 较早的部位，反映下壁瘢痕激动延迟。陈旧性前壁心肌梗死患者 Ⅱ 导联的 S 波切迹出现在 QRS 波终末，因为 LBBB 时前壁在下壁之后激动。

总结

1.LBB 传导延迟或阻滞的进展是逐渐退化的过程，很少是急性事件所致。

2.LBBB 的进展不太可能与急性心肌梗死有关。

3.LBBB 导致左心室传导异常，评估 LBBB 或 RV

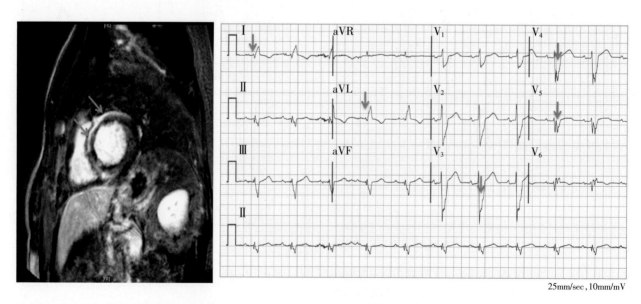

图 13.4　陈旧性心肌梗死患者的 CMR 成像和 12 导联心电图。CMR 成像显示沿前间壁（箭头所示）钆晚期增强，与陈旧性心肌梗死的瘢痕一致。常规 ECG 符合 Cabrera 标准，V₃、V₄ 和 V₅ 导联的 S 波切迹（箭头所示）与既往左前降支完全闭塞一致。

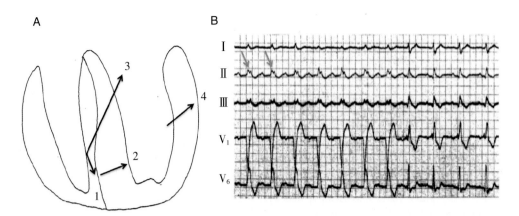

图 13.5　(A)LBBB 时左心室激动顺序示意图。间隔最先激动部位在右侧,沿右中下间隔朝向心尖部激动(方向 1)。然后激动左心室间隔下部(方向 2),并与方向 1 一起激动间隔上部的其余部分(方向 3)。最后,方向 4 代表基底部终末激动和左心室游离壁激动。(B)陈旧性下壁心肌梗死伴 LBBB 患者的心电图。箭头所示为 Ⅱ 导联 S 波切迹,出现在 QRS 波较早的位置,符合陈旧性下壁心肌梗死。如图 A 所示,LBBB 时前壁激动晚于下壁,因此若为前壁心肌梗死,Ⅱ 导联的 S 波切迹将在 QRS 波更晚的位置出现。(Figure 13.5B adapted with permission.[41])

起搏患者的心肌缺血时需要其他方法。

　　4.Sgarbossa 标准中,与 QRS 波同向性 ST 抬高≥1mm,V_1、V_2 或 V_3 导联 ST 段压低≥1mm,在评估 LBBB时,急性 MI 具有至少 90% 的特异性。

　　5.Cabrera 征和 S 波切迹的相对位置,可提示是否存在陈旧性心肌梗死以及心肌梗死的部位。

参考文献

1. Rude RE, Poole WK, Muller JE, et al. Electrocardiographic and clinical criteria for recognition of acute myocardial infarction based on analysis of 3,697 patients. *Am J Cardiol.* 1983;52:936–942.
2. Surawicz B, Childers R, Deal BJ, et al. AHA/ ACCF/ HRS recommendations for the standardization and interpretation of the electrocardiogram: Part III: Intraventricular conduction disturbances: a scientific statement from the American Heart Association Electrocardiography and Arrhythmias Committee, Council on Clinical Cardiology; the American College of Cardiology Foundation; and the Heart Rhythm Society. Endorsed by the International Society for Computerized Electrocardiology. *J Am Coll Cardiol.* 2009;53:976–981.
3. Kumar V, Venkataraman R, Aljaroudi W, et al. Implications of left bundle branch block in patient treatment. *Am J Cardiol.* 2013;111:291–300.
4. Wackers FJ. The diagnosis of myocardial infarction in the presence of left bundle branch block. *Cardiol Clinics* 1987;5:393–401.
5. Wellens HJ. Acute myocardial infarction and left bundle-branch block – can we lift the veil? *N Engl J Med.* 1996;334:528–529.
6. Antman EM, Anbe DT, Armstrong PW, et al. ACC/ AHA guidelines for the management of patients with ST-elevation myocardial infarction – executive summary: A report of the American College of Cardiology/ American Heart Association Task Force on Practice Guidelines (Writing Committee to Revise the 1999 Guidelines for the Management of Patients With Acute Myocardial Infarction). *Circulation.* 2004;110:588–636.
7. Group FC. Indications for fibrinolytic therapy in suspected acute myocardial infarction: collaborative overview of early mortality and major morbidity results from all randomised trials of more than 1000 patients. Fibrinolytic Therapy Trialists' (FTT) Collaborative Group. *Lancet.* 1994;343:311–322.
8. Hindman MC, Wagner GS, JaRo M et al. The clinical significance of bundle branch block complicating acute myocardial infarction. 1. Clinical characteristics, hospital mortality, and one-year follow-up. *Circulation.* 1978;58:679–688.
9. Larson DM, Menssen KM, Sharkey SW et al. "False-positive" cardiac catheterization laboratory activation among patients with suspected ST-segment elevation myocardial infarction. *JAMA.* 2007;298:2754–2760.
10. McMahon R, Siow W, Bhindi R, et al. Left bundle branch block without concordant ST changes is rarely associated with acute coronary occlusion. *Int J Cardiol.* 2013;167:1339–1342.
11. Liakopoulos V, Kellerth T, Christensen K. Left bundle branch block and suspected myocardial infarction: Does chronicity of the branch block matter? *Eur Heart J Acute Cardiovasc Care.* 2013;2:182–189.
12. Chang AM, Shofer FS, Tabas JA, et al. Lack of association between left bundle-branch block and acute myocardial infarction in symptomatic ED patients. *Am J Emerg Med.* 2009;27:916–921.
13. Wong CK, French JK, Aylward PE, et al. Patients with prolonged ischemic chest pain and presumed-new left

bundle branch block have heterogeneous outcomes depending on the presence of ST-segment changes. *J Am Coll Cardiol.* 2005;46:29–38.

14. Josephson M. *Clinical Cardiac Electrophysiology: Techniques and Interpretations.* Philadelphia, PA: Lea & Febiger; 2003.

15. Hecht HH, Kossmann CE, Childers RW, et al. Atrioventricular and intraventricular conduction. Revised nomenclature and concepts. *Am J Cardiol.* 1973;31:232–244.

16. Demoulin JC, Kulbertus HE. Histopathological examination of concept of left hemiblock. *Br Heart J.* 1972;34:807–814.

17. Vassallo JA, Cassidy DM, Miller JM, et al. Left ventricular endocardial activation during right ventricular pacing: Effect of underlying heart disease. *J Am Coll Cardiol.* 1986;7:1228–1233.

18. Sgarbossa EB. Value of the ECG in suspected acute myocardial infarction with left bundle branch block. *J Electrocardiol.* 2000;33(suppl.):87–92.

19. Sgarbossa EB, Pinski SL, Gates KB, Wagner GS. Early electrocardiographic diagnosis of acute myocardial infarction in the presence of ventricular paced rhythm. GUSTO-I investigators. *Am J Cardiol.* 1996;77:423–424.

20. Hesse B, Diaz LA, Snader CE, Blackstone EH, Lauer MS. Complete bundle branch block as an independent predictor of all-cause mortality: report of 7,073 patients referred for nuclear exercise testing. *Am J Med.* 2001;110:253–259.

21. Grines CL, Bashore TM, Boudoulas H, et al. Functional abnormalities in isolated left bundle branch block. The effect of interventricular asynchrony. *Circulation.* 1989;79:845–853.

22. Ohmae M, Rabkin SW. Hyperkalemia-induced bundle branch block and complete heart block. *Clinical Cardiol.* 1981;4:43–46.

23. Ellis E, Gervino E, Litvak A, Josephson M, Shvilkin A. The painful LBBB syndrome. 2014.

24. Siegman-Igra Y, Yahini JH, Goldbourt U, Neufeld HN. Intraventricular conduction disturbances: a review of prevalence, etiology, and progression for ten years within a stable population of Israeli adult males. *Am Heart J.* 1978;96:669–679.

25. Ostrander LD, Jr., Brandt RL, Kjelsberg MO, Epstein FH. Electrocardiographic findings among the Adult Population of a Total Natural Community, Tecumseh, Michigan. *Circulation.* 1965;31:888–898.

26. Hiss RG, Lamb LE. Electrocardiographic findings in 122,043 individuals. *Circulation.* 1962;25:947–961.

27. Lamb LE, Kable KD, Averill KH. Electrocardiographic findings in 67,375 asymptomatic subjects. V. Left bundle branch block. *Am J Cardiol.* 1960;6:130–142.

28. Go AS, Barron HV, Rundle AC, Ornato JP, Avins AL. Bundle-branch block and in-hospital mortality in acute myocardial infarction. National Registry of Myocardial Infarction 2 Investigators. *Ann Intern. Med.* 1998;129:690–697.

29. Newby KH, Pisano E, Krucoff MW, Green C, Natale A. Incidence and clinical relevance of the occurrence of bundle-branch block in patients treated with thrombolytic therapy. *Circulation.* 1996;94:2424–2428.

30. Badheka AO, Singh V, Patel NJ, et al. QRS duration on electrocardiography and cardiovascular mortality (from the National Health and Nutrition Examination Survey-III). *Am J Cardiol.* 2013;112:671–677.

31. Lewinter C, Torp-Pedersen C, Cleland JG, Kober L. Right and left bundle branch block as predictors of long-term mortality following myocardial infarction. *Eur J Heart Failure* 2011;13:1349–1354.

32. Sgarbossa EB, Pinski SL, Barbagelata A, et al. Electrocardiographic diagnosis of evolving acute myocardial infarction in the presence of left bundle-branch block. GUSTO-1 (Global Utilization of Streptokinase and Tissue Plasminogen Activator for Occluded Coronary Arteries) Investigators. *New Engl J Med.* 1996;334:481–487.

33. Wong CK, Stewart RA, Gao W, et al. Prognostic differences between different types of bundle branch block during the early phase of acute myocardial infarction: insights from the Hirulog and Early Reperfusion or Occlusion (HERO)-2 trial. *Eur Heart J.* 2006;27:21–28.

34. Tabas JA, Rodriguez RM, Seligman HK, Goldschlager NF. Electrocardiographic criteria for detecting acute myocardial infarction in patients with left bundle branch block: a meta-analysis. *Ann Emerg Med.* 2008;52:329e1–336e1.

35. Smith SW, Dodd KW, Henry TD, Dvorak DM, Pearce LA. Diagnosis of ST-elevation myocardial infarction in the presence of left bundle branch block with the ST-elevation to S-wave ratio in a modified Sgarbossa rule. *Ann Emerg Med.* 2012;60:766–776.

36. Shvilkin A, Bojovic B, Vajdic B, et al. Vectorcardiographic and electrocardiographic criteria to distinguish new and old left bundle branch block. *Heart Rhythm.* 2010;7:1085–1092.

37. Shvilkin A, Ho KK, Rosen MR, Josephson ME. T-vector direction differentiates postpacing from ischemic T-wave inversion in precordial leads. *Circulation.* 2005;111:969–974.

38. Al-Faleh H, Fu Y, Wagner G, et al. Unraveling the spectrum of left bundle branch block in acute myocardial infarction: insights from the Assessment of the Safety and Efficacy of a New Thrombolytic (ASSENT 2 and 3) trials. *Am Heart J.* 2006;151:10–15.

39. Cabrera E, Friedland C. [Wave of ventricular activation in left bundle branch block with infarct; a new electrocardiographic sign]. *Gaceta Med Mexico.* 1953;83:273–280.

40. Kindwall KE, Brown JP, Josephson ME. Predictive accuracy of criteria for chronic myocardial infarction in pacing-induced left bundle branch block. *Am J Cardiol.* 1986;57:1255–1260.

41. Josephson M, Wellens HJJ. "Josephson and Wellens: How to Approach Complex Arrhythmias." Medtronic EP Fellows Training and Transition Program, 2013.

第 14 章

T 波记忆

Henry D. Huang,Mark E. Joseph son,Alexei Sh vilkin

概述

心脏记忆(CM)是指在一段时间的异常心室激动终止后,能引起之后的窦性心律出现心肌复极的持续性改变。在临床实践中,心脏记忆常在间歇性心室起搏、室性心律失常或室性传导异常后发生,常表现为T 波倒置(TWI)。心脏记忆多为非病理性的异常,但需要与心肌缺血等临床情况区分开。鉴别心脏记忆与缺血性T 波可以减少不必要的冠状动脉介入操作。尽管最初心脏记忆描述在窄 QRS 波的心律中,但逐渐发现心脏记忆越来越多地出现在持续异常的激动中,例如在新发或陈旧性左束支传导阻滞中。心脏记忆与电重构关系密切,这可能也是其发生的主要机制。

心脏记忆的定义及性质

在 1915 年,White 医生首次描述了在单次室性期前收缩过后出现的短暂性T 波倒置现象[1]。1940年,再次报道阵发性心动过速后出现T 波倒置[2-4]。

当时对于这类短暂性T 波倒置的解释为心肌的"缺氧"和"耗竭",及与心动过速终止后的心室充盈过程中收缩期突然延长相关。后来,T 波异常逐渐在间歇性 WPW 综合征[5-10]、短暂心室起搏[11,12]和左束支传导阻滞[13-16],甚至钠离子通道阻滞剂相关 QRS 波异常中被发现[17]。

最终,1982 年,Rosenbaum 等[18]定义了"心脏记忆",提出并推测T 波异常是由异常的心室激动导致电张力的改变引起,亦称为T 波电张性调整。

其特点为:①窦性心律T 波改变的方向与异常心室激动时的 QRS 波群方向相同;②异常T 波的振幅越大,异常传导持续时间越长;③由于中枢神经系统的突触可塑性,重复破坏及刺激可导致记忆形成的更快速、强烈,引起T 波变化的积累。

Costard Jackle 等[19]在兔子的离体心脏中进行的研究证实,在心室起搏时,局部激动和复极时间成反比,表明心脏记忆是达到最大复极过程中的适应及过渡阶段。该过程的适应特性进一步得到证实,即心室起搏过程中心脏记忆出现时 QT 间期缩短,而正常传导恢复时 QT 延长[20]。

图 14.1A 为左心室心外膜起搏犬模型中的心脏记忆现象。

图的上部为 I 、aVF 导联,基线状态(第一纵列)窦性心律时两条导联图示T 波直立,左心室起搏时(第二纵列)可见宽 QRS 波形,T 波与 QRS 波方向相反。终止起搏的第 7 天及第 21 天可见窦性心律时 T 波倒置逐渐加深,3 天后恢复,窦性心律T 波改变的方向与心室起搏时的 QRS 方向相同。

下部为额面心电向量图,可见窦性心律时T 波向量环与心室起搏时 QRS 波群向量环一致。

心电向量图因其可以量化基线窦性心律时和异常激动时T 波向量环的三维距离(T 波向量环的移

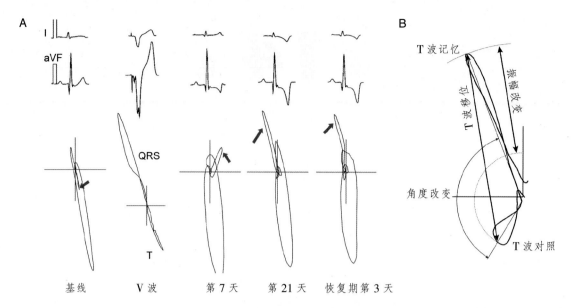

图 14.1　(A)左心室心外膜起搏犬模型中的心脏记忆现象。Ⅰ、avF 导联及额面心电向量图为心室起搏时的基线情况。在第 7 天和第 21 天时心室起搏终止 1 小时,第 3 天恢复后。注意 T 波向量的振幅增加和方向随着起搏 QRS 波群的方向(箭头所示)而变化。十字线为校准。(From Yu et al.[44] Reprinted with permission from Wolters Kluwer Health.)(B)心脏记忆现象的定量评估。基线和 T 波向量环叠加图。心脏记忆现象可以通过对 T 波向量方向、振幅及三维距离以测量 mV[T 波峰值位移(TPD)]的变化("T 波对照"表示基线 T 向量环,"T 记忆"代表心脏记忆现象后的 T 波向量环)。T 波峰值位移(TPD)是测量心脏记忆现象的首选方法。(From Plotnikov et al.[21] Reprinted with permission from Oxford University Press.)

位,单位 mV[21],见图 14.1B),而成为研究心脏记忆的最佳方法。

长期及短期心脏记忆的分子学机制

　　12 导联体表心电图上的 ST 段和 T 波与心脏动作电位的复极同时发生,反映了跨室壁(心内膜-心外膜)和局部(心尖-基底及右-左)心室复极梯度的总和。虽然这些心室复极梯度的相对贡献仍然存在争议[22]。影响心室梯度的复极电流的区域性改变是心脏记忆 T 波改变的主要机制。当心脏记忆现象出现时,心外膜动作电位延长,导致通常存在于基线处的心内膜-心外膜透壁梯度的减少或消失[23](图 14.2)。

　　心脏记忆现象时的动作电位变化是由多个离子通道、受体和细胞偶联的改变引起的。起初,由于瞬时外向电流 I_{to} 的减少,导致心肌细胞复极 1 期消失,心外膜动作电位延长。此后,多个离子通道,包括 I_{Kr}[23] 和 I_{ca}[26]影响心脏记忆。另外,AT1 血管紧张素受体和牵张激活受体也参与了心脏记忆的发生[27,28]。缝隙连接重构可进一步影响心肌的电生理特性,可能为心脏

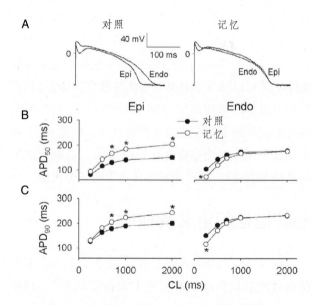

图 14.2　心脏记忆现象时动作电位和持续时间的变化。(A)试验显示在对照犬和周长 1000ms 有心脏记忆现象的犬中,叠加心外膜和心内膜动作电位。(B,C)为心脏记忆现象在动作电位时程(APD50)(B)和动作电位时程(APD90)。(C)对心外膜和心内膜中的影响 * $P<0.05$(From Obreztchikova et al.[23] Reprinted with permission from Elsevier.)

记忆的基础[29]。

研究发现心脏记忆包含两种截然不同,但相互重叠的现象,它们在发生和维持时的分子学机制方面有所不同,即短期和长期的心脏记忆[30]。短期心脏记忆可出现在心室起搏几分钟内,目前认为这是由蛋白质和通道运输的调节和(或)修饰引起的,因此,短期心脏记忆相对短暂,并在几分钟内消失。长期心脏记忆出现在更长时间的异常激动之后[31,32]。有证据表明,长期心脏记忆中的 T 波改变可在心室起搏的几周后达到峰值和平台期。实验室研究证实,长时间的异常激动可以导致蛋白质合成和细胞偶联的变化,这种现象仅见于长期心脏记忆,而在短期心脏记忆中不可见[33]。上述分子机制通过增加异常激动的持续时间来解释心脏记忆"累积"的特性,Rosenbaum 总结为:"教学持续时间越长,细胞就会越好地'学习'这一课程"[18]。

Rosen 等也提出了心脏记忆的概念,并提出心室壁应力的局部机械变化是其形成的主要原因(与 Rosenbaum 最初提出的"电重构"相反)[30]。改变收缩模式诱导局部血管紧张素 Ⅱ 释放,从而影响复极电流。例如,血管紧张素 AT1 受体/Kv4.3/Kch IP2 复合物的内化,可导致短期心脏记忆中瞬时外向 I_{to} 的减少,转录因子 CREB 的减少也引起长期心脏记忆中瞬时外向钾电流 I_{to} 和蛋白质的合成减少。

有关短期和长期的心脏记忆分子学机制的详细讨论,请参阅回顾部分[30,34]。

窄 QRS 波节律中的心脏记忆

一般来说,窦性心律伴窄 QRS 波时的 T 波倒置有以下原因。

首先,窦性心律期间的正常 T 波在大多数导联中为直立,并且 T 波倒置通常与病理状态(应力和缺血)相关。因此,当此时出现 T 波倒置时更容易被注意到。其次,心脏记忆现象出现的大多数情况下(左束支传导阻滞,右心室心尖起搏),QRS 波在大多导联中为负向,因此导致 T 波倒置。再次,在宽 QRS 节律期间,广泛的继发性复极改变会掩盖心脏记忆现象,直到 QRS 变窄才会显现(图 14.3)。

重要的是,如果引起心脏记忆现象的宽 QRS 波

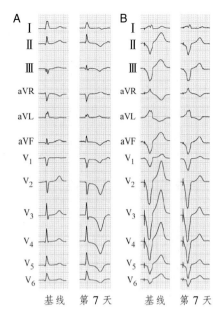

图 14.3　在 AAI(A)和 DDD 模式(B)起搏之前(基线)和之后(第 7 天)心脏记忆现象的 12 导联心电图。在 AAI 模式起搏的第 7 天,因起搏 QRS 波形极性,多导联中出现 T 波倒置。在 DDD 模式的起搏期间,可见 T 波振幅减小,方向没有变化。基线及第 7 天之间 QRS 波电轴和振幅的细微变化,可能与位置有关。(From Shvilkin et al.[20] Reproduced with permission from Elsevier.)

为直立,那么心脏记忆现象产生高耸、直立 T 波(例如,左侧显性旁路传导、无论是间歇或消融后,或左心室室性心动过速)。在这些情况下,心脏记忆可能与高钾血症、透壁缺血或心包炎混淆,需要进行鉴别。

图 14.4 为左侧后间隔旁路消融后出现心脏记忆现象。图 14.4A 可见胸前导联中的高 δ 波,图 14.4B 中心电图可见在旁路消融术后 30 分钟出现显示胸前导联高尖 T 波,下壁导联 T 波倒置。图 14.4C 中的心电图可见消融术后 1 周,直立及倒置的 T 波振幅均下降。6 个月后心电图恢复正常(未显示)。一年后,患者再次出现 T 波异常。虽然患者没有出现症状性心律失常,但其动态心电监护仪显示患者出现间歇性预激综合征。因此,心脏记忆可用于监测异常前传旁路的复发[34-36]。

复发性单形性室性心动过速也可产生心脏记忆现象。在这种情况下,心律失常后出现窦性心律的 T 波,可帮助估计心律失常期间 QRS 波电轴及其起源。图 14.5 给出了心脏结构正常的维拉帕米敏感性室性心动过速发作频繁的患者的心电图,可见下壁导联

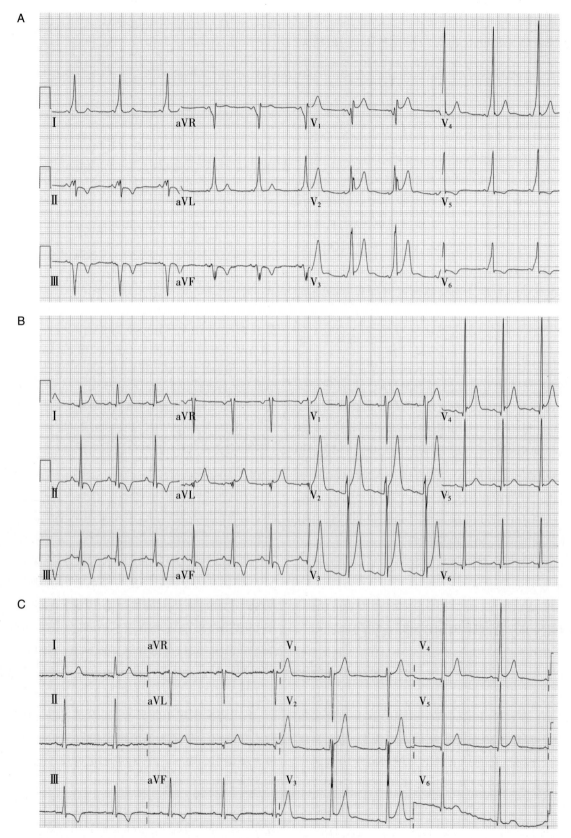

图 14.4   消融术后间隔旁路后的心脏记忆现象。**(A)**消融前。存在左后间隔旁路。**(B)**消融术后 30 分钟。注意右胸导联高尖、直立 T 波，下壁导联出现 T 波倒置。**(C)**消融术后 1 周。直立及倒置 T 波幅度均减小，但未完全恢复正常。

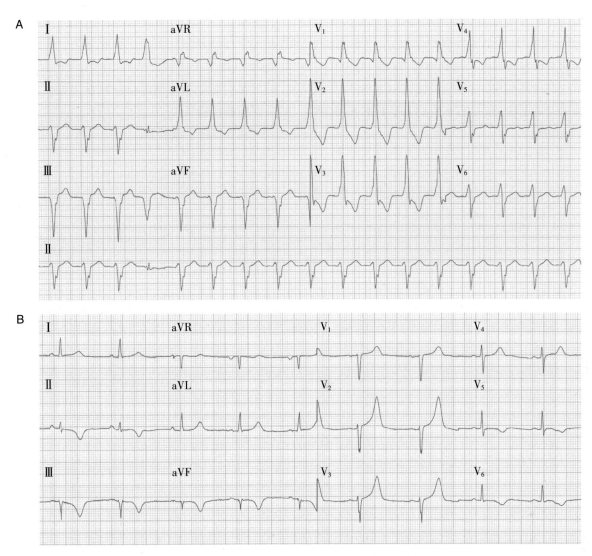

图 14.5　复发性单形性室性心动过速中的心脏记忆现象。(A)运动诱发维拉帕米敏感性的室性心动过速患者,其心脏结构正常。(B)自发心律失常终止后的窦性心律,注意右胸导联可见高大、直立的 T 波,对应于室性心动过速期间的右束支传导阻滞(RBBB)QRS 波的形态。

T 波倒置,右胸导联出现高尖 T 波,分析其起源为左心室下壁近间隔部(左胸导联 T 波倒置不明显,除外左心室侧壁起源)。

　　从上述病例可以看出,心脏记忆现象导致 T 波极性随 QRS 波群极性改变,可为正向也可为负向,虽然正向 T 波常常被忽略,但正向 T 波改变在心脏记忆中占更加重要的临床意义(见下文)。

窄 QRS 波中心脏记忆的临床应用:区分心脏记忆和缺血性 T 波倒置

　　自心脏记忆的概念首次提出以来,其与缺血性 T 波倒置图形的相似,在诊断心肌缺血时极易混淆。特别是由于间歇性右心室起搏或左束支传导阻滞(迄今为止,其为最常见的 T 波记忆原因)导致胸前导联 T 波倒置,易与因左前降支动脉闭塞导致的 Wellens 综合征的缺血特征混淆,此种情况需要及时进行冠状动脉介入治疗,以避免更广泛梗死的情况发生。

　　基于以上考虑,学者们提出了一系列标准区分由于右心室起搏引起的 T 波记忆现象与缺血性 T 波倒置[7]。

　　通常,缺血性 T 波的方向指向背离缺血的区域。这是因为缺血区域通常累及左心室,因此缺血性倒置的 T 波额面电轴右偏,表现为 I 和 aVL 导联 T 波倒置(图 14.6A)。

另一方面,右心室心尖部起搏和左束支传导阻滞的 QRS 波在 I 和 aVL 导联中呈直立,因此,这些导联在恢复正常传导时出现正向 T 波(图 14.6C)。

有一些少见的由于右冠状动脉(RCA)病变导致的下壁缺血情况中,亦可见 I 和 aVL 导联出现正向 T 波(图 14.6B)。

然而,在右冠状动脉导致的缺血中,下壁导联(II、III 和 aVF)T 波倒置的振幅比胸前导联中倒置最深的 T 波更大,而对于心脏记忆产生的 T 波倒置则相反。心脏记忆引起的 T 波倒置与缺血性 T 波倒置鉴别[37]的主要标准包括[37]:

● aVL 导联 T 波直立。

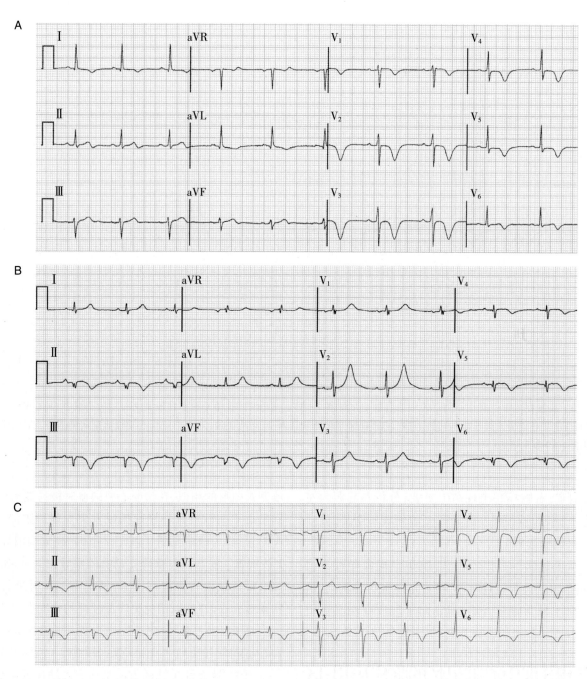

图 14.6 缺血和心脏记忆现象导致的 T 波倒置。(A)左前降支缺血,可见 I 及 aVL 导联出现 T 波倒置。(B)右冠状动脉缺血,尽管由于右心室起搏(I 及 aVL 导联 T 波直立),其 T 波倒置形态与心脏记忆类似,但是下壁导联与胸前导联 T 波倒置的比值是不同的(下壁导联 T 波倒置>胸前 T 波倒置)。(C)心脏记忆引起的 T 波倒置,可见 I 及 aVL 导联中 T 波直立;胸前导联 T 波倒置>下壁导联 T 波倒置。

- Ⅰ导联直立/等电位线。
- 胸导联 T 波倒置的幅度>下壁导联 T 波倒置的幅度。

　　虽然这些标准未在较大的前瞻性试验中证实，但在临床实践中已经广泛应用以区分心脏记忆和缺血性的 T 波[38]。由于右心室起搏和左束支传导阻滞时Ⅰ和 aVL 导联的电轴及直立 QRS 波形相似，所以以上标准也适用于间歇性左束支传导阻滞引起的 T 波倒置[39]。但是，这些标准也具有局限性，当在同一名患者中出现缺血及心脏记忆时，因心脏记忆导致的 T 波倒置可能会平衡，甚至覆盖缺血诱发的 T 波倒置。然而，虽然并没有统一的数据显示冠心病导致 T 波异常的患者比例，但是我们的初步结果表明心脏记忆现象产生的 T 波倒置不会"覆盖"缺血性 T 波倒置。

　　值得注意的是，当由于结构性心脏病导致 T 波在Ⅰ及 aVL 导联中倒置时，不论是否出现心脏记忆（T 波向量与 QRS 波向量不会绝对一致），T 波仍保持倒置。这种情况下可能导致诊断过度缺血。所以，病史或生物标志物结果阳性较心电图检查结果更准确。

宽 QRS 节律伴继发性复极改变时的心脏记忆现象

　　虽然在异常心室激动消失后心脏记忆是逐渐变化的，但长期以来，学者认为只有当 QRS 波变窄时，才能够通过心电图检测到心脏记忆现象。

　　由于左束支传导阻滞、心室起搏时本身就伴有复极的改变，心脏记忆现象导致的 T 波倒置可能难以捕捉。虽然左束支传导阻滞或心室起搏继发的 T 波改变出现得早且明显，但随着分子水平上的逐渐改变，即使发生较晚且 T 波记忆却是逐渐显现的。由于继发性 T 波改变，宽 QRS 波心电图识别心脏记忆可能受到限制，并且由于高且不对称 T 波的掩盖作用，心脏记忆在这种情况下的复极化改变在很大程度上被忽视。这种情况可以使用心电向量图进行测量。

　　图 14.7 为图 14.3 所示患者的矢量心电图，为右心室起搏窄 QRS 波（AAI 起搏）和宽 QRS 波（DDD 起搏）基线和 7 天后的三维 T 波向量的变化。T 波向量改变的幅度和方向在宽、窄 QRS 波期间几乎相同。如图 14.3 和图 14.7 所示，宽 QRS 节律中的心脏记忆现

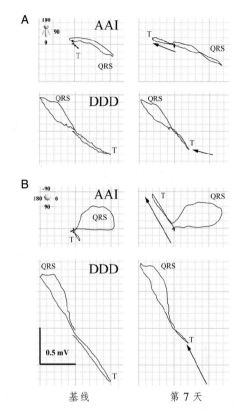

图 14.7　图 14.3 患者在 AAI 和 DDD 起搏状态下额面（A）和水平面（B）基线及心脏记忆后（第 7 天）的心电向量图。在 AAI 起搏的第 7 天，T 波向量呈现与起搏 QRS 波群一致的方向，同时幅度增加。与此同时，在 DDD 模式下，T 波向量幅度减小，而方向没有明显变化。黑色箭头所示为 AAI 和 DDD 起搏状态下心脏记忆现象导致的 T 波移位（TPD）相差不大。额面（未示出）显示出类似的变化。（From Shvilkin et al.[20] Reproduced with permission from Elsevier.）

象表现为 T 波向量幅度的减小，没有方向变化，相反，窄 QRS 节律中 T 波向量幅度变大，且方向转向起搏的 QRS 波。

宽 QRS 节律中心脏记忆现象的临床应用：判断新发与陈旧左束支传导阻滞

　　在临床实践中，心脏记忆现象使宽 QRS 波节律的 T 波振幅减低，具有重要的临床意义。例如，心脏记忆现象可以用来鉴别新发与陈旧左束支传导阻滞，这对诊断胸痛具有巨大的帮助。

　　目前，美国心脏病学会/美国心脏协会对于 ST 段

抬高型心肌梗死患者的诊治指南认为：在难以抉择时，新发或假定新发左束支传导阻滞为再灌注治疗的 I 类适应证[40]。

近来，出现了一种称为"疼痛 LBBB 综合征"的病症，其特征在于胸痛发作和缓解与间歇性 LBBB 的发作和消失同时发生，并且通常为频率依赖性（运动诱导）[41]。患有此类疾病的患者未见心肌缺血的证据，但是常因为上述指南推荐而接受紧急心导管手术。

在临床实践中，判断左束支传导阻滞是否为"新发"十分困难，因为可用于前后比较的心电图也是过时的，通常远远超过相关时间段（从症状发作几分钟到几小时）的时间。绝大多数胸痛患者的左束支传导阻滞为陈旧性。

较陈旧左束支传导阻滞来说，新发左束支传导阻滞具有较大的 T 波向量[42]（12 导联心电图上的高 T 波）。随着左束支传导阻滞持续时间的增加，继发的

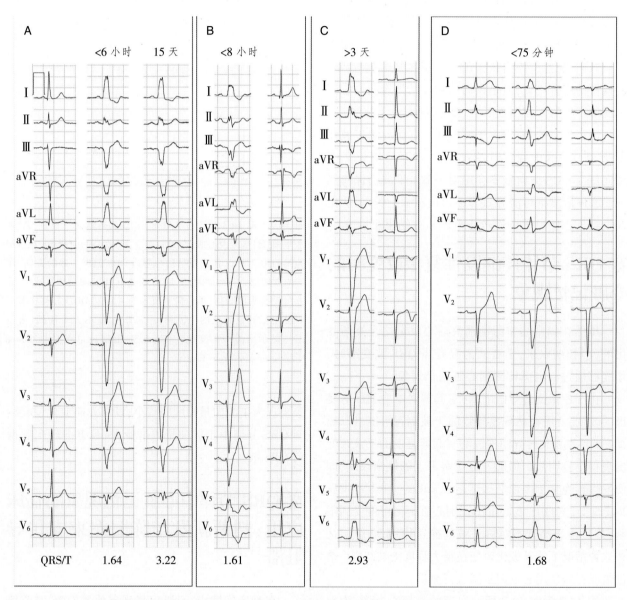

图 14.8　S/T 比值用于判断新发与陈旧左束支传导阻滞。(A)随着左束支传导阻滞持续时间点的增加，S/T 比值从 1.64(=新发)增加到 3.22(=陈旧)。(B)为典型"新发"LBBB（持续时间<8 小时），其 S/T 比值 1.61。可见窄 QRS 波，无明显的 T 波异常。(C)为典型"陈旧"左束支传导阻滞（持续时间<3 天），其 S/T 比值为 2.93，可见窄的 QRS 波及心脏记忆现象，胸前导联出现 T 波倒置。(D)当急性左前降支血栓形成时，出血的新发左束支传导阻滞（持续时间<75 分钟），其 S/T 比值为 1.68，符合新发左束支传导阻滞的标准。左束支传导阻滞消失后基线缺血性 ST 段改变与 R 波递增不良表现一致。(From Shvilkin et al.[42] Reproduced with permission from Elsevier.)

T 波倒置振幅逐渐变小(图 14.8A)。对 1700 例左束支传导阻滞心电图的回顾性分析表明,与陈旧左束支传导阻滞相比,新发左束支传导阻滞(定义为持续时间少于 24 小时)具有显著更高的 T 波以及更小的 QRS 波向量。研究者发现,若以 12 导联心电图中胸前导联最大 S 波的深度与最高 T 波的高度之比(分别用 QRS 和 T 波的近似值)判断新发与陈旧左束支传导阻滞,S/T<2.5 诊断新发左束支传导阻滞的敏感性为 100%。实际上,左束支传导阻滞 T 波向量幅度的显著变化发生于在最初的 24 小时内。在疼痛 LBBB 综合征症状发作的几秒或几分钟内(通常在运动负荷试验期间)记录心电图时,S/T 比值可低至 1.4。在陈旧左束支传导阻滞中,S/T 接近 3.0 或更高(图 14.8A 至图 14.8D)。重要的是,要认识到左束支传导阻滞通常是一种动态现象,可为间歇性或频率依赖性。反复发作的间歇性左束支传导阻滞可能导致心脏记忆现象的积累,引起 T 波改变,有时会使区分陈旧及新发左束支传导阻滞变得困难。

经检验,“新发”左束支传导阻滞 S/T 标准在一部分急性冠脉综合征患者中也存在(图 14.8D),但还需要在更大的临床试验中证明。

在低风险患者中使用这一标准可以启动保守治疗,并避免不必要的冠脉介入。

双心室起搏中的心脏记忆

以前已报道过在双心室起搏中出现动态 T 波改变的情况[43],提示心脏记忆现象可以在已经存在的心脏记忆引起的复极变化上发展,并且心脏能够“重新学习”。新的 T 波是否遵循双心室或左心室起搏 QRS 波方向,以及这些变化的临床意义是我们进一步要继续研究的课题[44]。

总结

1.心脏记忆是心脏对新激动顺序的复极的适应现象,表现为 T 波改变。

2.心脏记忆的特征在宽、窄 QRS 波节律中均可出现。

3.临床实践中心脏记忆十分普遍,其特征可以帮助进行心电图诊断。

参考文献

1. White P. Alteration of the pulse: A common clinical condition. *Am J Med Sci.* 1915;150:82–96.
2. Currie GM. Transient inverted T waves after paroxysmal tachycardia. *Br Heart J.* 1942;4:149–152.
3. Scherf D. Alterations in the form of the T waves with changes in heart rate. *Am Heart J.* 1944;28:332–347.
4. Campbell M. Inversion of T waves after long paroxysms of tachycardia. *Br Heart J.* 1942;4:49–56.
5. Nicolai P, Medvedowsky JL, Delaage M, et al. Wolff-Parkinson-White syndrome: T wave abnormalities during normal pathway conduction. *J Electrocardiol.* 1981;14:295–300.
6. Sawada K, Hirai M, Hayashi H, et al. Spatial ventricular gradient in patients with Wolff-Parkinson-White syndrome in comparison with normal subjects: Vectorcardiographic evidence for significant repolarization changes due to preexcitation. *Intern Med.* 1995;34:738–743.
7. Nirei T, Kasanuki H, Ohnishi S, et al. Cardiac memory in patients with intermittent Wolff-Parkinson-White syndrome. *J Electrocardiol.* 1997;30:323–329.
8. Geller JC, Carlson MD, Goette A, et al. Persistent T-wave changes after radiofrequency catheter ablation of an accessory connection (Wolff-Parkinson-White syndrome) are caused by "cardiac memory". *Am Heart J.* 1999;138:987–993.
9. Herweg B, Fisher JD, Ilercil A, et al. Cardiac memory after radiofrequency ablation of accessory pathways: The post-ablation T wave does not forget the pre-excited QRS. *J Interv Card Electrophysiol.* 1999;3:263–272.
10. Poole JE, Bardy GH. Further evidence supporting the concept of T-wave memory: Observation in patients having undergone high-energy direct current catheter ablation of the Wolff-Parkinson-White syndrome. *Eur Heart J.* 1992;13:801–807.
11. Chatterjee K, Harris A, Davies G, Leatham A. Electrocardiographic changes subsequent to artificial ventricular depolarization. *Br Heart J.* 1969;31:770–779.
12. Gould L, Venkataraman K, Goswami MK, Gomprecht RF. Pacemaker-induced electrocardiographic changes simulating myocardial infarction. *Chest.* 1973;63:829–832.
13. Engel TR, Shah R, DePodesta LA, Frankl WS, Krause RL. T-wave abnormalities of intermittent left bundle-branch block. *Ann Intern Med.* 1978;89:204–206.
14. Gould L, Reddy CV, Singh B, Zen B. T-wave changes with intermittent left bundle branch block. *Angiology.* 1980;31:66–68.
15. Denes P, Pick A, Miller RH, Pietras RJ, Rosen KM. A characteristic precordial repolarization abnormality with intermittent left bundle-branch block. *Ann Intern Med.* 1978;89:55–57.
16. Bauer GE. Transient bundle-branch block. *Circulation.* 1964;29:730–738.
17. Wylie JV, Jr., Zimetbaum P, Josephson ME, Shvilkin A. Cardiac memory induced by QRS widening due to propafenone toxicity. *Pacing Clin Electrophysiol.* 2007;30:1161–1164.
18. Rosenbaum MB, Blanco HH, Elizari MV, Lazzari JO,

Davidenko JM. Electrotonic modulation of the T wave and cardiac memory. *Am J Cardiol*. 1982;50:213–222.

19. Costard-Jackle A, Goetsch B, Antz M, Franz MR. Slow and long-lasting modulation of myocardial repolarization produced by ectopic activation in isolated rabbit hearts. Evidence for cardiac "memory". *Circulation*. 1989;80:1412–1420.

20. Shvilkin A, Bojovic B, Vajdic B, et al. Vectorcardiographic determinants of cardiac memory during normal ventricular activation and continuous ventricular pacing. *Heart Rhythm*. 2009;6:943–948.

21. Plotnikov AN, Shvilkin A, Xiong W, et al. Interactions between antiarrhythmic drugs and cardiac memory. *Cardiovasc Res*. 2001;50:335–344.

22. Janse MJ, Sosunov EA, Coronel R, et al. Repolarization gradients in the canine left ventricle before and after induction of short-term cardiac memory. *Circulation*. 2005;112:1711–1718.

23. Obreztchikova MN, Patberg KW, Plotnikov AN, et al. I(kr) contributes to the altered ventricular repolarization that determines long-term cardiac memory. *Cardiovasc Res*. 2006;71:88–96.

24. del Balzo U, Rosen MR. T wave changes persisting after ventricular pacing in canine heart are altered by 4-aminopyridine but not by lidocaine. Implications with respect to phenomenon of cardiac "memory". *Circulation*. 1992;85:1464–1472.

25. Yu H, McKinnon D, Dixon JE, et al. Transient outward current, Ito1, is altered in cardiac memory. *Circulation*. 1999;99:1898–1905.

26. Plotnikov AN, Yu H, Geller JC, et al. Role of l-type calcium channels in pacing-induced short-term and long-term cardiac memory in canine heart. *Circulation*. 2003;107:2844–2849.

27. Doronin SV, Potapova IA, Lu Z, Cohen IS. Angiotensin receptor type 1 forms a complex with the transient outward potassium channel Kv4.3 and regulates its gating properties and intracellular localization. *J Biol Chem*. 2004;279:48231–48237.

28. Kooshkabadi M, Whalen P, Yoo D, Langberg J. Stretch-activated receptors mediate cardiac memory. *Pacing Clin Electrophysiol*. 2009;32:330–335.

29. Patel PM, Plotnikov A, Kanagaratnam P, et al. Altering ventricular activation remodels gap junction distribution in canine heart. *J Cardiovasc Electrophysiol*. 2001;12:570–577.

30. Rosen MR, Cohen IS. Cardiac memory ... New insights into molecular mechanisms. *J Physiol*. 2006;570:209–218.

31. Wecke L, Gadler F, Linde C, et al. Temporal characteristics of cardiac memory in humans: Vectorcardiographic quantification in a model of cardiac pacing. *Heart Rhythm*. 2005;2:28–34.

32. Wecke L, Rubulis A, Lundahl G, Rosen MR, Bergfeldt L. Right ventricular pacing-induced electrophysiological remodeling in the human heart and its relationship to cardiac memory. *Heart Rhythm*. 2007;4:1477–1486.

33. Shvilkin A, Danilo P, Jr., Wang J, et al. Evolution and resolution of long-term cardiac memory. *Circulation*. 1998;97:1810–1817.

34. Ozgen N, Rosen MR. Cardiac memory: A work in progress. *Heart Rhythm*. 2009;6:564–570.

35. de Zwaan C, Bar FW, Wellens HJ. Characteristic electrocardiographic pattern indicating a critical stenosis high in left anterior descending coronary artery in patients admitted because of impending myocardial infarction. *Am Heart J*. 1982;103:730–736.

36. de Zwaan C, Bar FW, Janssen JH, et al. Angiographic and clinical characteristics of patients with unstable angina showing an ECG pattern indicating critical narrowing of the proximal LAD coronary artery. *Am Heart J*. 1989;117:657–665.

37. Shvilkin A, Ho KKL, Rosen MRR, Josephson ME. T vector direction differentiates post-pacing from ischemic T wave inversion in the precordial leads. *Circulation*. 2005;111:969-974.

38. Chen-Scarabelli C, Scarabelli TM. T-wave inversion: Cardiac memory or myocardial ischemia? *Am J Emerg Med*. 2009;27:898.e1- 898.e4

39. Byrne R, Filippone L. Benign persistent T-wave inversion mimicking ischemia after left bundle-branch block – cardiac memory. *Am J Emerg Med*. 2010;28:747.e5–747.e6

40. Antman EM, Anbe DT, Armstrong PW, et al. ACC/AHA guidelines for the management of patients with ST-elevation myocardial infarction; a report of the American College of Cardiology/ American Heart Association task force on practice guidelines (committee to revise the 1999 guidelines for the management of patients with acute myocardial infarction). *J Am Coll Cardiol*. 2004;44:671-719.

41. Ellis E, Gervino EV, Litvak AD, Josephson ME, Shvilkin A. The painful LBBB syndrome review of the literature and proposed diagnostic criteria. 2014 submitted for publication.

42. Shvilkin A, Bojovic B, Vajdic B, et al. Vectorcardiographic discrimination between acute and chronic left bundle branch block. *Heart Rhythm*. 2010,7:1085-1092.

43. Wecke L, van Deursen CJ, Bergfeldt L, Prinzen FW. Repolarization changes in patients with heart failure receiving cardiac resynchronization therapy-signs of cardiac memory. *J Electrocardiol*. 2011;44:590–598.

44. Yu H, McKinnon D, Dixon JE, et al. Transient outward current, Ito1, is altered in cardiac memory. *Circulation*. 1999;99:1898–1905.

第 15 章

进行性心脏传导系统疾病的心电图特点

Vincent Probst，Hervé Le Marec

概述

进行性心脏传导系统缺陷(PCCD)，也被称为 Lenègre 或 Lev 病，是一种 50 岁以上成人的常见疾病，且是起搏器(PM)植入的主要原因[1-3]。PCCD 是一种希氏束–浦肯野系统对冲动的传导随年龄增长而发生的改变。直到最近，PCCD 一直被认为是一种希氏束–浦肯野系统与衰老有关的退行性病变，遗传和基因因素只起到了有限的作用。然而，过去几年内，数项研究报道了 PCCD 呈常染色体显性遗传的家系[4,5]。

PCCD 可进展为完全性房室传导阻滞。这种疾病的前驱表现是轻度的传导异常(PR 间期延长、出现分支传导阻滞或 QRS 轻度增宽)。出现第一种 ECG 改变的年龄和传导缺陷的进展速度因人而异，取决于病因和患者自身。

本病可以没有症状，也可以表现为呼吸困难、头晕、晕厥、腹痛、心力衰竭和猝死。也有在活动时发生晕厥的报道。并可由正常心电图进展为完全性右束支传导阻滞(RBBB)，并由后者进展为完全性房室传导阻滞。

本病可单独发病，或在神经肌肉疾病、核纤层蛋白病的基础上发生。近几年出现了一些该疾病基因的基础研究，并已发现了一些基因缺陷与本病的单独发病形式有关。

单独发病的 PCCD

关于该病呈家族性，即基因相关发病的频率研究相对较少。Greenspahn 报道了一种与年龄相关的 PCCD 的家族聚集倾向。观察结果显示患者亲属中的传导缺陷发病率比对照组高(24/95 比 10/95)[6]。

最近，我们采用了一种之前描述过的方法，叫作遗传流行病学，根据疾病患者的出生城市来评估疾病发生频率的地理异质性。该方法假设该地区人口在地理上是稳定的，即携带该疾病相关某种基因的祖先的后代在几代后仍在同一地区，同一个国家或地区内的不同地方在疾病的发病率上可能会出现很大的差异。通过使用这种方法，我们发现植入 PM 的 PCCD 患者有明显的空间分布异质性(图 15.1)。有趣的是，使用这种方法后，我们发现了数个受 PCCD 影响的家族。

强烈的家族遗传倾向足以引起一个地区疾病分布的改变，这一点更说明了本病与遗传因素有关[7]。

本病呈常染色体显性遗传，伴不完全外显率和各异的表现度。隐性遗传或散发形式罕见。

3 种基因突变被认为是致病基因:*SCN5A*、*SCN1B* 和 *TRPM4*[8-10]。*GJA5* 基因与严重的早发性 PCCD 有

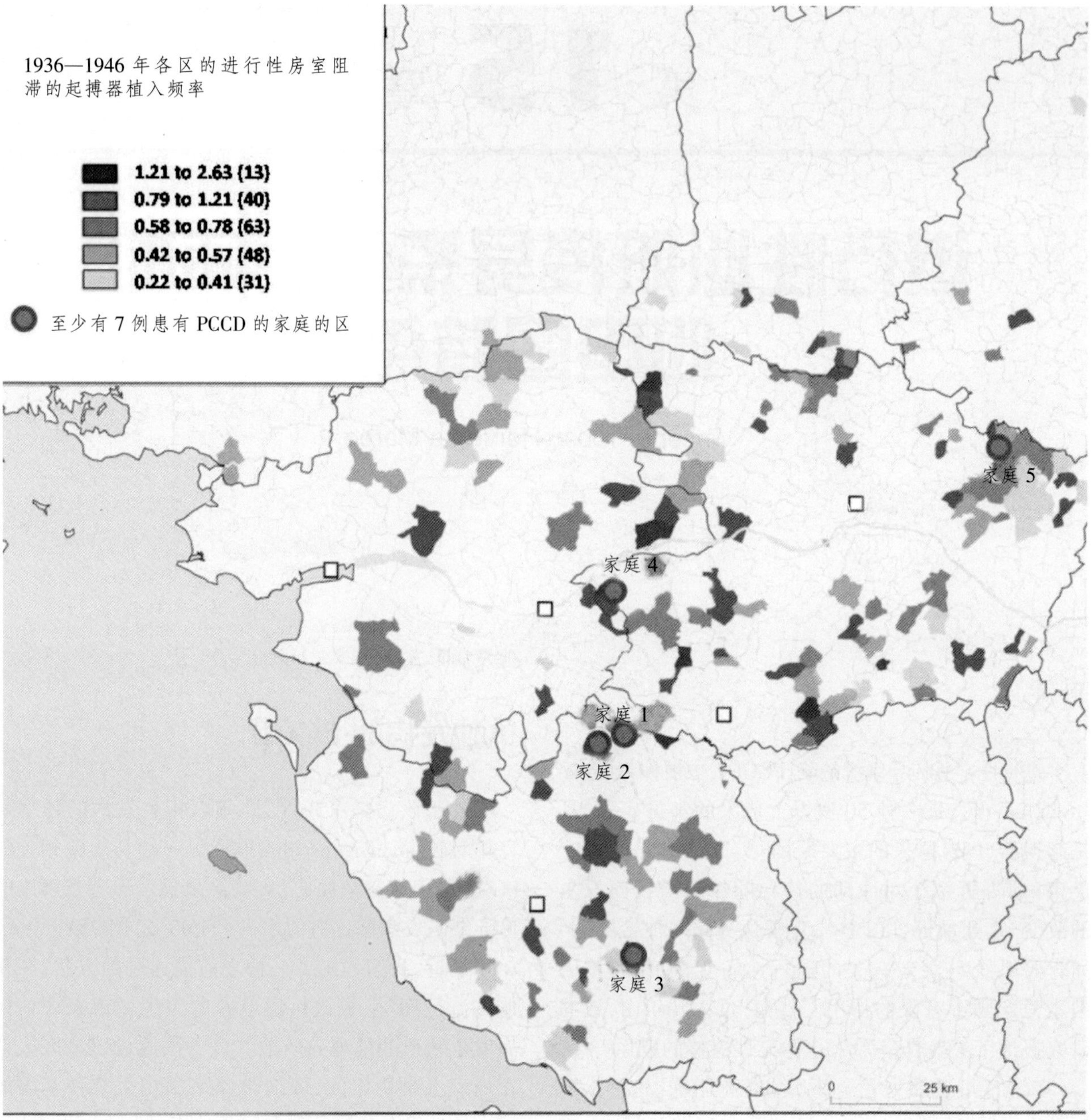

图 15.1　法国西部植入 PM 的 PCCD 患者的分布图。白色方块代表卢瓦尔−亚特兰蒂克、旺代、曼恩−卢瓦尔的主要城市。通过将当地植入 PM 的 PCCD 患者的病例数与生活在该区的人群进行比较，计算每个区的疾病发病率。人口数根据 1936 年和 1946 年的人口普查数据估计，与患者的平均出生年代相对应。AV，房室。(Reproduced with permission from BMJ Publishing Group Ltd. [7])

关，且存在于 2 名有血缘关系的患者中[11]。

传导异常的类型取决于所涉及的基因。在 *SCN5A* 突变的情况下，RBBB、LBBB、分支传导阻滞和外周传导阻滞的发病率较平均（图 15.2）。这种情况通常见于 Lenègre 病，其特征是传导系统的弥漫性纤维变性，主要影响两个束支的远端。

该例中存在典型的传导系统周围传导阻滞，这可能代表了前 2 例最常见的 *SCN5A* 基因突变携带者的临床表现。第 3 例可见 PR 间期延长伴右束支传导阻滞。最后 1 例可见左束支传导阻滞伴一度房室传导阻滞。

SCN5A 突变携带者传导缺陷的外显率较高（约

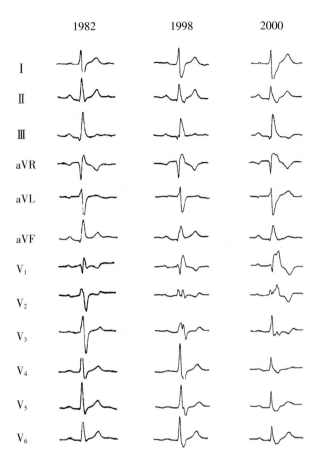

图 15.2 *SCN5A* 突变携带者的心电图表现。详见本文。

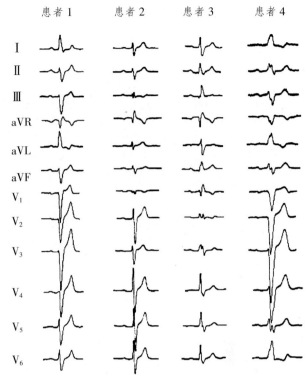

图 15.3 传导缺陷随时间推移进展。详见本文。

80%),且随时间的推移而增加[12]。

传导缺陷可以随着时间的推移而进展。以图 15.3 中的患者为例,随着时间的推移,传导缺陷有明显的进展,QRS 间期的逐渐延长,不完全性 RBBB 转变为完全性 RBBB。PR 间期也随着一度房室传导阻滞的发生而逐渐延长。

在 *SCN5A* 基因突变的携带者中,这种传导缺陷随时间的进展是常见的,但是这种进展在不同患者间的差异很大,因此在仅有轻度传导障碍阶段,基因突变的存在对决策是否植入 PM 没有帮助。

一些先天性传导缺陷也与 *SCN5A* 突变有关[8,13]。

M 亚家族成员 4 瞬时受体电位阳离子通道(*TRPM 4*)基因的突变也有报道[10,14]。在携带这种基因突变的患者中,最常见的心脏传导障碍形式是 RBBB,其次是双分支传导阻滞,最后是完全性房室传导阻滞,而 LBBB 是不常见的(图 15.4)。这种传导阻滞患者的突变频率仍然是未知的。

我们还发现了家族性传导阻滞的第三种模式,

其表型变异更为明显。2/3 的患者主要表现为束支传导阻滞和无 RBBB 的周围传导阻滞。

PCCD 并发其他疾病

当 PCCD 同时合并先天性心脏病时,已发现 *NKX2.5*、*TBX5*、*PRKA G2* 和 *LMNA* 基因可发生突变。在部分家族中也存在单独的 PCCD,携带着其中某一种突变。

心脏传导缺陷在携带 *LMNA* 基因突变的患者中尤为常见(图 15.5)。最初描述的心脏受累主要集中在左心室功能障碍,但在目前已明确部分病例中,心脏传导缺陷应该是唯一的异常表现。正确识别携带 LMNA 基因突变的患者十分重要,因为这些患者有一定发生室性心律失常和心源性猝死的风险[15]。因此,推荐有心脏传导缺陷的患者中植入心律转复除颤器而不是 PM[16]。应识别这些患者中不同类型的传导缺陷,但更常见的仍是 PR 间期的延长(即首先出现的传导异常),常合并 LBBB,但以不完全性 LBBB 起病。

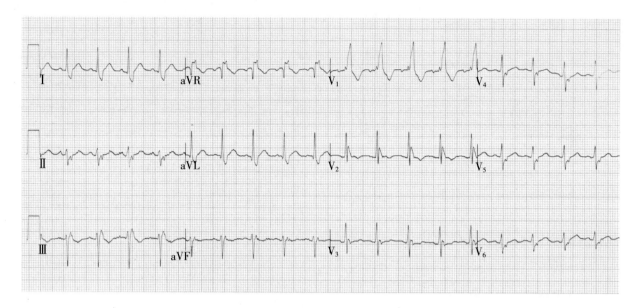

图 15.4　在 *TRPM 4* 突变的患者出现典型的双分支传导阻滞。详见本文。

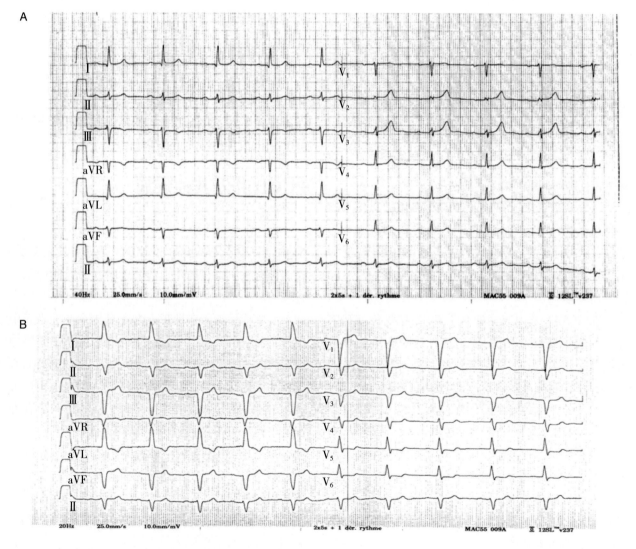

图 15.5　(A)携带 *LMNA* 基因突变的患者初始阶段的典型心电图表现,包括 PR 间期延长和电轴左偏。(B)随后,疾病经常进展至完全性 LBBB 伴电轴左偏。

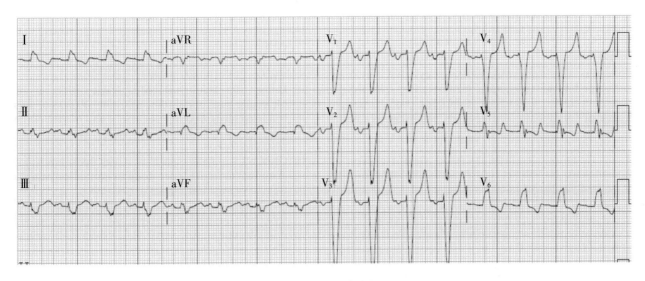

图 15.6 DM1 患者的完全性 LBBB。

1 型强直性肌营养不良(MD1)或施泰纳特病

MD1 也叫施泰纳特病,是成人最常见的遗传性神经肌肉疾病,发病率为 1:8000。MD1 是一种常染色体显性遗传病,累及外周和心脏肌肉,可导致多系统疾病。因 19 号染色体强直性肌营养不良蛋白激酶基因 3'非翻译区 GTC 拷贝数过度增加而导致的。

在这些患者中,心电图异常严重,常见 PR 间期和 QRS 时限延长或二、三度房室传导阻滞,是心源性猝死的危险因素(图 15.6)[18]。即使静息心电图正常的患者,也可能出现传导障碍,必须对心脏传导系统进行有创评估[19]。传导缺陷的严重程度与肌强直的严重程度无相关性。

总结

虽然大多数心脏传导缺陷都是特发性的,并且发生在老年患者中,但对于起病年龄相对年轻的(年龄小于 60 岁)患者,应该排除该疾病的遗传因素。在任何情况下,均应对心脏传导缺陷的患者进行仔细检查,确定其是否患有潜在心源性猝死风险的其他相关疾病。还需要注意其他家族成员是否存在该病。

参考文献

1. Lenegre J. The pathology of complete atrio-ventricular block. *Prog Cardiovas Dis.* 1964;6:317–323.
2. Lev M. Anatomic basis for atrioventricular block. *Am J Med.* 1964;37:742–748.
3. Davies MJ. Pathology of chronic AV block. *Acta Cardiol.* 1976;21:19–30.
4. Brink PA, Ferreira A, Moolman JC, et al. Gene for progressive familial heart block type I maps to chromosome 19q13. *Circulation.* 1995;91:1633–1640.
5. Stephan E, de Meeus A, Bouvagnet P. Hereditary bundle branch defect: right bundle branch blocks of different causes have different morphologic characteristics. *Am Heart J.* 1997;133:249–256.
6. Greenspahn BR, Denes P, Daniel W, Rosen KM. Chronic bifascicular block: evaluation of familial factors. *Ann Intern Med.* 1976;84:521–525.
7. Gourraud JB, Kyndt F, Fouchard S, et al. Identification of a strong genetic background for progressive cardiac conduction defect by epidemiological approach. *Heart Br Card Soc.* 2012;98:1305–1310.
8. Schott JJ, Alshinawi C, Kyndt F, et al. Cardiac conduction defects associate with mutations in SCN5A. *Nat Genet.* 1999;23:20–21.
9. Hu D, Barajas-Martínez H, Medeiros-Domingo A, et al. A novel rare variant in SCN1Bb linked to Brugada syndrome and SIDS by combined modulation of Na(v)1.5 and K(v)4.3 channel currents. *Heart Rhythm.* 2012;9:760–769.
10. Kruse M, Schulze-Bahr E, Corfield V, et al. Impaired endocytosis of the ion channel TRPM4 is associated with human progressive familial heart block type I. *J Clin Invest.* 2009;119:2737–2744.
11. Makita N, Seki A, Sumitomo N, et al. A connexin 40 mutation associated with a malignant variant of progressive familial heart block type I. *Circ Arrhythm Electrophysiol.* 2012;5:163–172.

12. Probst V, Wilde AA, Barc J, et al. SCN5A mutations and the role of genetic background in the pathophysiology of Brugada syndrome. *Circ Cardiovasc Genet.* 2009;2:552–557.

13. Bezzina CR, Rook MB, Groenewegen WA, et al. Compound heterozygosity for mutations (W156X and R225W) in SCN5A associated with severe cardiac conduction disturbances and degenerative changes in the conduction system. *Circ Res.* 2003;92:159–168.

14. Liu H, El Zein L, Kruse M, et al. Gain-of-function mutations in TRPM4 cause autosomal dominant isolated cardiac conduction disease. *Circ Cardiovasc Genet.* 2010;3:374–385.

15. van Rijsingen IA, Arbustini E, Elliott PM, et al. Risk factors for malignant ventricular arrhythmias in lamin a/c mutation carriers a European cohort study. *J Am Coll Cardiol.* 2012;59:493–500.

16. Anselme F, Moubarak G, Savouré A, et al. Implantable cardioverter-defibrillators in lamin A/C mutation carriers with cardiac conduction disorders. *Heart Rhythm.* 2013;10:1492–1498.

17. Brook JD, McCurrach ME, Harley HG, et al. Molecular basis of myotonic dystrophy: Expansion of a trinucleotide (CTG) repeat at the 3' end of a transcript encoding a protein kinase family member. *Cell.* 1992;68:799–808.

18. Groh WJ, Groh MR, Saha C, et al. Electrocardiographic abnormalities and sudden death in myotonic dystrophy type 1. *N Engl J Med.* 2008;358:2688–2697.

19. Wahbi K, Meune C, Porcher R, et al. Electrophysiological study with prophylactic pacing and survival in adults with myotonic dystrophy and conduction system disease. *JAMA.* 2012;307:1292–1301.

第 **16** 章

心电图的性别和种族差异

Anne B. Curtis，Hiroko Beck

概述

心电图是最常用的医学诊断工具之一，这是由于其在患者的诊断和治疗上具有简便、成本效益高，以及多功能性等特点。虽然很多影响心电图表现的因素已经很明确[1]，但人们对于心电图的性别和种族差异了解得并不多。在这一章，我们将回顾心电图检测中反映出的性别和种族相关的生理性变异。另外，本章也会回顾各种病理状态下性别的特异性心电图标记的新近数据。

PR 间期和 P 波形态的性别和种族差异

PR 间期和 P 波形态已经被证实是预测心血管疾病终点的预后标志，包括房颤、脑卒中和全因死亡[2-5]。正常 PR 间期和 P 波形态的性别和种族差异的定义可能会在这些预后标志物的应用上给予帮助。一些研究曾经报道过 PR 间期的性别差异。在 1960 年，Simonson 等研究 566 名健康人（424 名男性和 142 名女性）使用由标准直描式设备记录的平卧静息 12 导联心电图。由两名研究者在心电图副本上进行人工测量。他们的统计分析显示，女性的 PR 间期明显更短（155ms 比 167ms，$P \leqslant 0.0001$）。男性的平均相对体重比女性大约高 5%。女性和男性都有相似的体重分

布（体重过轻、正常体重和超重）。这是揭示心电图明显性别差异的首项研究，并将相对体重的影响考虑在内[6]。接下来的很多研究也报道了女性 PR 间期更短的观察结果。Mansi 等评估了 PR 间期的种族差异，发现沙特、印度人、约旦人、菲律宾人和白种人之间的平均 PR 间期没有明显差异。但是，在所有种族中女性 PR 间期均更短[7]。最近，有研究分析了 1252名（59%女性）没有冠心病及其危险因素的人的 PR 间期和 P 波指数。在使用 10mm/mV 的电压标准和 25mm/s 的走纸速度描记的数字化标准 12 导联心电图中，自动测量 P 波时限和 PR 间期。在这项研究中，女性的 PR 间期（9.6ms 的差异，$P<0.001$）、心率校正后的 PR 间期（8.6ms 的差异，$P<0.001$）以及 P 波时限（6.1ms 的差异，$P<0.001$）均明显较短。这项研究也发现了 PR 间期存在明显的种族差异，非洲裔美国人的 PR 间期比白种人更长。而白种人的 PR 间期与中国人或西班牙人比更长（表 16-1）[8]。

虽然 P 波时限和 PR 间期性别差异的生理学基础尚未得到很好的解释，但无论是绝对大小还是相对于单位体积的大小，女性的心脏均更小，这可能是其影响因素之一[6]。迷走神经张力的基线差异也可能在 PR 间期的性别差异中起作用。最近一项研究报道，PR 间期是房颤风险的预测指标之一，因为女性 PR 间期较短，这项研究使用了按性别分层的 PR 间期定义[9]。随着 P 波时限和 PR 间期作为诊断工具的使用越来越多，重新审视目前正常 PR 间期范围的定义至

表 16.1   来自 MESA 队列的 PR 间期的性别、年龄和种族的相关差异。(Adapted with permission.[8])

PR 间期(ms)	年龄组	白种人		非洲裔美国人		西班牙人		中国人	
		女性	男性	女性	男性	女性	男性	女性	男性
平均(SD)	45~64 岁	155(23)	167(25)	165(22)	174(24)	155(21)	159(19)	154(18)	162(19)
	65 岁及以上	162(22)	176(32)	160(19)	178(31)	163(18)	162(17)	158(19)	160(24)

SD，标准差。

关重要，因为目前的标准来源于男性人群。

QRS 时限的性别差异

QRS 时限代表心室激动的时间，故在多方面与临床相关，例如心脏再同步治疗(CRT)指征的划定以及传导系统疾病的评估等。与 PR 间期和 P 波时限类似，据报道 QRS 时限也因性别而有变化。女性除了 PR 间期较短外，Simonson 等报道 QRS 时限也较短（在男性中 67ms 比 90ms，$P \leqslant 0.0\ 001$）[6]。Mansi 的研究显示，各种族间 QRS 时限无显著差异，但每个种族中女性 QRS 时限均较短[7]。这种 QRS 时限性别差异的原因尚不清楚，但女性心脏在解剖上更小可能是一个关键因素[6]。Strauss 等提倡根据性别定义 QRS 间期，尤其是在 LBBB 时，因为据报道女性患者在 QRS 间期从 130ms 开始就对 CRT 有反应，而男性在 QRS 间期<140ms 时没有反应[10]。这项研究的推论是女性总体上对 CRT 有更好的反应，因为对于任何特定的 QRS 间期，女性与男性相比都会有更多的"不同步"，因为女性 QRS 的正常范围就比男性的短。

QT 间期的性别差异

女性和男性之间心室复极模式的性别差异已被广泛研究。研究这些差异具有重要意义，因为它们对室性心律失常的易感性有直接影响。研究显示与男性相比，女性的体表 ECG 上 QT 间期更长、T 波振幅更低，这反映了女性的心室复极时间更长（图 16.1)[11-13]。

Bidoggia 等测量了 27 名阉割男性、26 名患有男性化综合征的女性和 53 名年龄和性别匹配的对照受试者的复极情况。该研究发现与正常男性相比，阉割男性的复极化延迟。而与阉割男性相比，男性化的

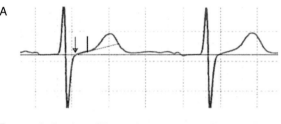

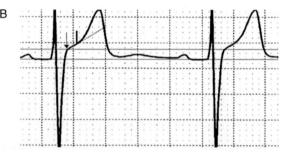

图 16.1   女性和男性的 V_3 导联形态。两条水平线分别表示 Q-Q 线和 J 点水平与 Q-Q 平行的水平线。箭头所示为 J 点；短竖线标记 J 点后 60ms 的点；斜线将 J 点与上述点连接。(A) 女性形态：J 点处于 Q-Q 线的水平，ST 角度为 19°。(B) 男性形态：J 点在 Q-Q 线上方>0.1mV，ST 角度为 36°。(Modified with permission. [16])

女性复极更短、更快[11]。QT 间期的性别差异从青春期开始变得明显[14,16]，50 岁以后开始消退（表 16.2，图 16.2)[14,16]。男孩从青春期开始 QT 间期缩短，这种差异在成年早期持续存在。这种与年龄有关的变化和 Bidoggia 的发现共同表明，睾酮可能是导致 QT 间期性别差异的原因。在受体水平上，心室中已经被证实存在雄激素受体，在男女性婴幼儿的右心室中，也已经被证实存在雄激素受体 mRNA，表明其参与复极[17-19]。

也有一些探讨女性激素对 QT 间期影响的研究。其中一项研究分析月经周期与 QT 间期的关系。Nakagawa 等报道月经周期黄体期的 QT 间期缩短约 10ms，提示雌激素诱导的 QT 间期延长可能被交感神经张力和血清孕酮水平所抵消[20]。然而，其他一些

表 16.2　心率、QT 间期和 T 波振幅的分布。经过许可修改[16]

年龄组（岁）	男性平均 HR(SD)	女性平均 HR(SD)	P 值	男性平均 QTc(SD)	女性平均 QTc(SD)	P 值	男性平均 T(SD)	女性平均 T(SD)	P 值
5~7	89.6(11.7)	87.2(12.9)	0.334	403.2(16.4)	402.6(10.0)	0.84	5.3(2.1)	4.9(2.3)	0.297
8~12	77.5(11.9)	82.6(11.1)	0.023	408.8(11.9)	409.7(14.9)	0.725	5.2(2.2)	4.2(1.6)	0.005
13~16	71.8(13.6)	75.8(14.7)	0.134	407.7(13.6)	411.9(14.9)	0.118	4.5(2.3)	3.7(1.5)	0.037
17~24	70.3(11.2)	73.0(10.4)	0.23	401.8(14.6)	408.6(15.5)	0.033	5.3(2.1)	3.0(1.2)	<0.001
25~35	70.3(12.0)	74.5(9.3)	0.046	405.7(15.8)	411.9(14.6)	0.042	3.7(1.8)	3.0(1.4)	0.024
36~45	70.1(10.8)	73.5(9.6)	0.11	403.6(11.3)	411.4(13.1)	0.003	4.2(1.6)	2.5(1.3)	<0.001
46~54	70.1(13.9)	74.3(11.8)	0.061	409.4(14.4)	417.3(14.5)	0.002	4.0(1.9)	2.8(1.3)	<0.001
55~75	64.1(10.4)	70.5(12.4)	0.001	408.0(11.8)	412.6(10.2)	0.004	4.3(1.7)	2.6(1.1)	<0.001
76~98	67.5(14.8)	72.2(11.7)	0.032	415.1(15.6)	415.5(14.4)	0.98	4.2(2.1)	3.4(1.4)	0.007

HR，心率；QTc，校正的 QT 间期；平均 T，平均 T 波振幅（×0.1mV）。

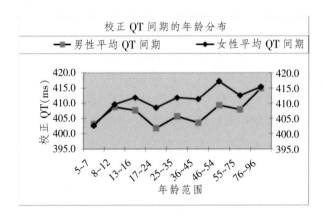

图 16.2　9 岁年龄组的女性和男性的平均 QT 间期。（Modified with permission.[50]）

研究显示在月经周期中的 QT 间期无显著变化[21-23]。一项研究显示黄体期的 QT 间期缩短仅发生在自主神经阻滞后[22,24]。这些相互矛盾的研究结果表明，包括性激素和交感神经张力在内的多种影响 QT 间期的因素存在复杂的相互作用。

尽管在妊娠期间自主神经平衡和激素水平都发生了巨大变化，但一项长 QT 综合征（LQTS）的研究发现，在产后 9 个月期间心脏事件的风险是增加的，而 LQTS 女性在怀孕期间心脏事件的风险并不高。作者推测妊娠期相对的心动过速可能通过缩短 QT 间期而对女性产生保护作用，而在产后期间，静息心率的降低以及身体和情绪压力的增加均可能诱发心律失常[24,25]。

在对绝经后女性进行的多项研究中，雌激素替

代疗法已被证实可延长 QT 间期[26-28]。据报道，单独用雌激素长期替代治疗会增加 QT 间期和心率的变异性，而孕激素-雌激素替代疗法则不会改变 QT 间期，这表明孕激素可能抵消雌激素对 QT 延长的作用[26,29]。心脏和雌激素/孕激素的替代研究显示孕激素-雌激素替代疗法，并不能降低绝经后冠心病患者心律失常的风险[24,30]。这些研究结果提示雌激素对 QT 有延长作用，孕激素对 QT 延长和心律失常有潜在的保护作用。

对于先天性 LQTS 患者，一项国际注册研究报道说，女性在 1~40 岁发生第一次心脏事件的风险更高[24,31]。一些研究已经报道药物导致的获得性 QT 延长的性别差异（表 16.3），尽管尚不清楚所有延长 QT 间期的药物是否都有性别差异。对于抗抑郁药、抗心律失常药物和抗生素等药物导致的获得性 LQTS，女性是室性心律失常的独立危险因素[32-34]。超过 68% 的药物诱发的尖端扭转型室性心动过速（TdP）发生在女性中[24,35-37]。由抗心律失常药物导致的 TdP 在女性中更常见，与处方这些药物的女性数量成正比。

研究显示延长 QT 间期的几种抗心律失常药物对女性 QT 间期的延长作用更大，包括索他洛尔和奎尼丁。通过测量 JTc 间期，发现索他洛尔对心室复极的影响在女性中更明显[38]。Somberg 等也报道应用索他洛尔治疗的女性患者 QTc 明显延长[39]。同样有研究报道，与男性相比，奎尼丁对女性的 QT 延长作用更大[40]。尽管有研究报道伊布利特的 TdP 发病率在女性中更高[41,42]，但伊布利特的 QT 间期延长作用在

表 16.3　对药物反应的性别差异

出处	n=样本量	药物	测量方法	心室复极的性别差异		
				女性	男性	P 值
Lehmann, 1999	n=1897(26% 女性)	d,l-索他洛尔	JTc ≥ 390ms	16.20%	10.30%	0.003
Somberg, 2012	n=15(60% 女性)	索他洛尔	QT 的变化	34±8ms	21±12ms	<0.05
Kan nankeril, 2011	n=253(60% 女性)	伊布利特	QTc 的变化	39±27ms	39±29ms	NS
El-Eraky, 2003	n=48(44% 女性)	奎尼丁	QTc 的变化	33±16ms	24±17ms	<0.05

NS, 无统计学差异。

男性和女性之间没有差异[43]。因此,并非所有延长 QT 间期的药物都对女性的 QT 间期有更显著的影响。即使这种药物对女性 QT 间期的影响更大,也不一定会增加心律失常事件。进一步的研究将有助于阐明延长 QT 药物的性别差异背后的机制。同时,考虑到这些药物对女性 QT 间期的影响,其在女性中使用时应该特别小心。

QT 间期的种族差异

有几项研究比较了不同种族群间 QT 间期的差异。在一项大规模基于人群纳入 15 792 名参与者的前瞻性队列研究中,如前所述,女性的 QT 间期长于男性。就种族而言,白种人的 QT 间期要长于非洲裔美国人。在校正了包括体重指数、收缩压和胸廓大小在内的多种因素后,这种种族差异仍持续存在,在男性和女性中均达到统计学的显著性(P<0.01)[44]。另一项研究发现中国人的 QTc 长于白种人[45]。Mansi 等发现沙特、印度、约旦、菲律宾和斯里兰卡女性的 QTc 与白种女性相比无显著差异[7]。由于比较种族间差异的可用数据不足,限制了我们对反映心室复极的 QT 间期的变异性及其对临床终点影响的理解。

心电图性别和种族差异的预后价值

心电图是一种简单的诊断工具,如果了解心电图与性别和种族相关的差异,其价值将得到提升。Rautaharju 等根据一项随访 9 年关于女性健康倡议纳入 38 283 名参与者的大规模 Cox 回归分析,提出在绝经后女性中使用一些复极变量作为充血性心力衰竭(CHF)和全因死亡风险的预测因子[46]。这些变量

包括与充血性心力衰竭风险增加 3 倍相关的宽 QRS/T 角、充血性心力衰竭事件风险增加 2 倍以上的心肌梗死的心电图[46]。该研究还显示绝经后女性的心室复极异常是冠心病的重要预测因子。该队列研究还提示一些心电图异常是冠心病的主要死亡风险预测因子,包括宽 QRS/T 角,心肌梗死的心电图证据,心率变异性降低和 QT 间期延长[47]。

也已经有研究描述了 Brugada 综合征(BrS)临床表现的性别差异。Benito 等发现,在 384 名患者中,男性晕厥发作更频繁(18%比女性中的 14%,P<0.05),并且死于心源性猝死的比例高(6%比女性中 1%,P<0.05)。男性发生心源性猝死或心室颤动的比例高于女性(11.6%比女性中 2.8%,P=0.003)。由此他们认为患有 BrS 的男性比女性更高危、预后更差[48]。

已有研究报道心电图在左心室肥大(LVH)中诊断和预后价值的种族差异。当用 MRI 定义 LVH 时,Jain 等发现 Romhilt-Estes 评分、Framingham 评分、Cornell 电压、Cornell 乘积指数和 Framingham 校正的 Cornell 电压能预测心血管疾病风险升高,这些参数尤其对非洲裔美国患者的敏感性更高[49]。随着关于按性别和种族划分的 ECG 的诊断和预后价值方面的文献资料越来越多,其应用价值会越来越大[50]。

总结

- 心电图上的一些图形有性别差异。
- 女性 PR 间期和 QRS 波时限更短,可能原因为女性心脏在解剖上更小,迷走神经张力上的差别也可能与 PR 的差异有关。
- 女性从青春期到 50 岁之间 QT 间期都更短。
- 睾酮可能使 QT 间期变短,而雌激素可能使其

变长。

● 一些可以使 QT 间期延长的药物对女性的心室复极影响更大。

● 心电图的性别和种族差异在多种疾病中都有预后价值，包括冠心病、CHF 和 BrS。

参考文献

1. Surawicz B, Knilans TK. *Chou's Electrocardiography in Clinical Practice.* 6th ed. Philadelphia, PA: Saunders Elsevier;2008.

2. Soliman EZ, Prineas RJ, Case LD, Zhang ZM, Goff Jr, DC. Ethnic distribution of electrocardiographic predictors of atrial fibrillation and its impact on understanding the ethnic distribution of ischemic stroke in the Atherosclerosis Risk in Communities Study (ARIC). *Stroke.* 2009;40:1204–1211.

3. Schnabel RB, Sullivan LM, Levy D, et al. Development of a risk score for atrial fibrillation (Framingham Heart Study): A community-based cohort study. *Lancet.* 2009;373:739–745.

4. Cheng S, Keyes MJ, Larson MG, et al. Long-term outcomes in individuals with prolonged PR interval or first-degree atrioventricular block. *JAMA.* 2009;301:2571–2577.

5. Magnani JW, Johnson VM, Sullivan LM, et al. P wave duration and risk of longitudinal atrial fibrillation in persons ≥ 60 years old (from the Framingham Heart Study). *Am J Cardiol.* 2011;107:917–921.

6. Simonson E, Blackburn H, Puchner TC, et al. Sex differences in the electrocardiogram. *Circulation.* 1960;22:598–601.

7. Mansi IA, Nash IS. Ethnic differences in electrocardiographic intervals and axes. *J Electrocardiol.* 2001;34:303–307.

8. Soliman EZ, Alonso A, Misialek JR, et al. Reference range of PR duration and P-wave indices in individuals free of cardiovascular disease: the Multi-Ethnic Study of Atherosclerosis (MESA). *J Electrocardiol.* 2013;46:702–706.

9. Nielsen JB, Pietersen A, Graff C, et al. Risk of atrial fibrillation as a function of the electrocardiographic PR interval: results from the Copenhagen ECG study. *Heart Rhythm.* 2013;10:1249–1256.

10. Strauss DG, Selvester RH, Wagner GS. Defining left bundle branch block in the era of cardiac resynchronization therapy. *Am J Cardiol.* 2011;107:927–934.

11. Bidoggia H, Maciel JP, Norberto C, et al. Sex differences on the electrocardiographic pattern of cardiac repolarization: Possible role of testosterone. *Am Heart J.* 2000;140:678–683.

12. Merri M, Benhorin J, Alberti M, Locati E, Moss AJ. Electrocardiographic quantitation of ventricular repolarization. *Circulation.* 1989;80:1301–1308.

13. Gambil CL, Wilkins ML, Haisty WK, et al. T wave amplitudes in normal populations. Variation with ECG lead, sex and age. *J Electrocardiol.* 1995;28:191–197.

14. Rautaharju PM, Zhou SH, Wong S, et al. Sex differences in the evaluation of the electrocardiographic QT interval with age. *Can J Cardiol.* 1992;8:690–695.

15. Stramba-Badiale M, Spagnolol D, Bosi G, Bosi G, Schwartz PJ. Are gender differences in QTc present at birth? MISNES Investigators. Multicenter Italian Study on Neonatal Electrocardiography and Sudden Infant Death Syndrome. *Am J Cardiol.* 1995;75:1277–1278.

16. Surawicz B, Parikh SR. Prevalence of male and female patterns of early ventricular repolarization in the normal ECG of males and females from childhood to old age. *J Am Coll Cardiol.* 2002;40:1870–1876.

17. Krieg M, Smith K, Bartsch W. Demonstration of a specific androgen receptor in heart muscle. Relationship between binding, metabolism and tissue levels of androgens. *Endocrinology.* 1978;103:1686–1694.

18. McGill HC, Anselmo VC, Buchanan JM, Sheridan PJ. The heart is a target organ for androgen. *Science.* 1977;196:319–321.

19. Marsh JD, Lehmann MH, Ritchie RH, et al. Androgen receptors mediate hypertrophy in cardiac myocytes. *Circulation.* 1998;98:256–261.

20. Nakagawa M, Ooie T, Takahashi N, et al. Influence of menstrual cycle on QT interval dynamics. *Pacing Clin Electrophysiol.* 2006;29:607–613.

21. Rodriguez I, Kilborn MJ, Liu JT, Pezzullo JC, Woosley RL. Drug-induced QT prolongation in women during the menstrual cycle. *JAMA.* 2001;285:1322–1326.

22. Burke JH, Ehlert FA, Kruse JT, et al. Gender-specific differences in the QT interval and the effect of autonomic tone and menstrual cycle in healthy adults. *Am J Cardiol.* 1997;79:178–181.

23. Hulot JS, Demolis JL, Riviere R, et al. Influence of endogenous estrogens on QT interval duration. *Eur Heart J.* 2003;24:1663–1667.

24. Yang P, Clancy CE. Effects of sex hormones on cardiac repolarization. *J Cardiovasc Pharmacol.* 2010;56:123–129.

25. Seth R1, Moss AJ, McNitt S, et al. Long QT syndrome and pregnancy. *J Am Coll Cardiol.* 2007;49:1092–1098.

26. Haseroth K, Seyffart K, Wehling M, Christ M. Effects of progestin-estrogen replacement therapy on QT-dispersion in postmenopausal women. *Int J Cardiol.* 2000;75:161–165.

27. Kadish AH, Greenland P, Limacher MC, et al. Estrogen and progestin use and the QT interval in postmenopausal women. *Ann Noninvasive Electrocardiol.* 2004;9:366–374.

28. Carnethon MR, Anthony MS, Cascio WE, et al. A prospective evaluation of the risk of QT prolongation with hormone replacement therapy: The atherosclerosis risk in communities study. *Ann Epidemiol.* 2003;13:530–536.

29. Gokce M, Karahan B, Yilmaz R, et al. Long term effects of hormone replacement therapy on heart rate variability, QT interval, T dispersion and frequencies of arrhythmia. *Int J Cardiol.* 2005;99:373–379.

30. Grady D, Herrington D, Bittner V. Cardiovascular disease outcomes during 6.8 years of hormone therapy: Heart and Estrogen/progestin Replacement Study follow-up (HERS II). *JAMA.* 2002;288:49–57.

31. Locati EH, Zareba W, Moss AJ, et al. Age- and sex-related differences in clinical manifestations in patients with congenital long-QT syndrome: findings from the International LQTS Registry. *Circulation.* 1998;97:2237–2244.

32. Abi-Gerges N, Philp K, Pollard C, et al. Sex

differences in ventricular repolarization: from cardiac electrophysiology to torsade de pointes. *Fundam Clin Pharmacol.* 2004;17:139–151.

33. Pham TV, Rosen MR. Sex, hormones, and repolarization. *Cardiovasc Res.* 2002;53:740–751.

34. James AF, Choisy SC, Hancox JC. Recent advances in understanding sex differences in cardiac repolarization. *Prog Biophys Mol Biol.* 2007;94:265–319.

35. Drici MD, Knollmann BC, Wang WX, Woosley RL. Cardiac actions of erythromycin: influence of female sex. *JAMA.* 1998;280:1774–1776.

36. Makkar RR, Fromm BS, Steinman RT, Meissner MD, Lehmann MH. Female gender as a risk factor for torsades de pointes associated with cardiovascular drugs. *JAMA.* 1993;270:2590–2597.

37. Lehmann MH, Hardy S, Archibald D, quart B, MacNeil DJ. Sex difference in risk of torsade de pointes with d,l-sotalol. *Circulation.* 1996;94:2535–2541.

38. Lehmann MH, Sterling H, Archibald D, MacNeil DJ. JTc prolongation with d,l-sotalol in women versus men. *Am J Cardiol.* 1999;83:354–359.

39. Somberg JC, Preston RA, Ranada V, Cvetanovic I, Molnar J. Gender differences in cardiac repolarization following intravenous sotalol administration. *J Cardiovasc Pharmacol Ther.* 2012;17:86–92.

40. El-Eraky H, Thomas SH. Effects of sex on the pharmacokinetic and pharmacodynamics properties of quinidine. *Br J Clin Pharmacol.* 2003;56:198–204.

41. Gowda RM1, Khan IA, Punukollu G, et al. Female preponderance in ibutilide-induced torsade de pointes. *Int J Cardiol.* 2004;95:219–222.

42. Hreiche R, Morissette P, Turgeon J. Drug-induced long QT syndrome in women: review of current evidence and remaining gaps. *Gend Med.* 2008;5:124–135.

43. Kannankeril PJ, Norris KJ, Carter S, Roden DM. Factors affecting the degree of QT prolongation with drug challenge in a large cohort of normal volunteers. *Heart Rhythm.* 2011;8:1530–1534.

44. Vitelli LL, Crow RS, Shahar E, et al. Electrocardiographic findings in a healthy biracial population. *Am J Cardiol.* 1998;81:453–459.

45. Fei L, Statters DJ, Camm J. QT-interval dispersion on 12-lead electrocardiogram in normal subjects: its reproducibility and relation to the T wave. *Am Heart J.* 1994;127:1654–1655.

46. Rautaharju PM, Kooperberg C, Larson JC, LaCroix A. Electrocardiographic predictors of incident congestive heart failure and all-cause mortality in postmenopausal women. *Circulation.* 2006;113:481–489.

47. Rautaharju PM, Kooperberg C, Larson JC, LaCroix A. Electrocardiographic abnormalities that predict coronary heart disease events and mortality in postmenopausal women. *Circulation.* 2006;113:473–480.

48. Benito B, Sarkozy A, Mont L, et al. Gender differences in clinical manifestations of Brugada syndrome. *J Am Coll Cardiol.* 2008;52:1567–1573.

49. Jain A, Tandri H, Dalal D, et al. Diagnostic and prognostic utility of electrocardiography for left ventricular hypertrophy defined by magnetic resonance imaging in relationship to ethnicity: The Multi-Ethnic Study of Atherosclerosis (MESA). *Am Heart J.* 2010;159(4):652–658.

50. Surawicz B, Parikh SR. Differences between ventricular repolarization in men and women: description, mechanisms, and implications. *Ann Noninvasive Electrocardiol.* 2003;8:333–340.

第 **17** 章

双心室起搏心电图

John Rickard，Victor Nauffal，Alan Cheng

概述

普通的 12 导联心电图(ECG)是评估心脏再同步化治疗(CRT)的适应证，以及已行 CRT 植入患者双心室起搏是否为适当的主要手段。ECG 可提供重要的信息，包括左、右心室(LV/RV)导联的位置，可能存在的起搏问题，如阳极夺获和 LV 失夺获。另外，QRS 间期和形态是 CRT 反应良好的重要决定因素。因此，在所有即将和已行 CRT 的患者评估中 ECG 是必备的检查。

RV 起搏时的 QRS 波形态

RV 起搏的患者，QRS 向量与自身传导时不同，QRS 向量有助于判断电极位置(例如，RV 心尖和右心室流出道)。当电极位于心尖时，典型的 QRS 向量指向左前上，少见的 QRS 向量指向右上[1]。当 RV 电极位于右心室流出道(RVOT)时，向量由左上变为左下。偶尔，RV 电极位于 RVOT 近肺动脉瓣处，向量由右下变为左下[2]。

RV 起搏最常见的是在 V₁ 导联表现为负向，或呈 LBBB。但在 8%~10% 的患者，V₁ 导联可表现为 R 波或呈 RBBB 形态[3,4]。RV 起搏呈 RBBB 形态的原因可能为放置记录电极的位置不合适或与自身心搏融合。当 V₁ 导联放置在第三肋间隙时，RV 起搏时可见显著 R 波[1]。降低 V₁ 导联位置到第五肋间隙时可以抵消显著的 R 波而呈现标准 RV 起搏形态[4]。这种情况被 Klein 等称为"假性 RBBB"[3]。当 RV 起搏在 V₁ 导联呈显著 R 波时，胸前导联正负移行发生在 V₃ 导联[4]。当 V₄ 导联仍可见显著 R 波时，需要高度怀疑是否为 LV 起搏。用于 RV 的起搏导线可通过未闭的卵圆孔或房间隔缺损，或因锁骨下动脉插管操作不当，导线穿过主动脉瓣、致室间隔穿孔或经室间隔缺损(VSD)，右心室游离壁穿孔伴电极移位至心外膜或置入冠状静脉等通路进入 LV[5-8]。

经冠状窦(CS)的 LV 起搏的 QRS 波形态

经 CS 的心室分支的起搏在 V₁ 导联中呈现 RBBB 的形态，有时也可能出现 LBBB 的形态[1]。基底部起搏通常在 V₄~V₆ 导联中产生显著 R 波，而心尖部起搏更多表现为 V₄~V₆ 导联的负向波[1]。CS 口部有时被 Thebesian 瓣膜覆盖，从 Koch 三角的底部，沿着二尖瓣环的心房侧延伸至 CS。CS 的起始由心肌组织的延伸部分支撑，直到它到达 Vieussens 瓣膜(即 Marshall 韧带或静脉的位置)，成为心大静脉(GCV)。GCV 沿二尖瓣环前行，逐渐变细，成为伴行左前降支向左前方走行的前室间静脉。在 CS 和 GCV 全程可以看到静脉分支，它们的位置在射线影像中通常通过右前斜位(RAO)和左前斜位(LAO)来描述。从 LAO 位来看,这些分支大致可分为 3 个主要区域:①后段分支;②侧段分支;③前段分支。而从 RAO 体位来看,这些分支被进一步分为基底段、中间段和心尖段(图 17.1)[9]。通常来说,后外侧区域的静脉是最常见的 LV 导线放置的靶点。前段分支放置的导线容易引起 CRT 反应不良,因此不太常见[10]。Spencer 等[11]对 121 例尸解心脏的冠状静脉进行了计算机断层扫描分析发现,11% 的冠状静脉分支没有覆盖心脏的后外侧区域。另外 18% 的后外侧静脉太小,不能放置 5F 导线,无法植入。这可以解释一些病例的无应答,并强调冠状静脉解剖的变异性。围术期仔细评估影像是非常必要的,从而能更合理的放置导线和提升应答反应。

来自后或侧支静脉起搏的特征为类 RBBB 形态,电轴偏右上,较少见(图 17.2)[11]。电轴偏左上或左下的情况更罕见[11],原因尚不清楚。心中静脉的侧支起搏的特征为 RBBB 形态,也有报道呈 LBBB 形态[1,12]。LBBB 形态更常见于心中静脉的分支,而不是 CS 的其他分支[12]。来自心中静脉或其分支的起搏的典型特征为产生一个向上的电轴,通常指向左[11]。前外侧静脉起搏的特征为 RBBB 形态[1,12,13]。前室间静脉起搏时也可以出现 LBBB 形态[12]。

双心室起搏的 QRS 波形态

双心室起搏 QRS 波的向量取决于 RV 导线的位置、RV 和 LV 导线之间的异向性传导程度,以及 V-V 起搏计时间期的差异。假设 LV 与 RV 同时起搏,当 RV 导线放置在心尖时双心室起搏波形电轴向右上,当 RV 导线放置在流出道时,电轴向右下[2]。来自四边形其他 3 个边的任何一个的向量都不太常见,但并不一定意味着起搏出现问题(图 17.2 C)[2]。此外,双心室起搏时 V₁ 导联通常呈显著正向,偶呈类 LBBB 形态,特别是当 RV 导线放置在流出道时。然而,若 V₁ 导联呈类 RBBB 形态不能确保为双心室起搏,单 RV 起搏的少数患者也可以表现为这一情况。

如果双心室起搏的患者 V₁ 导联呈类 LBBB 形态,首先应排除其他故障,以明确是否为非起搏问题(图 17.3)。类 LBBB 型双心室起搏的原因包括:V₁ 导联在胸部放置的位置过高;LV 延迟起搏;LV 导线放置在心脏中部或前室间静脉的位置;与自身波形形成室性融合,以及 LV 起搏失夺获(图 17.4)[2,14,15]。一项对 54 例双心室起搏患者的研究表明,LV 导线放置在心中静脉的患者中,7% 的患者出现 LBBB 形态[16]。

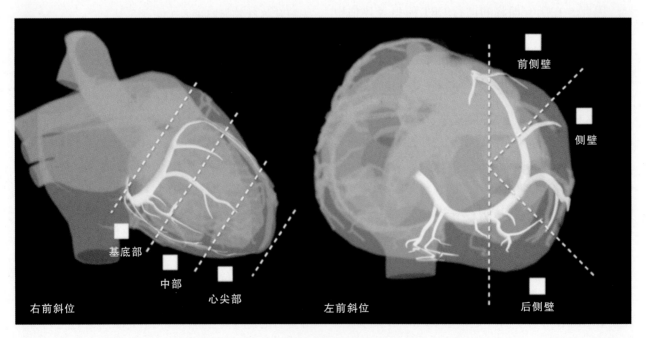

图 17.1 冠状窦解剖结构在右、左前斜体位的影像。RAO 体位可见冠状静脉的基底段、中间段和心尖段。LAO 体位可将冠状静脉主要分为 3 段,后外侧、外侧和前外侧段。(Reproduced with permission from Boston Scientific.)

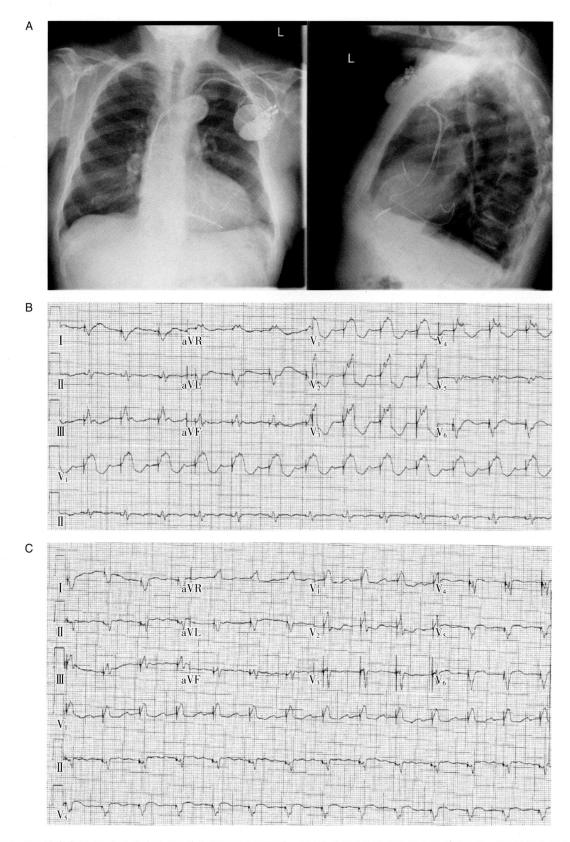

图 17.2　LV 导线位于 CS 中后分支的 LV 单心室和双心室起搏。(A)胸片示 LV 导线位于中后分支位置。RV 导线位于心尖部。
(B)ECG 显示上述位置的单 LV 起搏,表现为 V₁ 导联的宽的类 RBBB 形态,电轴向右下。(C)ECG 显示上述位置的双心室起搏,
表现为 V₁ 导联的类 RBBB 形态,电轴向右上。

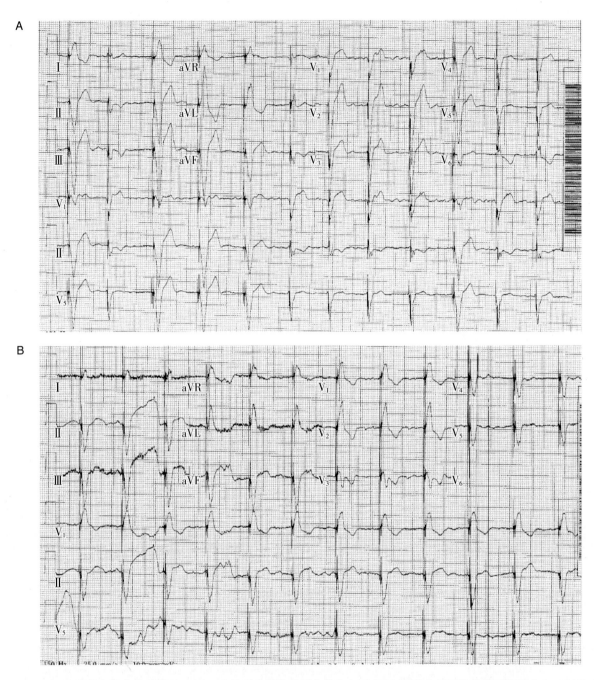

图 17.3 1 名 72 岁的女性患者在植入 CRT 12 个月后出现临床恶化的心电图。CXR 导线位于冠状静脉后外侧分支。(A)注意心电图为 LBBB 形态。该患者的 LV 导线的阈值程控在起搏输出阈值以下;因此,该患者在 100% 的时间内都是 RV 起搏。(B)调整 LV 起搏输出后的心电图。注意双心室起搏期间的电轴是朝左上。

需要注意的是,类 LBBB 形态并不意味着一定不是双心室起搏。局部瘢痕,缺血和希氏束–浦肯野系统的不同参与程度均可能出现这种情况。

阳极夺获

在阴极起搏时,心脏组织起搏前会激发一个波形,代表着心脏起搏的机制。然而,在某些情况下,局部组织的超极化可能导致阳极夺获[17]。这可能发生在阴极和阳极表面积大小相似时。在双心室起搏的情况下,这可能破坏产生 V–V 传导延迟的作用,特别是在 LV 阴极向 RV 阳极起搏时。对于需要 V–V 传导延迟(特别是左心室优先),以达到合适的心室同步起搏的患者,由于 LV 和 RV 同时被刺激,阳极夺

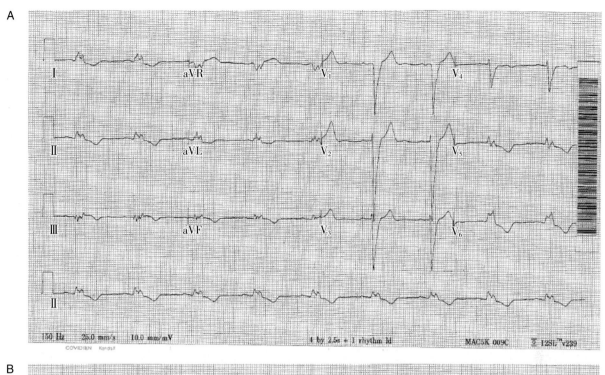

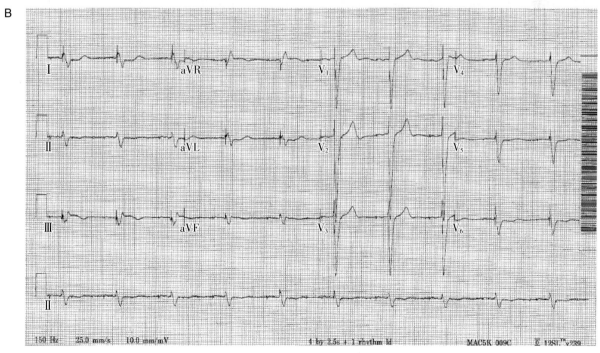

图 17.4 1 名 56 岁男性患者，对 CRT 无反应。PAV 延迟设置在 260~300ms，SAV 延迟设置在 180~210ms。(A) 未起搏的 12 导联 ECG。AV 延迟约为 170ms。(B) 起搏的 12 导联 ECG。由于 AV 延迟被程控的较长，QRS 波形态为融合波，而不是真正的双心室起搏波形。(待续)

获将阻止这种情况发生。这可能是导致 CRT 无应答和症状恶化[18]的原因。这种情况在 CRT-P 中最为常见（当 LV 起搏设定在 LV 电极头端和 RV 电极环之间时），在 CRT-D 中也可以出现[19]。阳极夺获比双极

RV 除颤导线更为常见，具有高起搏输出作用[17]。由于阳极通过同时刺激 RV 和 LV 夺获双心室起搏，产生的 QRS 波形态常常与无阳极刺激的双心室同步起搏相似（图 17.5）[18,19]。

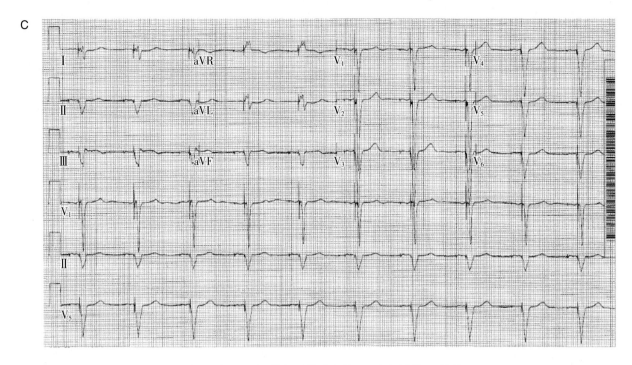

图 17.4(续) (C)AV 延迟缩短后非融合的双心室起搏的 12 导联 ECG。。

QRS 波的变化及对 CRT 的反应

CRT 植入后电轴及起搏复合波间期的变化是否具有评估预后的价值仍在研究中。在电轴变化方面,Sweeney 等[20]对 202 名 CRT 患者的 ECG 进行了详细分析。研究人员发现,增加 LV 激动时间,更低的QRS 评分和 LV 瘢痕负荷与良好的应答反应相关,应答反应定义为 LV 收缩末期容积(LVESV)较基础值下降≥

10%。此外,增加 V_1 和 V_2 导联的 R 波振幅,以及由左向右的额面电轴移位与应答呈正相关[19]。

在 QRS 间期的变化与心室逆转重塑相关性方面的许多报道中有着不同的结果。一方面,植入 CRT 后 QRS 间期的延长并不代表心室激动的延缓。另一方面,虽然植入 CRT 后的 QRS 间期不变或延长,但机械收缩不同步有所改善[21]。一些临床研究认为两者缺乏关联性。Reuter 等[22]在 47 名患者的队列研究中发现,QRS 波改变与 CRT 反应无相关性。Gold 等[23]

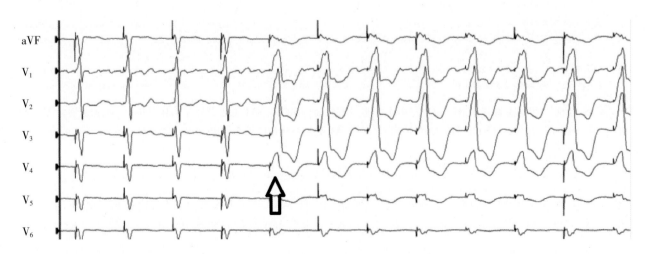

图 17.5 植入双心室起搏装置的一名患者行单 LV 通道起搏测试。高起搏阈值的阳极刺激引起窄 QRS 形态,降低起搏输出后 QRS 转变为宽的类 RBBB 形态(箭头所示)。

在 REVERSE 研究中亦发现 QRS 波变窄与结果的改善无关。相反,多项研究表明 QRS 变窄和结果改善呈正相关。Alon so 等[24]首次报道了 26 名行 CRT 治疗的患者的临床反应与 QRS 变窄之间的正相关性,其中应答反应被定义为存活并伴有症状及运动耐量的改善。有应答的患者较无应答患者有明显的 QRS 变窄[24]。Lecoq 等[25]进行了一项 139 名 CRT 植入患者的队列研究,其中应答反应被定义为 6 个月内免于死亡、住院及 NYHA 心功能分级、峰值 VO2 或 6 分钟步行试验改善。有应答的患者较无应答者 QRS 变窄更为显著[25]。Iler 等[26]研究了 CRT 治疗后全因死亡率与 QRS 变窄之间的关系。其研究表明,QRS 增宽被认为是死亡或心脏移植的独立预测因素[26]。Rickard 等[27]提出 CRT 治疗前后 QRS 间期的变化与心室逆重塑(LVESV 下降≥10%)的相关性。该指标的适用性是在一个独立的意大利小队列研究中验证的[28]。H sing 等[29]在一个大的 PROSPECT-ECG 亚组研究中也观察到 QRS 变窄与应答之间的正相关。此外,QRS 增宽和 LVEF 恶化的逆相关性也得到了证实[30]。

从总体文献数据来看,QRS 变窄似乎与 CRT 的应答改善有关。然而,确实存在 QRS 变窄的应答者和无应答者之间的重叠。其中一个亚组显示 QRS 变窄在几乎 100%RV 起搏升级后的患者中,可能具有最佳的预测价值[31]。在这个亚组中,QRS 变窄似乎是应答的强烈预测因子[31]。

QRS 波群和 CRT 在 QRS 间期预测反应的重要性

长期认为基础 QRS 间期更宽的患者较 QRS 间期更窄的患者获益更大。LBBB 或非 LBBB 患者,QRS 间期越宽 LV 电活动延迟越多[32]。众多 CRT 临床试验的亚组分析显示,更宽的 QRS 间期患者的CRT 获益更佳[33-37]。在有关 CRT 的 5 项大的随机对照试验的 Meta 分析中发现,获益更多见于 QRS 间期>150ms 者,但在较窄的间期中未观察到获益[38]。在 3 项大的临床试验结果中发现,CRT 在 QRS 间期<120ms 及无须频繁心室起搏的患者中无效[39-41]。ECHO-CRT 试验显示 CRT 在这类人群中有害[41]。对于通过 QRS 宽度的分级预测 CRT 能否获益,仍是当下研究的一个领域。目前,一项包括 3319 名植入 CRT 患者的前瞻性观察试验发现,基础 QRS<200ms 的患者较QRS>200ms 的患者有更高的生存率[42]。

QRS 形态

除了 QRS 间期,QRS 形态对于 CRT 的反应同样重要。LBBB 导致 LV 间隔和游离壁之间的激动明显延迟。植入 CRT 的患者,术前呈 LBBB 形态一直被认为是良好反应的强烈指标[43-47]。LBBB 如何定义越来越被认为是 CRT 反应的重要决定因素。Strauss 等提出 LBBB 更严格的定义:V1 导联呈 QS 或 rS 型,男性 QRS 间期≥140ms 或女性 QRS 间期≥130ms,Ⅰ、aVL、V1、V2、V5 或 V6 导联中至少两个导联 QRS 波起始 40ms 后,但在 QRS 间期的 50%以前存在广泛切迹[48]。符合上述严格定义的患者较那些宽松的传统 LBBB 定义的患者具有更明显的机械性收缩失同步[49]。

非 LBBB 形态(RBBB 或非特异性室内传导延迟)的患者对 CRT 的反应的争议更多。虽然非 LBBB 形态的患者存在左侧电活动延迟,但相较 LBBB 患者常常累及范围更小[32,50]。"RBBB 替代 LBBB"的情况是针对那些具有宽 QRS 间期的非典型 RBBB 患者[50]。与具有 LBBB 的患者相比,非 LBBB 形态的 CRT 患者获益更少[43,44]。在 MADIT-CRT 试验亚组分析中,非LBBB 形态的 CRT 患者未见明显获益[51]。在非 LBBB 患者中,QRS 间期可能是预测反应的重要决定因素,QRS 间期更宽的患者可能获益。非 LBBB 形态及 QRS 间期<150ms 的患者不能从 CRT 中获益,尤其是具有轻微症状的患者[52]。

QRS 间期和形态的相互作用

QRS 间期和形态均是 CRT 反应的重要预测因子,有人提出两者中究竟谁更重要的问题。具有 LBBB 形态的患者较非 LBBB 患者的 QRS 间期通常更宽[53]。QRS 间期与形态谁相对更重要是正在研究的问题。在一项包括 496 名患者的单中心队列研究中发现,QRS 形态较 QRS 间期对 CRT 获益是更重要的决定因素[53]。与此相反的是,在 5 项随机对照研究中,包括 3782 名患者的大型队列中发现,QRS 间期是结果的有效预测因子,而不是 QRS 形态[54]。

总结

ECG 对即将或已经植入 CRT 设备的患者均有重要意义。ECG 是一种简单、非侵入性的方法,能够排查 CRT 可能存在的问题或评估双心室起搏的有效性。CRT 患者无论在何时评估均能识别出阳极夺获,尤其是那些 LV 高阈值起搏的 CRT-P 患者。QRS 变窄和 CRT-P 反应的相关性一直存在争议,大多数的数据是支持两者存在相关性的。ECG 是评估 CRT 适应人群的重要检查,因为 QRS 形态和间期均认为是 CRT 反应的有效预测因子。QRS 间期和 QRS 形态究竟谁是预测反应更有效的因子仍在研究中。

小结

• ECG 是一种实用的无创检查,应用于 CRT 患者评估及其随访。

• 常规 ECG 可以准确地排除起搏问题,并评估双心室起搏的充分性。

• 阳极夺获是一种易被忽略的 CRT 并发症,CRT-P 的 LV 起搏阈值升高时,应高度怀疑。

• QRS 变窄是否是 CRT 反应的决定因素仍然存在争议,文献中多倾向于是存在正相关性的。

• QRS 间期和形态仍然是对 CRT 反应的有效预测因子,但两者的相对贡献还是未知的。

参考文献

1. Barold SS, Herweg B, Giudici M. Electrocardiographic follow up of biventricular pacemakers. *Ann Non Invasive Electrocardiol.* 2005;10:231–255.
2. Barold SS, Herweg B. Usefulness of the 12-lead electrocardiogram in the follow-up of patients with cardiac resynchronization devices. Part 1. *Cardiol J.* 2011;18:476–486.
3. Klein HO, Becker B, Sareli P, et al. Unusual QRS morphology associated with transvenous pacemakers. The pseudo RBBB pattern. *Chest.* 1985;87:517–521.
4. Coman JA, Trohman RG. Incidence and electrocardiographic localization of safe right bundle branch block configuration during permanent ventricular pacing. *Am J Cardiol.* 1995;76:781–784.
5. Wynn GJ, Weston C, Cooper RJ, Somauroo JD. Inadvertant left ventricular pacing through a patent foramen ovale: identification, management, and implications for postpacemaker implantation checks. *BMJ Case Rep.* 2013;27:2103.
6. Van Gelder BM, Bracke FA, Oto A, et al. Diagnosis and management of inadvertently placed pacing and ICD leads in the left ventricle: a multicenter experience and review of the literature. *Pacing Clin Electrophysiol.* 2000;23(5):877–883.
7. Sharifi M, Sorkin R, Sharifi V, Lakier JB. Inadvertent malposition of a transvenous-inserted pacing lead in the left ventricular chamber. *Am J Cardiol.* 1995;76(1):92–95.
8. Shettigar UR, Loungani RR, Smith CA. Inadvertent permanent ventricular pacing from the coronary vein. An electrocardiographic, roentgenographic, and echocardiographic assessment. *Clin Cardiol.* 1989;12:267–274.
9. Spencer JH, Anderson SE, Iaizzo PA. Human coronary venous anatomy: Implications for interventions. *J Cardiovasc Transl Res.* 2013;2:208–217.
10. Wilton SB. Shibata MA, Sondergaard R, et al. Relationship between left ventricular lead position using a simple radiographic classification scheme and long term outcome with resynchronization therapy. *J Interv Card Electrophysiol.* 2008;23:219–227.
11. Spencer JH, Larson AA, Drake R, Iaizzo PA. A detailed assessment of the human coronary venous system using contrast computed tomography of perfusion-fixed specimens. *Heart Rhythm.* 2014;11(2):282–288.
12. Giudici MC, Tigrett DW, Carlson JI, et al. Electrocardiographic patterns during: pacing the great cardiac and middle cardiac veins. *Pacing Clin Electrophysiol.* 2007;30:1376–1380.
13. Altmikas R, Nathan AW. Left ventricular pacing via the great cardiac vein in a patient with tricuspid and pulmonary valve replacement. *Heart.* 2001;85:91.
14. Grimley SR, Suffoletto MS, Gorcsan J III, Schwartzman D. Electrocardiographically concealed variation in left ventricular capture: A case with implications for resynchronization therapy in ischemic cardiomyopathy. *Heart Rhythm.* 2006;3:739–742.
15. Herweg B, Ilercil A, Madramootoo C, et al. Latency during left ventricular pacing from the lateral cardiac veins. A cause of ineffective biventricular pacing. *Pacing Clin Electrophysiol.* 2006;29:574–581.
16. Refaat M, Mansour M, Singh JP, Ruskin J, Heist EK. Electrocardiographic characteristics in right ventricular vs biventricular pacing in patients with paced right-bundle branch block QRS pattern. *J Electrocardiol.* 2011;44:289–295.
17. Ranjan R, Chiamvimon N, Thakor N, Tomaselli G, Marban E. Mechanism of anode stimulation in the heart. *Biophys J.* 1998;74:1850–1863.
18. Dendy KF, Poweel BD, Cha YM, et al. Anodal stimulation: An underrecognized cause of nonresponders to cardiac resynchronization therapy. *Indian Pacing Electrophysiol.* 2011;11(3):64–72
19. Tamborero D, Mont L, Alanis R, et al. Anodal capture in cardiac resynchronization therapy implications for device programming. *Pacing Clin Electrophysiol.* 2006;29:940–945.
20. Sweeney MO, van Bommel RJ, et al. Analysis of ventricular activation using surface electrocardiography

to predict left ventricular reverse volumetric remodeling during cardiac resynchronization therapy. *Circulation* 2010;121:626–634.

21. Leclercq C, Faris O, Tunin R, et al. Systolic improvement and mechanical resynchronization does not require electrical synchrony in the dilated failing heart with left-bundle branch block. *Circulation*. 2002;106:1760–1763.

22. Reuter S, Garrigue S, Bordachar P, et al. Intermediate results of biventricular pacing in heart failure: Correlation between clinical and hemodynamic data. *Pacing Clin Electrophysiol*. 2000;23:1713–1717.

23. Gold MR, Thébault C, Linde C, et al. Effect of QRS duration and morphology on cardiac resynchronization therapy outcomes in mild heart failure: Results from the Resynchronization Reverses Remodeling in Systolic Left Ventricular Dysfunction (REVERSE) study. *Circulation*. 2012;126:822–829.

24. Alonso C, Leclerq C, Victor F, et al. Electrocardiographic predictive factors of long-term clinical improvement with multivariate biventricular pacing in advanced heart failure. *Am J Cardiol*. 1999;84:1417–1421.

25. Lecoq G, Leclercq C, Leray E, et al. Clinical and electrocardiographic predictors of a positive response to cardiac resynchronization therapy in advanced heart failure. *Eur Heart J*. 2005;26:1094–1100.

26. Iler MA, Hu T, Ayyagari S, et al. Prognostic value of electrocardiographic measurements before and after cardiac resynchronization device implantation in patients with heart failure due to ischemic or non-ischemic cardiomyopathy. *Am J Cardiol*. 2008;101:359–363.

27. Rickard J, Popovic Z, Verhaert D, et al. The QRS narrowing index predicts reverse left ventricular remodeling following cardiac resynchronization therapy. *Pacing Clin Electrophysiol*. 2011;34:604–611.

28. Copploa G, Bonaccorso P, Corrado E, et al. The QRS narrowing index for easy and early identification of responders to cardiac resynchronization therapy. *Int J Cardiol*. 2014;170:440–441.

29. Hsing JM, Selzman KA, Leclercq C, et al. Paced left ventricular QRS width and ECG parameters predict outcomes after cardiac resynchronization therapy: PROSPECT-ECG substudy. *Circ Arrhythm Electrophysiol*. 2011;4:851–857.

30. Rickard J, Jackson G, Spragg DD, et al. QRS prolongation induced by cardiac resynchronization therapy correlates with deterioration in left ventricular function. *Heart Rhythm*. 2012;10:1674–1678.

31. Rickard J, Cheng A, Spragg D, et al. QRS narrowing is associated with reverse remodeling in patients with chronic right ventricular pacing upgraded to cardiac resynchronization therapy. *Heart Rhythm*. 2013;10:55–60.

32. Varma N. Left ventricular conduction delays and relation to QRS configuration in patients with left ventricular dysfunction. *Am J Cardiol*. 2009;103:1578–1585.

33. Bristow MR, Saxon LA, Boehmer J, et al. Cardiac resynchronization therapy with or without an implantable defibrillator in advanced chronic heart failure. *N Engl J Med*. 2004;350:2140–2150.

34. Cleland JG, Daubert JC, Erdmann E, et al. The effect of cardiac resynchronization on morbidity and mortality in heart failure. *N Engl J Med*. 2005;352:1539–1549.

35. St. John Sutton M, Ghio S, Plappert T, et al. On behalf of the resynchronization reverses remodeling in systolic left ventricular dysfunction (REVERSE) study group. *Circulation*. 2009;120:1858–1865.

36. Moss AJ, Hall WJ, Cannom DS, et al. Cardiac-resynchronization therapy for the prevention of heart-failure events. *N Engl J Med*. 2009;361:1329–1338.

37. Tang AS, Wells GA, Talajic M, et al. Resynchronization-defibrillation for ambulatory heart failure trial investigators. *N Engl J Med*. 2010;363:2385–2395.

38. Sipahi I, Carrigan TP, Rowland DY, Stambler BS, Fang JC. Impact of QRS duration on clinical event reduction with cardiac resynchronization therapy: Meta-analysis of randomized controlled trials. *Arch Intern Med*. 2011;171:1454–1462.

39. Thibault B, Harel F, Ducharme A, et al. Cardiac resynchronization therapy in patients with heart failure and a QRS complex <120 milliseconds: the Evaluation of Resynchronization Therapy for Heart Failure (LESSER-EARTH) trial. *Circulation*. 2013;127:873–881.

40. Beshai JF, Grimm RA, Nagueh SF, et al. Cardiac-resynchronization therapy in heart failure with narrow QRS complexes. *N Engl J Med*. 2007;357:2461–2471.

41. Ruschitzka F, Abraham WT, Singh JP, et al. Cardiac-resynchronization therapy in heart failure with a narrow QRS complex. *N Engl J Med*. 2013;369:1395–1405.

42. Gasparini M, Leclercq C, Yu CK, et al. Absolute survival after cardiac resynchronization therapy according to baseline QRS duration: a multinational 10-year experience: Data from the Multicenter International CRT Study. *Am Heart J*. 2014;167:203–209.

43. Adelstein EC, Saba S. Usefulness of baseline electrocardiographic QRS complex pattern to predict response to cardiac resynchronization therapy. *Am J Cardiol*. 2009;103:238–242.

44. Rickard J, Kumbhani DJ, Gorodeski EZ, et al. Cardiac resynchronization therapy in non-left bundle branch block morphologies. *Pacing Clin Electrophysiol*. 2010;33:590–595.

45. Wokhlu A, Rea RF, Asirvatham SJ, et al. Upgrade of *de novo* cardiac resynchronization therapy: Impact of paced or intrinsic QRS morphology on outcomes and survival. *Heart Rhythm*. 2009;6:1439–1447.

46. Bilchick KC, Kamath S, DiMarco JP, Stukenborg GJ. Bundle-branch block morphology and other predictors of outcome after cardiac resynchronization therapy in Medicare patients. *Circulation*. 2010;122:2022–2030.

47. Rickard J, Kumbhani DJ, Popovic Z, et al. Characterization of super-response to cardiac resynchronization therapy. *Heart Rhythm*. 2010;7:885–889.

48. Strauss DG, Selvester RH, Wagner GS. Defining left bundle branch block in the era of cardiac resynchronization therapy. *Am J Cardiol*. 2011;107(6):927–934.

49. Anderson LG, Wu KC, Wiselander B, et al. Left ventricular mechanical dyssynchrony by cardiac magnetic resonance is greater in patients with strict vs nonstrict electrocardiogram criteria for left bundle-branch block. *Am Heart J*. 2013;165:956–963.

50. Fantoni C, Kawabata M, Massaro R, et al. Right and left ventricular activation sequence in patient with heart failure and right bundle branch block: a detailed analysis using three-dimensional non-fluoroscopic electroanatomic mapping system. *J Cardiovasc Electrophysiol*. 2005;16:112–119.

51. Zareba W, Klein H, Cygankiewicz I, et al. Effectiveness of cardiac resynchronization therapy by QRS morphology in the multicenter automatic defibrillator implantation trial-cardiac resynchronization therapy (MADIT-CRT). *Circulation*. 2011;123:1061–1072.

52. Epstein AE, DiMarco JP, Ellenbogen KA, et al. 2012 ACCF/ AHA/ HRS focused update incorporated into the ACCF/ AHA/ HRS 2008 guidelines for device-based therapy of cardiac rhythm abnormalities: a report of the American College of Cardiology Foundation/ American Heart Association Task Force on Practice Guidelines and the Heart Rhythm Society. *J Am Coll Cardiol*. 2013;61:e6–e75.

53. Dupont M, Rickard J, Baranowski B, et al. Differential response to cardiac resynchronization therapy and clinical outcomes according to QRS morphology and QRS duration. *J Am Coll Cardiol*. 2012; 60:592–598.

54. Cleland JG, Abraham WT, Linde C, et al. An individual patient meta-analysis of five randomized trials assessing the effects of cardiac resynchronization therapy on morbidity and mortality in patients with symptomatic heart failure. *Eur Heart J* 2013;46:3547–3456.

第 18 章

心血管类及非心血管类药物对心电图的影响：药物诱发心律失常的心电图标志

Chinmay Patel，Eyad Kanawati，Peter Kowey

概述

心电图是评价药物对心脏心电传导系统影响不可缺少的工具。各种心脏和非心脏药物无论是治疗作用还是副作用，都会影响多种心脏离子通道。在本章中，我们将讨论抗心律失常药物对心脏离子通道、动作电位的基本电生理作用，以及与心电图的相关性，为评估药物的疗效和致心律失常作用提供基本指导。

心脏动作电位

心脏动作电位分为 5 相（图 18.1）[1]。在非起搏细胞的静息期 4 相，心肌膜电位由 Na^+-K^+ATP 酶泵调控，维持在 -85~-90mV 的稳定水平。0 相为电压门控钠通道的开启和钠离子（I_{Na}）的快速内流，使膜电位变为 +40mV，然后是钠离子通道大部分的快速失活。然而，少量的钠离子通道仍然保持开放状态，并继续保持钠离子内流。这就是所谓的晚期钠电流（I_{Na-L}）。随后为短暂的一过性钾离子外流（I_{to}），就会

形成特征性的尖峰和圆顶形的图形（1 相）。L 型钙离子通道驱动钙离子内流（I_{Ca-L}）标志着 2 相动作电位的开始[2]。2 相为内向离子流（I_{Ca-L}、I_{Na-L}）和外向钾电流[缓慢的激活（I_{Ks}）和快速激活（I_{Kr}）延迟整流钾电流]之间的微妙平衡。在 3 相，有一个逐渐衰退的内向离子流 I_{Ca-L}，此时外向钾电流（I_{Kr}、I_{Ks} 和 I_{Kl}）占优势。这使膜电位回到基线水平（4 相），伴随快速钠离子通道的恢复，为心室激动做准备。

事实上，心肌细胞动作电位可以分为两个亚型：缓慢型和快速型，分别为钙离子和钠离子通道介导的动作电位（见图 18.1）[1]。窦房结和房室结心肌细胞在 4 相可自发除极化，由此定义为起搏细胞。与其他类型的心肌细胞相比，在 4 相早期阶段它们的静息膜电位负性较小（-60mV）[2]。4 期自动除极化是由起搏细胞引发电流（I_F），使钠离子进入细胞内。这使得膜电位接近阈电位，导致 0 相除极，这是由 I_{ca-L} 介导的。这种特殊的动作电位的特点是上行缓慢。相反，心房、心室和希氏束–浦肯野系统的肌细胞没有起搏电流，而 0 相为快 I_{Na} 介导的快速动作电位形成[1]。

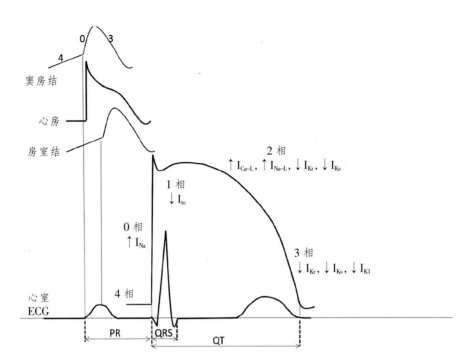

图 18.1　各型心肌细胞动作电位与体表心电图的关系示意图。

心肌细胞动作电位和心电图

如前所述,窦房结具有最高频率的 4 相自发舒张期除极,因此是心脏的主要起搏点[2]。可将起搏细胞动作电位作为电源,通过缝隙连接传播到邻近的心房细胞,导致快速 Na^+ 通道的激活,使得电脉冲传导到整个心房心肌,形成 P 波[1]。房室结的传导延迟体现在 PR 间期。随后在希氏束–浦肯野系统中,通过钠电流快速传播,使整个心室心肌的顺序激活,从而产生体表 ECG 的 QRS 波[1]。QT 间期为心室肌细胞动作电位的持续时间。心室肌细胞复极时间和顺序离散形成 T 波[3]。

药物和心电图:基本原则

心脏活性药物影响心电周期或是通过直接影响膜离子通道或是间接改变心脏自律性来实现的。

心率

药物可以通过改变窦房结的自律性来影响心率。心脏的固有心率或起搏细胞的自发除极是由基础膜电位、阈电位和 4 相自发除极斜率之间相互作用决定的(图 18.2A)[2]。其中任何因素的变化影响着激动频率的形成——自律性——形成心率。

窦房结和房室结都富含毒蕈碱的胆碱能受体和 β1-肾上腺素能受体,并受其支配。交感神经刺激通过激活 β1-肾上腺素能受体增强了 I_{Ca-L} 和内向 IF 离子流,从而增加 4 相的除极斜率,因而增加自律性(见图 18.2B)[4]。类似多巴酚丁胺、多巴胺、去甲肾上腺素、肾上腺素和异丙肾上腺素等拟交感神经药物,通过上述机制引起心动过速。可卡因会增加循环的儿茶酚胺的含量,并通过类似的机制导致窦性心动过速。另一方面,β 受体阻滞剂和抗肾上腺素能药物降低了 4 相除极斜率,从而降低了心率(见图 18.2B)[4]。伊伐布雷定是一种选择性 I_F 阻滞剂,通过类似的机制导致心动过缓[5]。

相反,副交感神经刺激通过乙酰胆碱激活外向钾电流(I_{K-Ach}),并抑制内向 I_{Ca-L} 电流[6]。外向钾电流增加驱向更负的静息膜电位水平,而钙电流的减少会降低舒张期除极速率,从而导致激动形成的速度减慢(见图 18.2C)。地高辛对心率和 PR 间期的影响是通过增加副交感神经的活性来调节的。

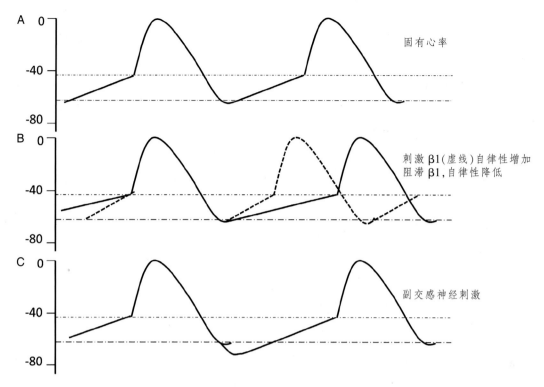

图 18.2 药物电生理及自律性对心率的影响。详见文中解释。

PR 间期

以类似的方式，自律性通过房室结影响激动的传导速度，表现为 PR 间期。交感神经刺激缩短了 PR 间期，副交感神经刺激延长了 PR 间期。

P 波和 QRS 波群

P 波和 QRS 波群的时限分别反映心房和心室肌的传导速度，或总的除极时间，为形成快速 I_{Na} 电流。传导速度减慢会导致 P 波和 QRS 波时限延长（图 18.3A）。

QT 间期

QT 间期/心室细胞动作电位时程（APD）是内向电流（I_{Na}, I_{Ca-L}, I_{Na-L}）和外向电流（I_{Ks}, I_{Kr}, I_{K1}）之间的平衡[3,7]。药物可增加净内向电流而延长心室细胞动作电位的时程，也可降低净内向电流缩短心室动作电位的时程和 QT 间期[7]。

药物致心律失常机制

理论上任何心律失常都由自律性、折返或触发活动引起[8]。触发活动是由早期后除极（EAD）或延迟后除极（DAD）介导的。延长 QT 间期的药物导致 EAD 介导的心律失常，而引起钙超载药物可导致 DAD 介导的心律失常。

增加自律性是交感神经类药物致心律失常的机制[8,9]。肾上腺素刺激也能促进细胞内钙超载，并可导致触发活动引起心律失常。折返是药物通过钠离子通道阻滞而引起心律失常的重要机制[8,9]。药物降低心肌传导速度导致心动周期缩短，并增加了折返持续存在的可能性。

Vaughan Williams 分类

Vaughan Williams 基于主要的离子流或受体描述了药物对心电图的影响。Vaughan Williams 的分类如下。非心脏药物也包括在内，主要基于其离子通道效应的基础上。

Ⅰ 类心电图效应

Ⅰ 类效应是通过减慢心房和心室肌细胞 I_{Na} 介导的 0 期动作电位（见图 18.3A）上升速率所引起的。这会降低传导速度[10]。单一的 Ⅰ 类 ECG 变化是 P 波

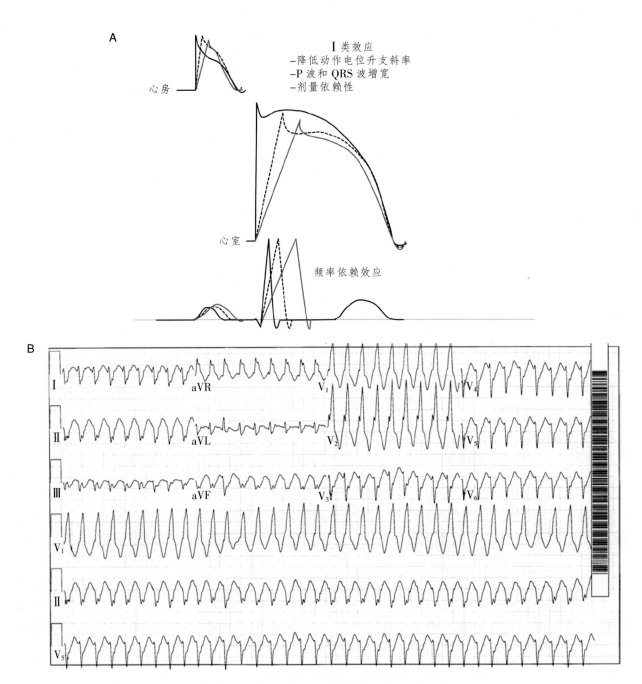

图 18.3　Ⅰ类 ECG 效应。(A)剂量依赖和 ECG 关系的示意图。(B)应用氟卡尼治疗的患者 ECG 显示 1:1 房室传导心房扑动。传导减慢降低心房扑动频率，促进 1:1 房室结传导。剂量依赖的 I_{Na} 阻断引起类似于 VT 的 QRS 波增宽。(Source: Used with permission from Dr. Gan-Xin Yan, Lankenau Medical Center, Wynnewood, PA, USA.)

和 QRS 波群时限延长。如果 P 波和 QRS 波群的时限显著延长，则可能导致 PR 和 QT 间期的轻微延长；但是，JT 间期仍然不变[10]。

　　剂量依赖性是一种特殊的Ⅰ类效应，它描述了更明显的钠离子通道阻滞，其速度更快（见图 18.3A）[11]。一般来说，药物与钠离子通道的结合出现在 0 期和 2 期，在 4 期则发生分离。在心动过速时，4 期缩短，没

有足够的时间将药物从受体中分离出来。心率增快时钠离子通道阻滞明显，且为浓度依赖性的。因此，高剂量的药物会引起传导速度的进一步减慢，从而导致 QRS 时限延长。

　　Ⅰ类抗心律失常药物的钠离子通道阻滞的程度取决于心率、膜电位与阻滞发生和恢复速度[10]。ⅠC 类药物，如氟卡尼和普罗帕酮，即使在正常心率下也

有最明显的钠离子通道阻滞效应，并可显著减慢传导。

ⅠA 类药物如奎尼丁、普鲁卡因胺和丙吡胺具有中等程度的钠离子通道阻滞效应，一般只在快速心率的情况下才会导致传导缓慢。它们也有Ⅲ类效应，将在下面讨论。ⅠB 类药物如利多卡因和美西律对正常的钠内流没有影响，但可显著减慢部分除极组织如缺血性心肌的传导。临床中，ⅠB 类药物对 ECG 没有明显的影响。

Ⅰ类致心律失常

ⅠC 类药物常用于心房颤动（AF）患者[12]。心房颤动的传导阻滞可导致缓慢传导的心房扑动，可能罕见出现房室传导 1:1，150~200 次/分的快速心室率（见图 18.3B）。在许多情况下，快速的心室率可能是与作用依赖性相关。QRS 明显延长，加强对快速钠离子通道的阻断，进一步减慢传导速度[10]。宽 QRS 心动过速可模拟室性心动过速（VT）。同样，在接受氟卡尼的窦性心动过速患者，传导速度的减慢也与单形性 VT 的发生有关[13]。这种类型的心律失常在缺血性心肌病患者中更为常见，因为缺血性心肌细胞的钠离子通道对钠离子通道阻滞剂更敏感。

由于希氏束-浦肯野系统的传导是钠离子通道依赖性的，所以任何具有Ⅰ类效应的药物都能在已有的传导系统疾病的患者中产生更高程度的房室传导阻滞。一些精神类药物，包括三环类抗抑郁药，如硫达嗪类的神经松弛剂和抗精神病药如洛沙平，也会阻断 I_{Na} 并会引起室性心律失常[14]。虽然其临床意义不明，但钠离子通道阻滞剂可诱发 Brugada 综合征样的心电图，在某些情况下可引起易感患者的心室颤动[15]。

Ⅱ类和Ⅳ类心电图效应

Ⅱ类和Ⅳ类抗心律失常药物对心电图的影响是降低心率和延长 PR 间期。β 肾上腺素能受体阻滞剂和非二氢吡啶类钙离子通道阻滞剂（CCB）降低 4 期自发除极斜率，导致窦房结自律性下降，延长房室结传导[10]（见图 18.2）。任何大剂量的这些药物都能引起严重的窦性心动过缓，不同程度的房室结传导阻滞，以及对逸搏细胞自律性的抑制。如二氢吡啶类药物硝苯地平，主要是扩张外周血管反射性引起心动过速。

Ⅲ类心电图效应

Ⅲ类效应是由延长心脏 3 期动作电位时程引起（图 18.4A）。药物阻止外向钾电流，如 I_{Kr} I_{Ks}，或增加内向钠电流延长心室细胞动作电位时程，反映在体表心电图 JT/QT 间期延长[10]。Ⅲ类药物对 I_{Na} 或 I_{Ca-L} 没有任何影响，所以它们一般不影响心率或 QRS 时限。

剂量依赖性是Ⅲ类抗心律失常药物（多非利特、索他洛尔）的一种特殊性能，它可阻断 I_{Kr} 电流[16]。心动过缓比心动过速可见更大程度的复极延长。这限制了药物在心动过速时的作用，并明显增加在心动过缓时的作用。APD 和 QT 间期在心率较慢时可以显著延长，这将导致尖端扭转型室速（TdP）的发生。药物（胺碘酮、阿齐利特）除阻断 I_{Kr} 电流外，还可阻断 I_{Ks} 电流，其不具有剂量依赖特性，且具有较低的 TdP 发病率[17]。

抗心律失常药物像多非利特、伊布利特和阿齐利特等是纯粹的Ⅲ类药物。在 www.QTdrugs.org[18]网站上可以找到一份完整的心脏类和非心脏类药物的清单，这些药物已经被证明可以阻止外向钾电流，特别是 I_{Kr}，并延长 QT 间期（有可能造成潜在危害）。

多非利特是一种常用的治疗 AF 的药物，它是选择性的 I_{Kr} 阻滞剂。它可以延长心房和心室肌细胞的复极[10,12]。其对 ECG 的唯一影响是延长 JT/QT 间期。由于其可能引起 TdP 效应，所以对于基线 QTc 大于 440ms 的患者中不应使用多非利特，如果 QT 间期延长到超过 500ms（或较基线时增加 15%），则推荐减少剂量。

索他洛尔是一个具有非心脏选择性 β 肾上腺素/Ⅱ类效应的Ⅲ类抗心律失常的药物[10]。索他洛尔的 ECG 效应包括心率减慢，延长 PR 和 QT 间期。

伊布利特是一种被批准用于复律心房颤动的药物，它的心电图效应与多非利特相似[10]。阿齐利特（I_{Kr} 和 I_{Ks} 阻滞剂）可延长 25%QT 间期，由于不存在作用依赖的属性，故发生 TdP 的可能性很小。

Ⅲ类抗心律失常药物致心律失常–TdP

TdP 是 QT 间期延长情况下，出现的多形性 VT。QT 间期在心电图上与心室细胞 APD 相关[7,19]。除极

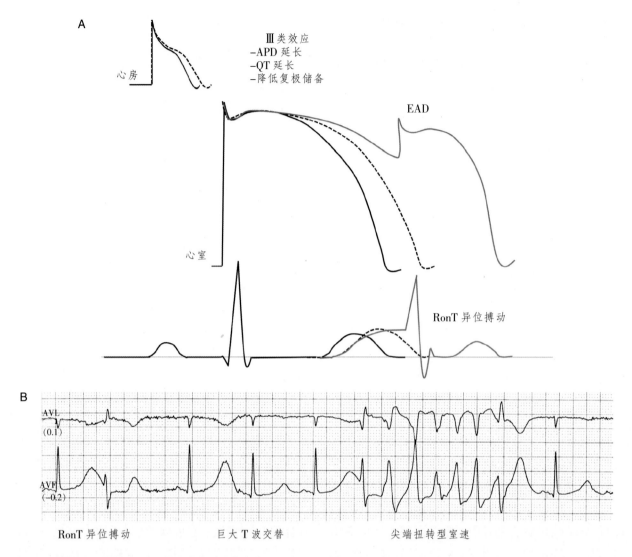

图 18.4　Ⅲ类心电图效应。(A) Ⅲ类药物对动作电位、EAD 和心电图影响示意图。(B) 1 例患者的心电节律呈现的是由索他洛尔诱导的 TdP,显示的是高大 T 波交替,一个 R-on-T 的异位节律和尖端扭转型室速。

内向电流(I_{Na}, I_{Ca-L} 和 I_{Na-L})和复极外向电流(I_{Kr}, I_{Ks}, I_{K1}, I_{to} 和 I_{K-ATP})之间的平衡,它们的时间/电压依赖特性决定了心室细胞 APD 和 QT 间期(见图 18.4)。任何降低复极能力的药物[增加除极电流和(或)减少复极电流]均可导致 QT 间期延长[20]。在不考虑离子电流的情况下,减少复极储备/降低复极能力是药物导致 QT 间期延长的主要异常机制[20]。减少复极储备导致心室 APD 的延长,并扩大心室心肌的内在异质性,这是由于细胞复极选择性延长,并具有像基线时心肌细胞较差的复极所致。复极离散度的增加是为改变跨越心室的易损窗口。

内向电流(激活 I_{Ca-L} 或 Na-Ca 交换电流)激活导致 EAD(见图 18.4A)。EAD 未达到阈电位水平引起 T

波形态异常及进一步导致 QT 间期延长。这表明低阈值变化是巨大 T 波变换的细胞机制。EAD 达到对钠离子通道的再次激活的阈电位时,将导致 R-on-T 的期前收缩。期前收缩落到易损期,从而导致 TdP[21]。在这样的条件下,QT 间期的异常延长进一步促进心律失的常发生。

对先天性长 QT 综合征的研究表明,QT 间期越长,TdP 的风险越高。然而,QT 间期延长并不是 TdP 发生的唯一决定因素。胺碘酮和雷诺嗪等药物持续的延长 QT 间期,但很少导致 TdP[21]。另一方面,许多先天性长 QT 综合征患者在发生 TdP,有接近正常的 QT 间期。复极离散度是 TdP 的另一个重要决定因素[21]。使用动脉楔形灌注左心室的研究表明,导致 QT 间期延长的药物不会引起 TdP，除非复极离散度达到关键的阈值水平。索他洛尔、多非利特及红霉素等药物产生剂量依赖性的 QT 间期延长，与复极离散度增加有关。

心电图 T$_{peak-end}$ 间期复极离散度指数

虽然体表心电图上的 QT 间期反映的是心室肌细胞 APD，但没有明确的心电图标记反映复极离散性。T 波反映了心室心肌的复极，但 T 波确切的细胞基础仍是一个具有争议性的问题[3]。研究表明，细胞电生理的异质性引起跨心室壁的传导。

心室至少有 3 组不同的细胞群：①心外膜；②心内膜；③心肌中膜（M）细胞[22]。心脏离子通道在这些细胞亚群中有不同的表达，并且不同情况的药物对心率的变化有不同的影响。M 细胞的特征是有较差的基线复极能力，这是由于较小的 I$_{Ks}$、较大的 I$_{Na-L}$ 和 Na-Ca 交换电流的缘故，且比心外膜和心内膜的心肌细胞有更长的 APD[22]。当心率减慢时，或者是在使用 APD 延长的药物作用下，M 细胞的 APD 比其他细胞类型的 APD 延长得更多。

经动脉灌注犬左心室的研究结果表明，3 种心肌细胞不同时间的复极化形成心电图不同的 T 波[7,19]。心外膜心肌细胞复极结束与 T 波的峰值相一致，M 细胞的复极化结束与 T 波终末相吻合[7,19]。从 T 波峰值到 T 波末端间期（T$_{peak-end}$）与跨膜复极离散度（TDR）密切相关。T$_{peak-end}$ 间期为一项重要的非侵入性空间复极离散度指数（TDR）[23]。多项研究表明，在急性心肌梗死、Brugada 综合征、长 QT 综合征、短 QT 综合征等心律失常的情况下，T$_{peak-end}$/QT 比值升高，可替代 ECG 复极离散度[24-26]。T$_{peak-end}$ 间期及其与 QT 间期关系的变化对于预测室性心律失常可能具有特别价值。

无论药物作用还是离子电流，当出现"尖端扭转"时，12 导联心电图（参见图 18.4 B）可能会出现包括以下一系列的改变：

- 显著 QT 间期延长（>500ms）。
- T 波形态异常。
- 基线时 T$_{peak-end}$ 间期和 T$_{peak-end}$/QT 比值增加。
- 每搏 QT 间期的变化。
- 巨大-T-波交替。
- R-on-T 期前收缩。

- TdP 依赖或不依赖于停搏。

多离子通道阻滞药物

奎尼丁和 I A 类药物

尽管奎尼丁是一种 I A 类药物，除了能阻断 I$_{Na}$，它还能阻断 I$_{Kr}$，I$_{Ks}$ 和 I$_{to}$。在体外，即使在浓度较低的情况下，奎尼丁也可阻断 I$_{Kr}$ 和延长 APD。在较高浓度时，奎尼丁阻断 I$_{Na}$，还会阻碍 APD 的延长。其还有迷走神经效应。ECG 变化是 I 类和 III 类的效应，包括 P 波和 QRS 波时限及 QT 间期延长。在中毒的浓度下，可出现窦性心动过缓或窦性停搏、窦性心动过速、P 波和 QRS 波切迹或时限延长、心房颤动变为心房扑动，且可发生 1:1 比例房室传导的房扑。奎尼丁可减慢传导，促使具有 VT 潜质的患者发生单形性 VT。在显著 QT 间期延长时，使用奎尼丁时发生晕厥代表 TdP 的出现。

普鲁卡因胺和丙吡胺的 ECG 效应与奎尼丁类似，但不明显[10]。丙吡胺具有强烈的抗胆碱能作用，可导致窦性心动过缓。普鲁卡因胺在肝脏中被乙酰化，为活性代谢物 N-乙酰普鲁卡因胺，它能阻断 I$_{Kr}$ 并导致 QT 延长[10]。

胺碘酮、决奈达隆和雷诺嗪

胺碘酮，虽然是一种 III 类药物，但它显示所有 4 种 vaughan williams 分类药物的电生理特性。除了阻断 I$_{Kr}$ 和 I$_{Ks}$ 电流外，它还会阻断内向 I$_{Na}$ 和 I$_{Ca-L}$ 电流，并具有 β 受体阻滞剂的特性。静脉注射胺碘酮具有明显的抗肾上腺素能和 I$_{Ca-L}$ 阻断效应；因此，它减慢心率和延长房室结传导时间。长期使用导致除了 I$_{Na}$ 和 I$_{Ca-L}$ 电流阻滞外，还阻滞 I$_{Kr}$ 和 I$_{Ks}$ 电流[10]。此时，出现窦性心动过缓、PR 间期、QRS 时限和 QT 间期延长。少见窦房传导阻滞、窦性停搏、房室传导阻滞。由于存在剂量依赖的 I$_{Na}$ 阻滞，胺碘酮治疗减慢了折返性 VT 患者折返环的传导，导致宽 QRS 波的慢室率 VT。虽然 QT 间期延长，但与 M 细胞相比，心外膜和心内膜心肌细胞的 APD 优先延长，故 TDR 最小[27]。对于 I$_{Ks}$ 阻滞，胺碘酮未显示出明显的剂量依赖性逆转 QT 间期延长。鉴于此电生理特性，胺碘酮具有明显低的 TdP 发病率的作用[28]。

决奈达隆是一种具有胺碘酮电生理特性的药物，但通常不像胺碘酮效果显著[29]。随着临床剂量的增加，心电图显示轻度的 QT 间期延长。

雷诺嗪是一种抗心绞痛药物，也可阻断 I_{Kr}，并可阻断 I_{Na-L}[30]。在用雷诺嗪治疗的患者中观察到轻度的 QT 间期延长。因为可阻断 I_{Na-L} 电流，故雷诺嗪不引起 TdP。

Na⁺–K⁺ATP 酶阻滞剂：地高辛

地高辛是一种目前用于心力衰竭的糖苷类药物[31]。它抑制 Na⁺–K⁺ATP 酶导致细胞内钠含量积聚，通过 Na⁺–Ca²⁺泵交换导致细胞内钙含量超载。细胞内钙含量的升高会导致与地高辛相关的正性肌力效应，但通过 DAD 也会导致异常自律性/触发活动。地高辛还增加迷走神经张力，直接抑制窦房结和房室结。

地高辛的早期 ECG 效应是 T 波振幅的降低和 QT 间期缩短[31]。"洋地黄效应"指的是轻度的 ST 段凹面向上抬高，T 波起始压低，以及显著的 U 波。地高辛诱导心律失常是由于迷走神经张力的升高，增加心房、心室或希氏束–浦肯野系统心肌细胞自律性/触发活动，可合并多种异常。地高辛中毒的最早表现是室性期前收缩。虽然不常见，但有提示意义的心律失常是伴有不同程度房室传导阻滞的阵发性房性心动过速和双向性 VT。

迷走神经张力的增加可表现为房室传导阻滞程度的变化、窦性心动过缓或窦房传导阻滞或停搏。心房不应期缩短可导致心房颤动。在使用地高辛治疗的慢性心房颤动患者中，心室率变得规则往往是地高辛中毒的表现。自律性/触发活动的增加可导致房性心动过速、交界性心动过速或束支性心动过速。当触发活动起源于希氏束–浦肯野系统时，ECG 显示右束支传导阻滞，左轴左偏（提示来源于左后分支）或右偏（提示来源于左前分支）。有时，触发活动交替发生于两个分支之间产生经典的双向性 VT。

可卡因和其他药物

可卡因是一种兴奋性药物，可阻断 I_{Kr}、I_{Na} 电流，以及在肾上腺素神经末梢重新摄取儿茶酚胺[32]。在可卡因中毒的患者中，常出现窦性心动过速和提示心肌缺血的 ST–T 变化。由于 I_{Na} 及 I_{Ks} 电流阻滞可能分别会导致单形 VT 和 TdP。可卡因引起高的肾上腺素能水平促进钙超载，进而引起房性和室性心律失常的发生。可卡因中毒也被证明可以在预先处理的个体中诱发一种类似于 I 型 Brugada 形态的心电图[15,32]。另外，还有一些兴奋性药物，如摇头丸、冰毒、水晶、爱情药丸、止痛药、丧尸药、麻黄、卡特草、浴盐、D–麦角酸二乙胺、普斯普剂和大麻可具有高肾上腺素能的拟交感神经作用。

总结

- 了解心脏动作电位、药物的电生理特性以及心律失常的机制，这些是了解各种药物对心电图影响的重要基础。

- Vaughan Williams 对药物效果的分类有助于理解这些原则，尽管药物可能会影响到一些已定义的分类，并且可能会影响到疾病治疗效果的分类。

- 药物引起心律失常与其机制联系起来，有助于理解药物治疗时非常常见，但具有危险性的临床情况。

参考文献

1. Grant AO, Carboni M. In: Podrid PJ, Kowey PR, eds. *Cardiac Arrhythmia: Mechanisms, Diagnosis and Management.* 2nd ed. Philadelphia, PA: Lippincott Williams and Wilkins; 2001:37–51. Brown HF. Electrophysiology of the sinoatrial node. *Physiol Rev.* 1982;62:505–530.
2. Patel C, Burke JF, Patel H, et al. Is there a significant transmural gradient in repolarization time in the intact heart? Cellular basis of the T wave: a century of controversy. *Circ Arrhythm Electrophysiol.* 2009;2:80–88.
3. Zhang H, Vassalle M. Mechanisms of adrenergic control of sino-atrial node discharge. *J Biomed Sci.* 2003;10:179–192.
4. Roubille F, Tardif JC. New therapeutic targets in cardiology: Heart failure and arrhythmia: HCN channels. *Circulation.* 2013;127:1986–1996.
5. Vassalle M, Zhang H. On the mechanisms of cholinergic control of the sinoatrial node discharge. *J Cardiovasc Pharmacol.* 2001;37:173–186.
6. Antzelevitch C. Cellular basis for the repolarization waves of the ECG. *Ann N Y Acad Sci.* 2006;1080:268–281.
7. Wit AL, Rosen MR. Pathophysiologic mechanisms of cardiac arrhythmias. *Am Heart J.* 1983;106:798–811.

8. Zipes DP. Mechanisms of clinical arrhythmias. *J Cardiovasc Electrophysiol.* 2003;14:902–912.

9. Kowey PR, Yan G-X, Crijns H. Antiarrhythmic drugs. In: Fuster V, O'Rouke R, Walsh R, Poole-Wilson P, eds: *Hurst's The Heart.* 12th ed, Columbus, OH: McGraw-Hill; 2008:1077–1095.

10. Ranger S, Talajic M, Lemery R, et al. Kinetics of use-dependent ventricular conduction slowing by antiarrhythmic drugs in humans. *Circulation.* 1991;83:1987–1994.

11. Patel C, Salahuddin M, Jones A, et al. Atrial fibrillation: pharmacological therapy. *Curr Probl Cardiol.* 2011;36:87–120.

12. Ranger S, Talajic M, Lemery R, Roy D, Nattel S. Amplification of flecainide-induced ventricular conduction slowing by exercise. A potentially significant clinical consequence of use-dependent sodium channel blockade. *Circulation.* 1989;79:1000–1006.

13. Sala M, Coppa F, Cappucciati C, et al. Antidepressants: Their effects on cardiac channels, QT prolongation and Torsade de Pointes. *Curr Opin Investig Drugs.* 2006;7:256–263.

14. Antzelevitch C, Brugada P, Borggrefe M, et al. Brugada syndrome: Report of the second consensus conference. *Heart Rhythm.* 2005;2:429–440.

15. Hondeghem LM, Snyders DJ. Class III antiarrhythmic agents have a lot of potential but a long way to go. Reduced effectiveness and dangers of reverse use dependence. *Circulation.* 1990;81:686–690.

16. Groh WJ, Gibson KJ, Maylie JG. Comparison of the rate-dependent properties of the class III antiarrhythmic agents azimilide (NE-10064) and E-4031: Considerations on the mechanism of reverse rate-dependent action potential prolongation. *J Cardiovasc Electrophysiol.* 1997;8:529–536.

17. Fenichel RR, Malik M, Antzelevitch C, et al. Drug-induced torsades de pointes and implications for drug development. *J Cardiovasc Electrophysiol.* 2004;15:475–495.

18. Yan GX, Lankipalli RS, Burke JF, Musco S, Kowey PR. Ventricular repolarization components on the electrocardiogram: Cellular basis and clinical significance. *J Am Coll Cardiol.* 2003;42:401–409.

19. Roden DM. Taking the "idio" out of "idiosyncratic": Predicting torsades de pointes. *Pacing Clin Electrophysiol.* 1998;21:1029–1034.

20. Antzelevitch C. Role of transmural dispersion of repolarization in the genesis of drug-induced torsades de pointes. *Heart Rhythm.* 2005;2:S9–S15.

21. Antzelevitch C, Sicouri S, Litovsky SH, et al. Heterogeneity within the ventricular wall. Electrophysiology and pharmacology of epicardial, endocardial, and M cells. *Circ Res.* 1991;69:1427–1449.

22. Antzelevitch C, Sicouri S, Di Diego JM, et al. Does Tpeak-Tend provide an index of transmural dispersion of repolarization? *Heart Rhythm.* 2007;4:1114–1116.

23. Barbhaiya C, Po JR, Hanon S, Schweitzer P. Tpeak-Tend and Tpeak-Tend / QT ratio as markers of ventricular arrhythmia risk in cardiac resynchronization therapy patients. *Pacing Clin Electrophysiol.* 2013;36:103–108.

24. Gupta P, Patel C, Patel H, et al. T(p-e)/ QT ratio as an index of arrhythmogenesis. *J Electrocardiol.* 2008;41:567–574.

25. Panikkath R, Reinier K, Uy-Evanado A, et al. Prolonged Tpeak-to-Tend interval on the resting ECG is associated with increased risk of sudden cardiac death. *Circ Arrhythm Electrophysiol.* 2011;4:441–447.

26. Sicouri S, Moro S, Litovsky S, Elizari MV, Antzelevitch C. Chronic amiodarone reduces transmural dispersion of repolarization in the canine heart. *J Cardiovasc Electrophysiol.* 1997;8:1269–1279.

27. Hohnloser SH, Klingenheben T, Singh BN. Amiodarone-associated proarrhythmic effects. A review with special reference to torsade de pointes tachycardia. *Ann Intern Med.* 1994;121:529–535.

28. Patel C, Yan GX, Kowey PR. Dronedarone. *Circulation.* 2009;120:636–644.

29. Antzelevitch C, Burashnikov A, Sicouri S, Belardinelli L. Electrophysiologic basis for the antiarrhythmic actions of ranolazine. *Heart Rhythm.* 2011;8:1281–1290.

30. Hauptman PJ, Kelly RA. Digitalis. *Circulation.* 1999;99:1265–1270.

31. Ramirez FD, Femenia F, Simpson CS, et al. Electrocardiographic findings associated with cocaine use in humans: A systematic review. *Expert Rev Cardiovasc Ther.* 2012;10:105–127.

缩略语

英文缩写	中文名称
ACC/AHA	美国心脏病学会/美国心脏协会（American College of Cardiology/American Heart Association）
AF	心房颤动（atrial fibrillation）
ALCAPA	左冠状动脉异常起源于肺动脉（Anomalous origin of the left coronary artery from the pulmonary artery）
AMI	急性心肌梗死（acute myocardial infarction）
AP	动作电位（action potential）
APD	动作电位时程（action potential duration）
ARIC	社区动脉粥样硬化危险因素（Atherosclerosis Risk in Communities）
ART	逆向折返性心动过速（antidromic reentrant tachycardia）
ARVC	致心律失常性右心室心肌病（arrhythmogenic right ventricular cardiomyopathy）
ARVD/C	致心律失常性右心室发育不良/心肌病（arrhythmogenic right ventricular dysplasia/ cardiomyopathy）
ASD	房间隔缺损（atrial septal defect）
AT	房性心动过速（atrial tachycardia）
AVNRT	房室结折返性心动过速（AV-node reentrant tachycardia）
AVRT	房室折返性心动过速（atrioventricular reentrant tachycardia）
AWP	交替性文氏周期（alternate-beat Wenckebach periods）
BBB	束支传导阻滞（bundle branch block）
BBre-VT	VT 束支折返性室速（bundle branch reench reentry）
BB	束支（bundle branches）
BMI	体重指数（body mass index）
bpm	每分钟心跳次数（beats per minute）
BrS	Brugada 综合征
CABG	冠状动脉旁路移植术（coronary artery bypass grafting）
CAD	冠状动脉疾病（coronary artery disease）
CC	隐匿性传导（concealed conduction）
CCB	钙离子通道阻滞剂（calcium channel blockers）
CHB	完全性传导阻滞（complete heart block）
CHD	先天性心脏病（congenital heart disease）
CHF	充血性心力衰竭（congestive heart failure）
CL	周长（cycle length）
CM	心脏记忆（cardiac memory）
CMR	心脏磁共振（cardiac magnetic resonance）
CPVT	儿茶酚胺敏感的多形性室速（catecholaminergic polymorphic ventricular tachycardia）
CRT	心脏再同步化治疗（cardiac resynchronization therapy）

CS	冠状窦（coronary sinus）
CSE	数字化心电图协会（Computer Society of Electrocardiography）
CTA	CT 血管造影（computed tomography angiography）
CVD	心血管疾病（cardiovascular disease）
DAD	延迟后除极（delayed after-depolarization）
DCM	扩张型心肌病（dilated cardiomyopathy）
DES	结蛋白（desmin）
DVR	双心室反应（double ventricular responses）
EAD	早期后除极（early after-depolarization）
EAT	异位房性心动过速（ectopic atrial tachycardia）
ECG	心电图
EP	电生理学（electrophysiology）
ER	早期复极（early repolarization）
ERP	有效不应期（effective refractory period）
ERS	早期复极综合征（early repolarization syndrome）
F	扑动波（flutter waves）
FBBB	功能性束支传导阻滞（functional bundle branch block）
fQRS	碎裂 QRS 波（fragmented QRS）
FV	心室束（fasciculoventricular）
GCV	心大静脉（great cardiac vein）
HB	希氏束（His bundle）
HCM	肥厚型心肌病（hypertrophic cardiomyopathy）
Health ABC	健康、衰老和身体构成（Health, Aging, and Body Composition）
HF	心力衰竭（heart failure）
HHD	高血压性心脏病（hypertensive heart disease）
HPS	希氏束-浦肯野系统（His-Purkinje system）
HRT	心率震荡（heart rate turbulence）
HRV	心率变异性（heart rate variability）
IART	心房内折返性心动过速（intra-atrial reentrant tachycardia）
ICD	植入型心律转复除颤器（implantable cardioverter-defibrillator）
IVCD	心室内传导阻滞（intraventricular conduction defect）
IVF	特发性心室颤动（idiopathic ventricular fibrillation）
IVS	室间隔（interventricular septum）
IVT/VF	特发性室性心动过速/心室颤动
JLN	耶维尔-兰格-尼尔森综合征
LAD	电轴左偏（left-axis deviation）
LAFB	左前分支传导阻滞（left anterior fascicular block）
LAO	左前斜位（left anterior oblique）
LB	左束支（left bundle）
LBB	左束支（left bundle branch）

LBBB	左束支传导阻滞(left bundle branch block)
LGE	心肌延迟强化(late gadolinium enhancement)
LPFB	左后分支传导阻滞(left posterior fascular block)
LP	晚电位(late potentials)
LQTS	长 QT 综合征(long QT syndrome)
LV	左心室(left ventricle/ventricular)
LVEF	左心室射血分数(left ventricular ejection fraction)
LVESV	左心室收缩末期容积(LV end-systolic volume)
LVH	左心室肥大(left ventricular hypertrophy)
LVMI	左心室质量指数(left ventricular mass index)
LVOT	左心室流出道(left ventricular outflow tract)
MELAS	线粒体脑病、乳酸酸中毒及脑卒中发作(mitochondrial encephalopathy, lactic acidosis, and stroke-like episodes)
MERRF	肌阵挛型癫痫伴破碎红纤维综合征(myoclonic epilepsy and red-ragged fibers)
MESA-RV	右心室动脉粥样硬化的多种族研究(Multiethnic Study of Atherosclerosis-Right Ventricle)
MESA	动脉粥样硬化的多种族研究(multiethnic study of atherosclerosis)
MI	心肌梗死(myocardial infarction)
MMA	修正移动平均值(modified moving average)
MRI	磁共振成像(magnetic resonance imaging)
MTWA	微伏 T 波交替(microvolt TWA)
MV	二尖瓣(mitral valve)
NEJM	新英格兰医学杂志(New England Journal of Medicine)
NHANES Ⅲ	国家卫生与营养调查研究Ⅲ(National Health and Nutrition Examination Survey)
NSR	正常窦性心律(normal sinus rhythm)
ORT	顺向型折返性心动过速(orthodromic reentrant tachycardia)
PAC	房性期前收缩(premature atrial complex)
PAVB	阵发性房室传导阻滞(paroxysmal AV block)
PCCD	进展性房室传导障碍(progressive cardiac conduction defect)
PFO	卵圆孔未闭(patent foramen ovale)
PJRT	交界区持续型反复性心动过速(permanent form of junctional reciprocating tachycardia)
PM	起搏器(pacemaker)
PV	肺静脉(pulmonary vein)
PVC	室性期前收缩(premature ventricular complexes)
PWI	P 波指数(P-wave indices)
QTc	QT 间期
RAO	右前斜位(right anterior oblique)
RAWP	逆向 AWP(reverse AWP)
RB	右束支(right bundle)
RBB	右束支(right bundle branch)
RBBB	右束支传导阻滞(right bundle branch block)

RCA	右冠状动脉（right coronary artery）
RF	射频消融（radiofrequency）
RP	不应期（refractory period）
RV	右心室（right ventricle/ ventricular）
RVH	右心室肥大（right ventricular hypertrophy）
RVOT	右心室流出道（right ventricular outflow tract）
RVOT-VT	右心室流出道起源的室速
SAECG	信号平均 ECG
SA	窦房结（sinoatrial）
SCD	心源性猝死（sudden cardiac death）
SCDHeFT	心源性猝死心力衰竭研究
SD	猝死（sudden death）
SQTS	短 QT 综合征
STEMI	ST 段抬高型心肌梗死
SVT	室上性心动过速（supraventricular tachycardia）
TdP	尖端扭转型室速（torsades de pointes）
TDR	复极跨壁离散度（transmural dispersion of repolarization）
TOF	法洛四联症（tetralogy of Fallot）
TTE	经胸超声心动图（transthoracic echocardiogram）
TTN	肌连蛋白（又称肌联蛋白，titin）
TV	三尖瓣（tricuspid valve）
TWA	T 波交替（T-wave alternans）
TWI	T 波倒置（T-wave inversions）
UDMI	心肌梗死的通用定义（Universal Definition of Myocardial Infarction）
V	心室（ventricular）
VAb	心室内差异性传导（aberrant ventricular conduction）
VA	室性心律失常（ventricular arrhythmias）
VA	退伍军人服务部（Veterans Affairs）
VF	心室颤动（ventricular fibrillation）
VSD	室间隔缺损（ventricular septal defect）
VT	室性心动过速（ventricular tachycardia）
WB	文氏传导阻滞（Wenckebach block）
WPW	预激综合征（Wolff-Parkinson-White）

索 引

Z

其他